名师
讲手术

神经介入手术操作术者心得

Neurointerventional Procedures: Operators' Perspectives

王 君 杜志华 主编

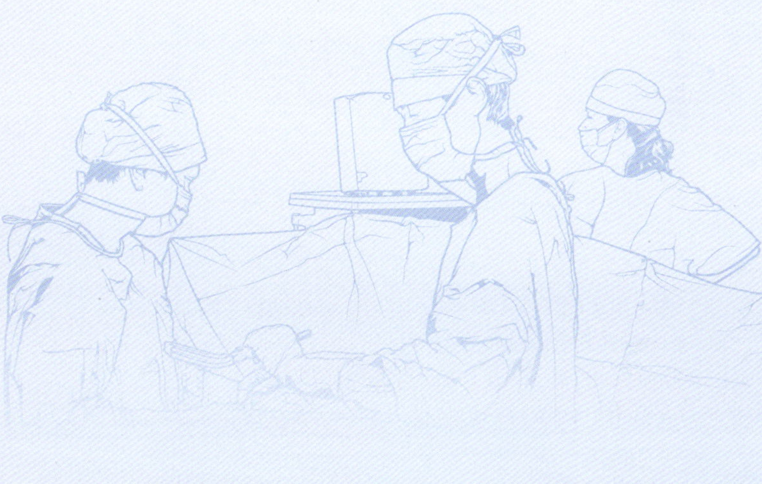

化学工业出版社

·北京·

图书在版编目（CIP）数据

神经介入手术操作术者心得 / 王君，杜志华主编．北京 ：化学工业出版社，2025．6．--（名师讲手术）．
ISBN 978-7-122-47962-4

Ⅰ．R651

中国国家版本馆 CIP 数据核字第 20257EZ539 号

责任编辑：郭伟疆　高　霞
责任校对：王　静　　　　　　　　装帧设计：关　飞

出版发行：化学工业出版社
（北京市东城区青年湖南街 13 号　邮政编码 100011）
印　　装：北京瑞禾彩色印刷有限公司
710mm×1000mm　1/16　印张 14½　字数 260 千字
2025 年 9 月北京第 1 版第 1 次印刷

购书咨询：010-64518888　　　　售后服务：010-64518899
网　　址：http://www.cip.com.cn
凡购买本书，如有缺损质量问题，本社销售中心负责调换。

定　　价：199.00 元

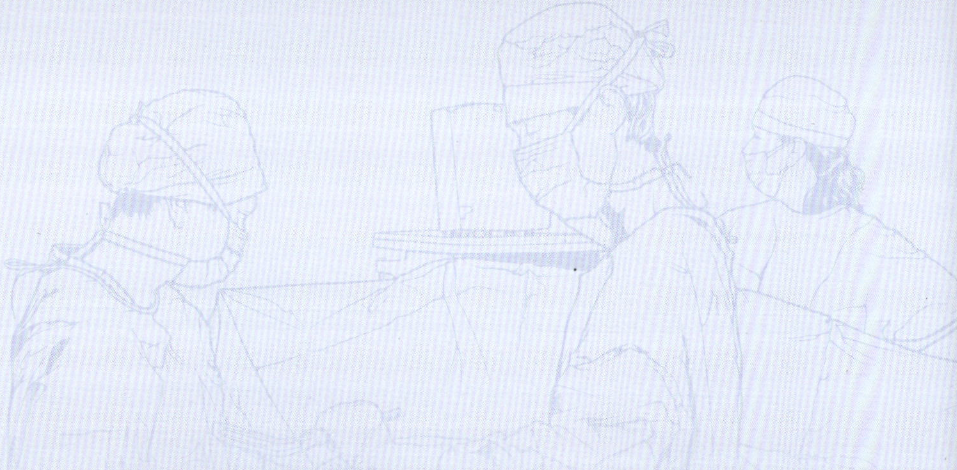

编写人员名单

主　编　王　君　杜志华

编　者（以姓氏拼音为序）

边　洋　曹向宇　刘新峰

吕　斌　莽　靖　邱　峰

陶晓勇　王晓辉　王中魁

尹存平　张荣举

序 言

本书选用的神经介入病例荟萃，均来自“燕山介影”平台收录的精华之作。内容始终保持着复杂性与新颖性相结合的特征，意在高手云集的神经介入领域里，用艺术化的手术操作将神经介入手术的严谨和技巧分享给业界同行。本书中的每一例手术，都采用拟人化的语言讲述，以生动的描述使读者仿佛身临其境，将疑难且充满风险的救治过程转化为艺术创造，使原本如履薄冰的操作变得闲庭信步，以此增长年轻医生在成长过程中继承与创新的勇气。在神经医学的漫长历史中，神经介入也许只是匆匆过客，但没有人知道，究竟是神经介入这个领域孕育了诸多能工巧匠和医学大师，还是投身于该领域的众多专业人士铸就了神经介入今日的辉煌。我相信，伴随此书的出版发行，它将激励更多同行加入我们实现“大国工匠”梦想的行列，同时也将为年轻医生在提升神经血管病的诊治、预后和判断的能力方面提供宝贵的帮助。

李宝民

2025 年 5 月

前　言

这本书的素材来自一个叫作“燕山介影”的公众号，公众号的内容是我们团队近几年所完成的一些有意思的病例。纳入公众号的病例有这样几个特点：难得一见、术式奇妙、创新应用、过程跌宕、妙手偶得。之所以有这样的要求，是因为笔者希望在展示病例的同时，让术者能够一吐心声。因此，每个病例的后面都会有一段【术者体会】，这些体会也许是主观的，也许是片面的，但肯定是术者多年临床经验的总结感悟和发自肺腑的忠告，也是我们想分享给大家的精华部分。同时，本着“兼听则明，偏信则暗”的原则，我们还在病例的后面增加了一个【他山之石】的桥段，这是由其他术者撰写的“观后感”，有认同，也有争议，旨在帮助读者发散思维，开拓思路。

本书共有 34 个病例，涵盖神经介入手术疑点、难点和有争议话题，每个话题均起了一个非专业的名字，大多采用成语或诗句，以合“燕山”之韵意，其中也不乏根据耳熟能详之词改编的标题，只因有感而发，形容贴切，便予以保留了。

另外，由于神经介入材料学的迅猛发展，一些当时看似很先进的技术、材料未及广泛应用便已显得过时；再加上人文、社会等非专业因素也影响了手术方法的选择，使得本书中的一些手术方法看起来已不再是最优的选择。方法可能会过时，但经验不会落伍。一个阶段的局限性必将推动下一个阶段的进步，并成为其前进道路上的印记，激励后来者不断前行。

2025 年 5 月

主编简介

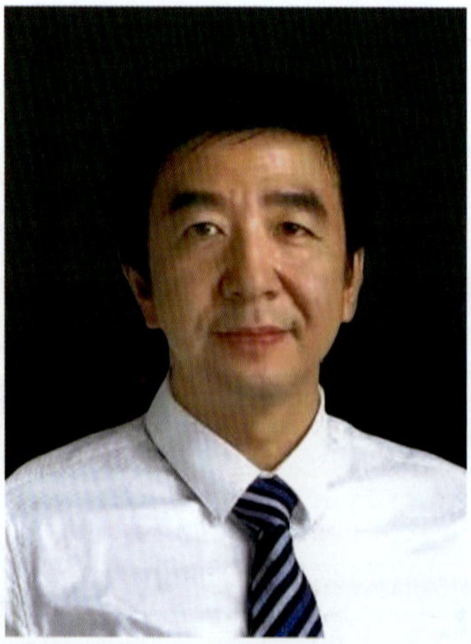

王君

主任医师，教授，博士生导师。中国人民解放军总医院第一医学中心神经内科医学部神经介入科主任，本科毕业于原解放军第四军医大学临床医学系，曾被国家公派赴美国约翰霍普金斯大学、纽约州立大学布法罗医学院和南卡罗来纳州立医学院作访问学者，长期从事神经介入工作。现任中国医师协会神经介入分会委员、颅内动脉瘤学组副组长，中国医师协会神经内科医师分会神经介入学组副组长，中华医学会神经病学分会神经血管介入协作组副组长，中国卒中学会神经介入分会青年工作委员会副主任委员，中国卒中学会脑静脉病变分会常务委员，中国卒中学会青年理事会理事，北京医学会神经外科分会神经外科疾病血管内治疗学组副组长，北京医学会介入医学分会复合手术学组副组长等职。担任《中华内科杂志》《中国脑血管病杂志》《中华外科杂志》《中华神经外科杂志》《中华老年心脑血管病杂志》《介入放射学杂志》《中国现代神经疾病杂志》编委、审稿专家。以第一负责人承担国家自然科学基金、首都医学发展科研基金、军委科技委、军队卫勤保障等多个项目，获军队医疗成果二等奖、三等奖各 1 项，在国内外期刊发表论文 50 余篇，主译神经介入专业著作 3 部。

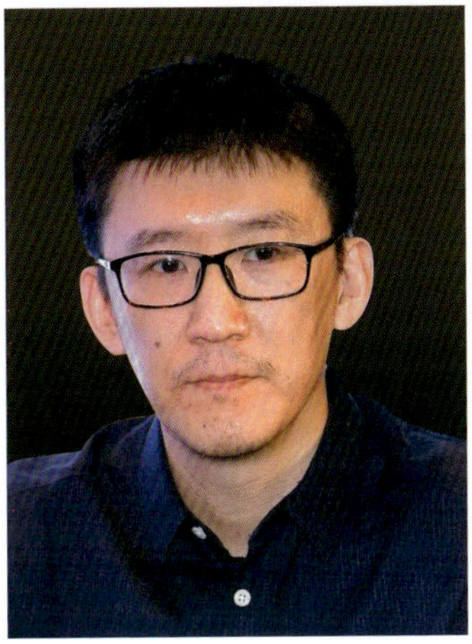

杜志华

主任医师，神经介入专业硕士，“燕山介影”公众号执行主编。中国人民解放军总医院第一医学中心神经内科医学部神经介入科主管，北京医师协会神经介入专业委员会主任委员，国家卫健委能力建设和继续教育中心神经介入进修与培训基地学员培训专家组成员，师从国内著名神经介入专家李宝民教授。2002 年本科毕业于吉林大学白求恩医学部，2006 年开始从事神经介入诊疗工作，成功完成神经介入手术逾千例。

主要学术者简介

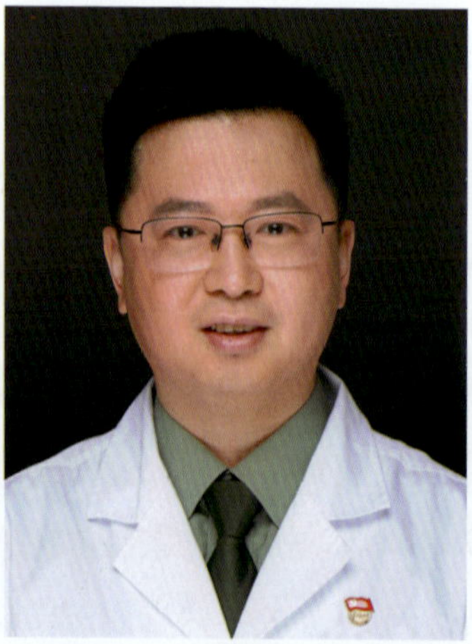

曹向宇

医学博士，主任医师，副教授，硕士研究生导师，中国人民解放军总医院第一医学中心神经内科医学部神经介入科副主任。美国约翰斯·霍普金斯大学医学院、Semmes-Murphey 临床医学中心访问学者。中华医学会神经病学分会脑血管病学组青年委员，中国卒中学会脑静脉病变分会委员，中国卒中学会神经介入分会青年委员。发表论文 40 余篇，其中多篇论文发表在 Neurology、Stroke、SVN 等本专业顶刊和中国科学院一区期刊上。主持课题包括：军队后勤科研项目重点课题，北京市自然科学基金，军队医学科技青年培育计划拔尖项目。从事神经介入工作 22 年，完成神经介入手术 6000 余例。对于颅内动脉瘤、脑静脉系统疾病、血管源性耳鸣、颈动脉狭窄、颅内动脉狭窄、脑动静脉畸形、脊髓血管畸形等疾病的神经介入治疗有深入研究。

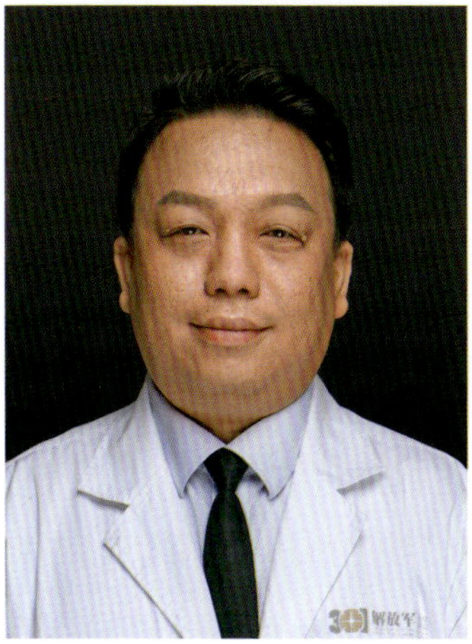

刘新峰

硕士研究生，中国人民解放军总医院第一医学中心神经内科医学部神经介入科副主任医师。专业方向为动脉瘤及颅内动静脉畸形等栓塞，颅内静脉系统疾病，各种颅内外支架介入治疗。以第一作者身份在中文核心期刊发表论文 6 篇，SCI 期刊上发表论文 3 篇。曾获 2022 年度中国神经介入医师手术大赛“十佳手术医师”称号。

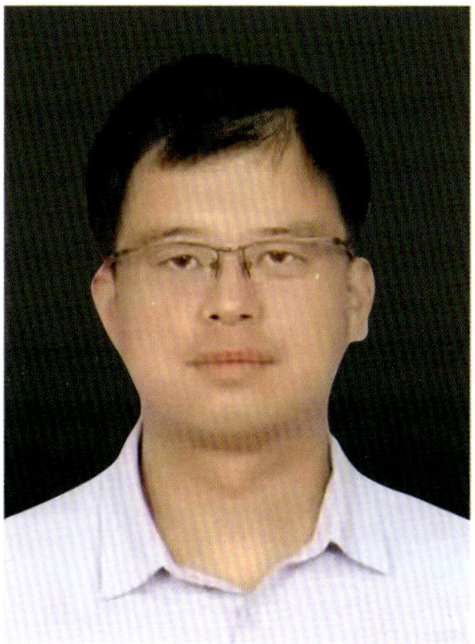

张荣举

中国人民解放军总医院第一医学中心神经内科医学部神经介入科主治医师，擅长脑血管病的综合诊治，颅内外血管支架植入及取栓、颅内动脉瘤的介入治疗。完成神经介入手术近千例。发表专业论文 10 篇，其中 SCI 收录 2 篇，参编专著 2 部。

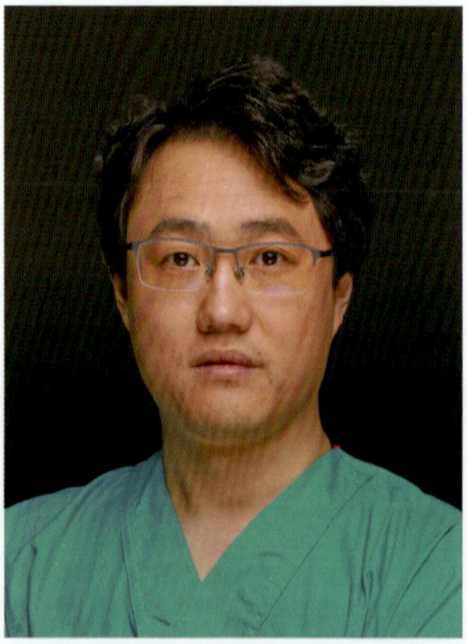

吕 斌

中国人民解放军总医院第一医学中心神经内科医学部神经介入科副主任医师，专业方向为脑血管病，神经介入。目前担任北京医师协会神经介入专业委员会青年委员，北京脑血管病防治协会神经心脏病学专业委员会委员。参编参译专著5部，以第一作者发表SCI论文12篇。获国家发明专利2项、实用新型专利3项。先后参与国家科技重大专项课题、国家自然科学基金面上项目、中央保健科研课题、军队保健重点课题、北京市自然科学基金项目等多项研究课题。

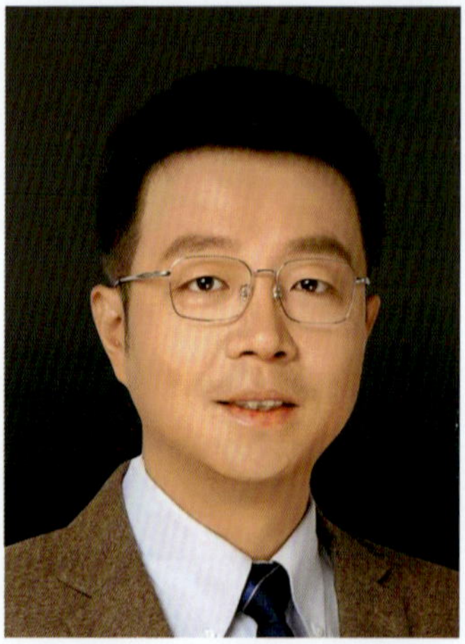

邱 峰

医学博士，中国人民解放军总医院第一医学中心神经内科医学部主任医师，教授，研究生导师。中国人民解放军总医院第八医学中心神经内科主任。担任中国人民解放军医学科学技术委员会神经内科专业委员会秘书长，北京脑血管病防治协会委员会副秘书长，北京医学会神经内科分会常务委员，中华医学会神经病学分会肌电图学组委员，中华医学会神经病学分会神经血管病介入协作组委员，中华医学会神经病学分会眩晕协作组委员，中华医学会神经病学分会脑血管病学组青年委员。专业擅长：脑血管病介入治疗、头晕性疾病鉴别诊断、多系统萎缩的神经电生理检查。曾赴瑞典卡罗林斯卡医学院、乌普萨拉大学，日本国立精神·神经医疗研究中心以及庆应义塾大学附属医院学习。获军队医疗成果二等奖以及北京医学科技奖二等奖。主持多项国家级、北京市以及军队课题。发表中英文专业论文80余篇，主编专著6部，执笔完成《前庭性偏头痛诊疗多学科专家共识（2019）》。

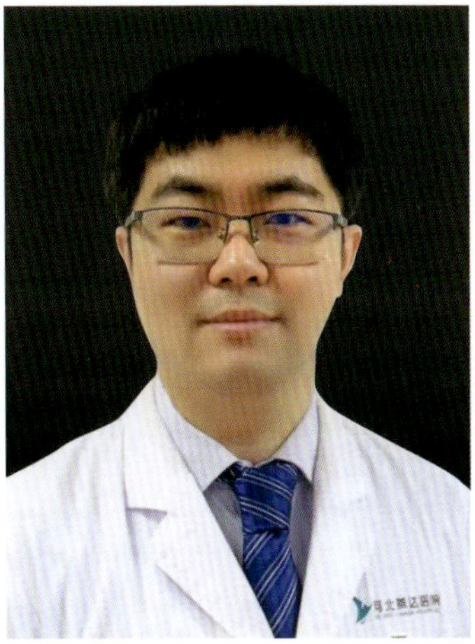

王中魁

主任医师，博士研究生。北京市医学会脑小血管病学组委员，中国研究型医院学会神经科学专业委员会委员，中国老年保健协会心脑血管疾病防治新技术应用分会委员。对于脑梗死血管内治疗、颅内外动脉狭窄介入治疗有丰富的临床经验。

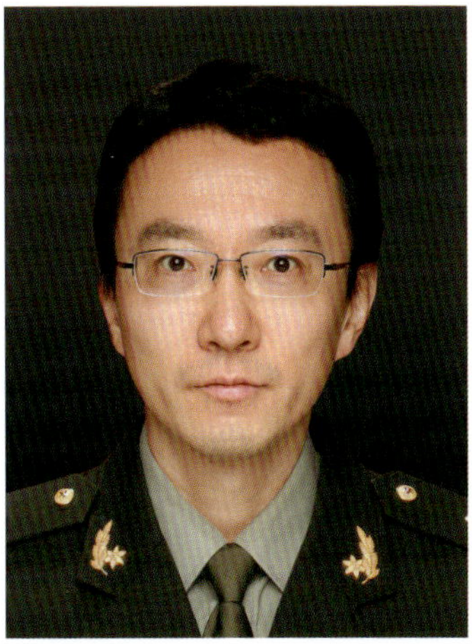

尹存平

博士后，硕士生导师。中国人民解放军联勤保障部队第九二〇医院血管外科副主任医师，云南省医学会介入医学专业第一届委员会委员，国际血管联盟中国分部弓上动脉疾病专家委员会委员，中国医师协会腔内血管学专业委员会静脉倒流疾病专家委员会委员。主编专著1部。

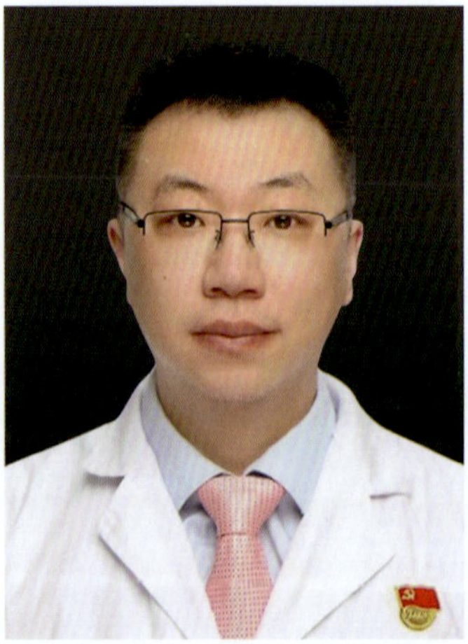

莽 靖

主任医师，博士研究生导师，吉林大学中日联谊医院神经内科副主任。承担和参加国家自然科学基金等科研项目 6 项，以第一作者或通讯作者身份在学科主流期刊发表 SCI 收录论文 25 篇。

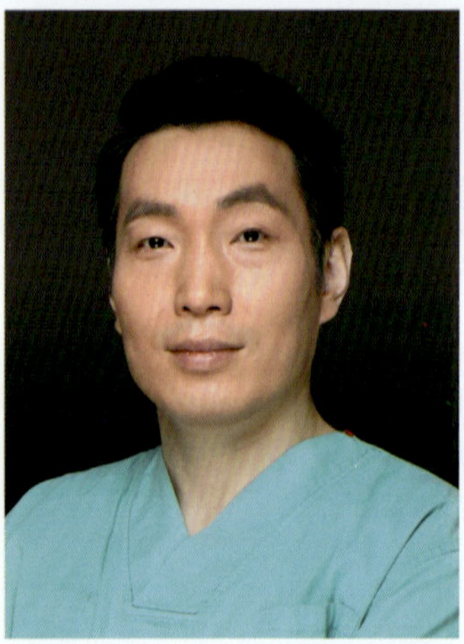

王晓辉

中国人民解放军总医院第一医学中心神经内科医学部神经介入科副主任医师，北京神经内科学会神经介入分会常务委员，中国老年保健协会心脑血管疾病防治新技术应用分会委员。擅长脑血管病的综合诊治，对颅内外血管狭窄等缺血性疾病支架置入治疗、急诊大血管闭塞取栓拉栓治疗和颅内静脉窦疾病的介入治疗有丰富的临床经验，对颅内动脉瘤及动静脉畸形等出血性脑血管疾病的介入治疗有深刻的认识。曾获得军队专业技术人才岗位津贴，共发表专业论文 20 余篇，其中 SCI 收录 6 篇，参与编写专著 3 本。担任《中国比较医学杂志》《中国实验动物学报》编委。

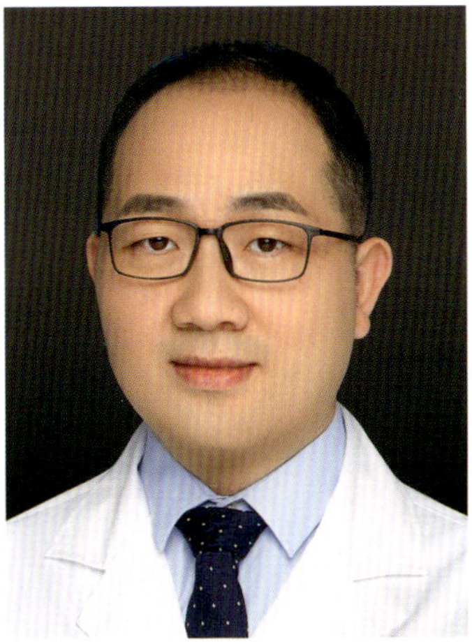

陶晓勇

医学博士，中国人民解放军总医院第八医学中心神经内科副主任医师。任北京脑血管病防治协会理事会理事，北京神经内科学会脑小血管病分会委员，全军神经内科学专业委员会脑血管病介入学组委员。从事神经介入工作10余年，获军队医疗成果奖二等奖1项，发表SCI及核心期刊论文20余篇。

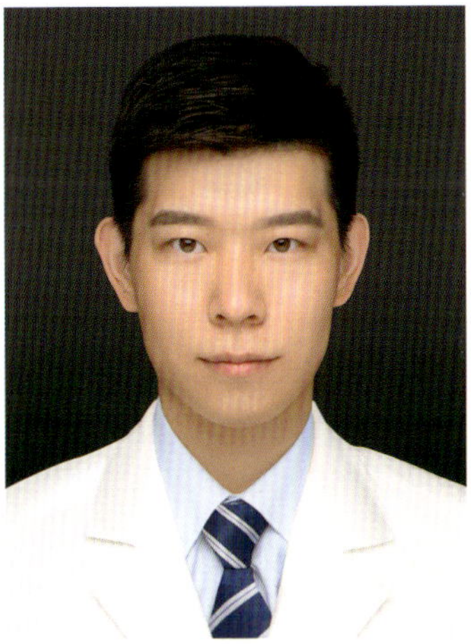

边　洋

临床医学硕士，中国人民解放军总医院第一医学中心神经内科医学部神经介入科主治医师。全军神经内科学专业委员会脑血管病介入学组委员；北京神经内科学会神经肌肉与遗传专业委员会委员。博士师从王君教授，自2015年开始从事脑血管病神经介入工作，发表SCI论文8篇，其中第一作者2篇；以第一作者发表核心期刊论文5篇，主编神经内科专著1部，参编4部；取得软件著作权1项；完成中央保健课题1项（排名第三）、装备课题1项（排名第二）、首发课题2项、军队保健课题1项；作为Sub-I参与临床试验5项，其中器械临床试验3项。

目 录

病例 1

城门失火，殃及池鱼

FD（Evolve）治疗大型颈内动脉瘤后类脑过度灌注综合征

【病例特点及术前影像】

患者，女性，70 岁，体检发现左侧颈内动脉床突段大型动脉瘤，宽颈，未累及眼动脉，瘤腔内滞留明显（图 1-1）。

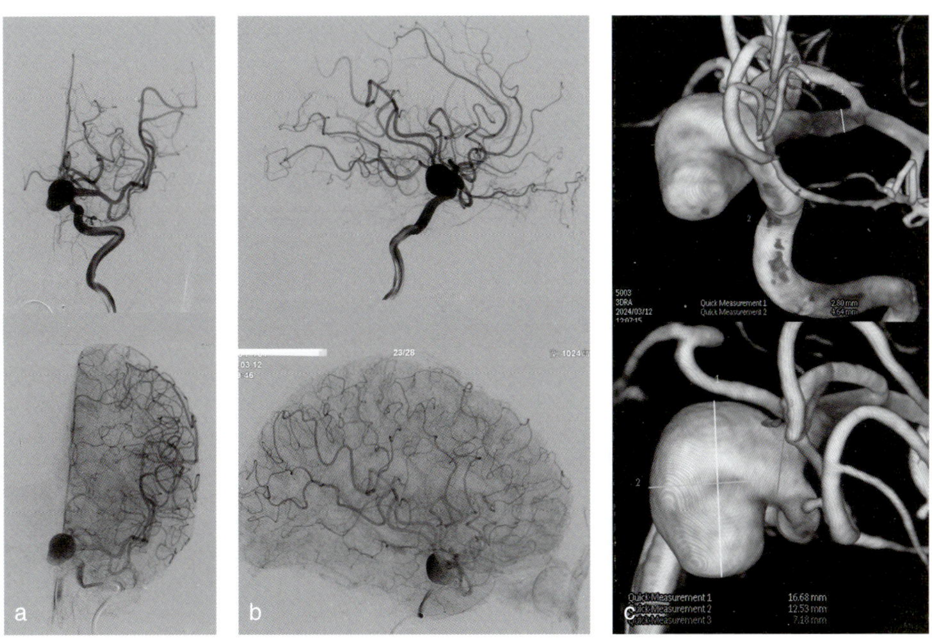

△ 图 1-1　术前 DSA 及 3D 重建影像

a、b：左侧颈内动脉造影，可见床突段大型动脉瘤，滞留明显；c：3D 重建图像显示动脉瘤不规则，最大直径 16.7mm，瘤颈直径 7.2mm，载瘤动脉远端直径 2.8mm，近端直径 4.6mm。

【诊疗思路及治疗策略】

颈内动脉大型宽颈未破裂动脉瘤，首先考虑使用血流导向装置（flow

diverter，FD），本病例相对简单，动脉瘤远端颈内动脉锚定距离较为充分，注意不要覆盖大脑前动脉A1段即可。动脉瘤体积较大，术前即有明显的滞留，为避免术后破裂，应予以辅助弹簧圈填塞。本病例选择Evolve（Stryker）血流导向装置。

【操作过程】

常规通路，6F Navien导管送至岩骨段，经XT-27微导管释放（图1-2）。

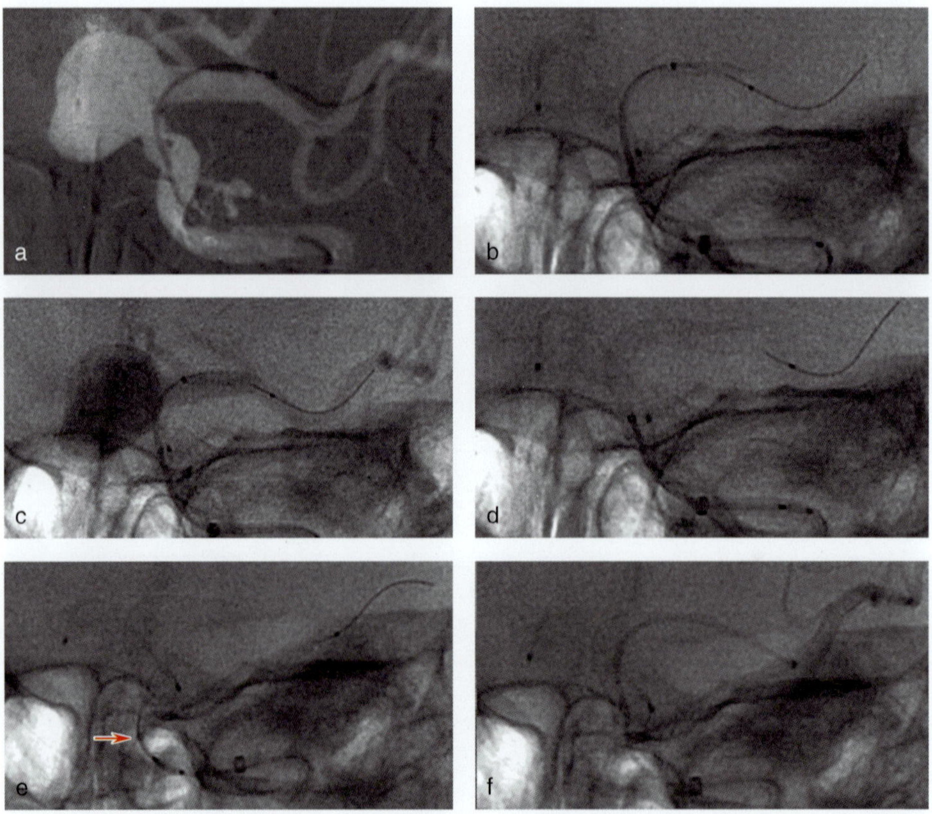

△ 图1-2　Evolve导管到位及释放过程

释放过程：XT-27导管到位后送入支架，推送阻力较小，过瘤颈时未出现疝入瘤腔的征象［图1-2（a）］；头端导丝较短，显影段后部可见标记支架头端的mark点，释放后支架头端轻微短缩，位于mark点近端约5mm；该支架头端用于保护的“小翅膀”短而细，不影响支架头端展开，头端采用撤管的减张力释放方式即可［图 1-2（b）（c）］；头端减张释放 10mm 左右后支架前端基本贴壁，此时予以增加张力确保头端锚定，过瘤颈时继续采用低张力释放，避免支架过多疝入瘤腔，通过后可再增加张力以保证支架贴壁［图 1-2（d）］；整个过程不需要给予很高的张力，在释放至尾端时，可见到 XT-27 导管头端（箭头处）、支架回收点和支架尾端三个 mark 点形成的等距“三点征”，此时应释放推送的张力，后撤 XT-27 导管以完全释放支架［图 1-2（e）］；支架完全释放后跟进 XT-27 导管至支架远端［图 1-2（f）］。

支架释放后造影显示血流导向作用显著，动脉瘤滞留明显［图 1-3（a）］，此时通过预置的 Echelon-10 导管填塞弹簧圈［图 1-3（b）］，直至瘤腔内显影明显减少，无显著滞留后结束栓塞，Raymond-Roy（RROC）分级：3A 级，O’Kelly-Marotta（OKM）分级：A3 级［图 1-3（c）（d）］。

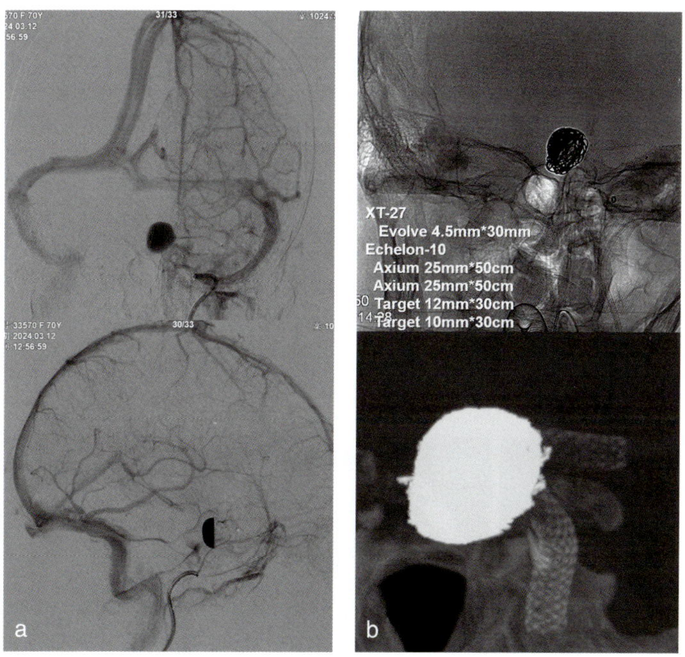

△ 图 1-3

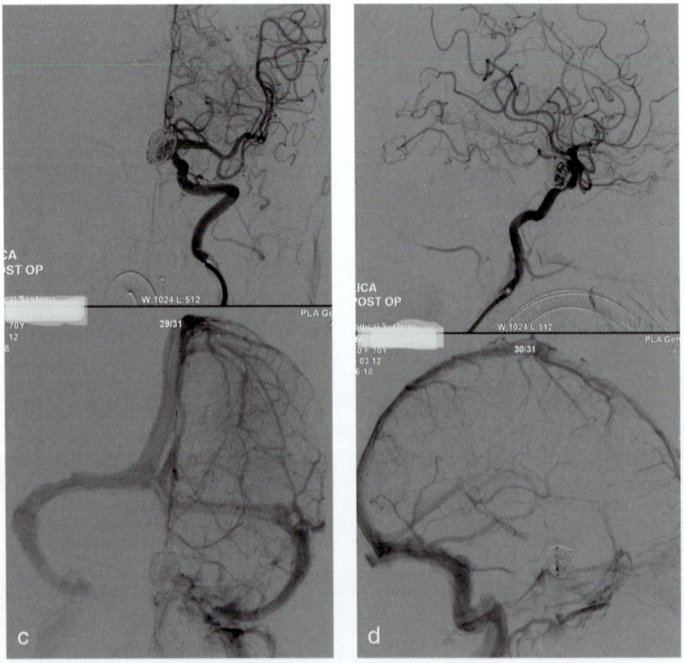

△ 图1-3　术后即刻 DSA

【术后情况】

患者麻醉苏醒后无明显不适，术后约 6h 后出现意识水平下降，部分性失语，立即复查 CT 可见左侧大脑半球肿胀，未见出血及梗死表现，予以甘露醇脱水等对症处理；2h 后症状未见好转，出现右侧肢体偏瘫，肌力 2 级，再次复查 CT 较前无变化，予以继续观察；术后约 15h 症状明显改善，术后 24h 症状完全缓解，复查 CT 见脑水肿减轻（图 1-4）。

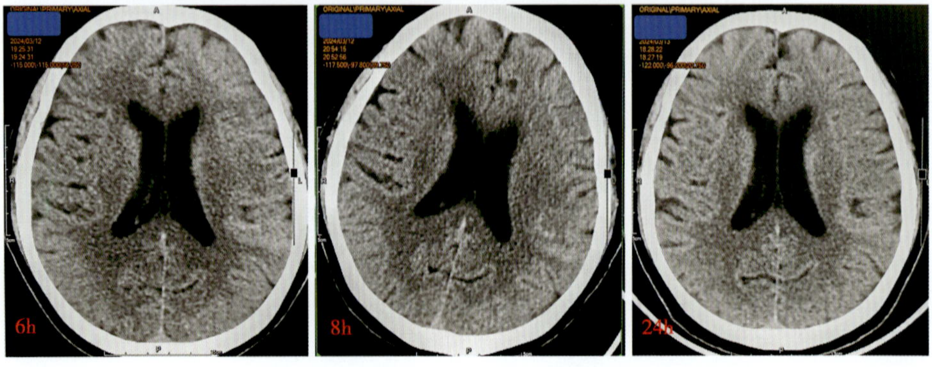

△ 图1-4　术后 CT 变化

【复查】

患者术后 6 个月完成随访，无神经功能障碍，DSA 显示动脉瘤愈合良好，OKM 分级：D 级（图 1-5）。

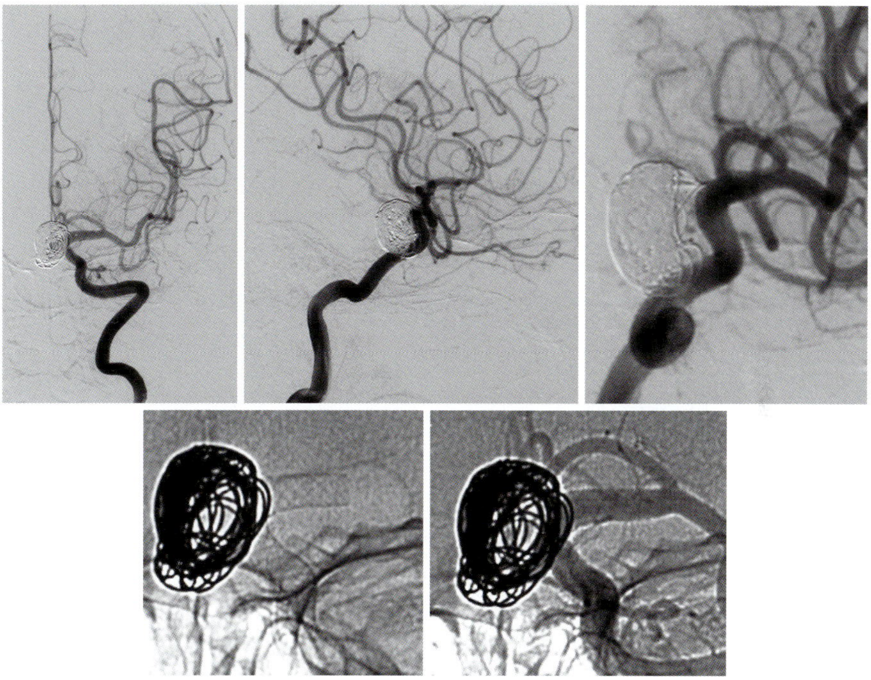

△ 图1-5　术后 6 个月 DSA 复查

【知识回顾与术者体会】

颈内动脉瘤术后即刻出现神经功能障碍，我们一般首先想到的是血栓事件，如果复查 CT 没有出血，应予以抗栓治疗，并尽快复查造影。术后几小时后患者如出现突发状况，首先应考虑出血事件，如果患者伴有头痛、血压增高则进一步支持了出血的可能性，复查 CT 即可明确诊断。而本例患者从发病时间、影像学表现以及转归情况来看都符合脑过度灌注综合征（cerebral hyperperfusion syndrome，CHS）的表现，实属少见。

CHS 一般出现在狭窄病变的术后，大型的脑动静脉畸形（arteriovenous malformation，AVM）术后也可以出现，动脉瘤血流导向术后出现 CHS，术者还是第一次碰到。事后分析，可能的理论依据如下：①大型动脉瘤对血流有一定的阻滞作用，而 FD 使这一作用失效；② FD 植入段的动脉“刚性化”，血管弹性消失，对血流的舒缓作用减弱；③造影剂的毒性反应使血脑屏障功能减弱，导致细胞水肿。

动脉瘤术后 CHS 术前难以判断，在该病例中或许和患者年龄偏大、FD 较长、术中使用造影剂使用量略多等因素有关，但不能完全确定；好在 CHS 通过 CT 检查易于明确，经过妥善处理，预后大都良好。本病例术后即刻常规行 CT 检查，显示左侧半球脑沟回内有造影剂滞留，或许可作为预判 CHS 的早期征象（图 1-6）。

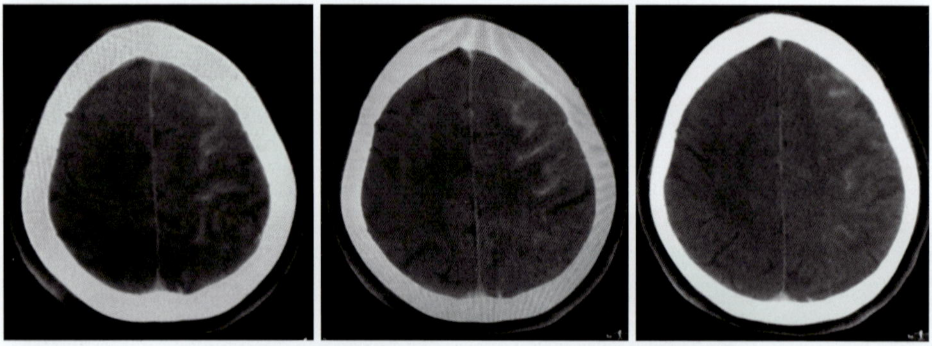

△ 图 1-6　术后即刻 CT：左侧半球脑沟回内造影滞留

【他山之石】

床突段大动脉瘤是应用 FD 的最佳适应证，与传统支架辅助弹簧圈技术相比，FD 操作简单，耗时较短，复发率低，近年来已成为主流的治疗手段。随着临床病例的积累，对 FD 治疗后出现的一些“匪夷所思”的并发症的认识也在逐渐加深，包括远隔部位出血等。比如本例中出现的高灌注综合征，目前普遍认为的“蓄水池效应”可能是解释这一现象的主要观点或者假设。如果术后做磁共振灌注加权成像（MRI-PWI），支持力度可能会更大。如果城门失火后不可避免地要殃及池鱼，那么术后对患者的持续关注（正如此例），可能是及时止损的关键因素。

病例 2

阡陌交通，支架相闻

双 Atlas 支架治疗胚胎型后交通动脉瘤

【病例特点及术前影像】

患者，男性，61 岁，查体发现后交通动脉瘤 1 周入院。查体无异常。既往脑梗死、高血压病 3 年。术前 DSA 显示右侧后交通动脉瘤，宽颈，胚胎型大脑后动脉（图 2-1）。

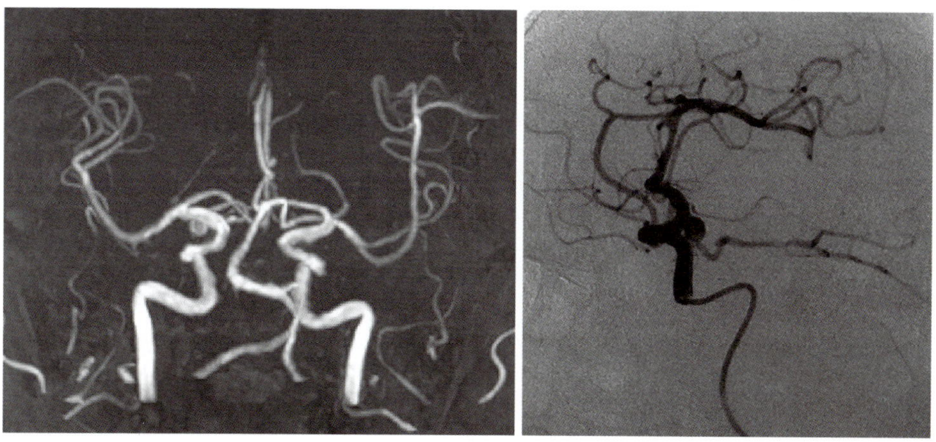

△ 图 2-1 术前 DSA 血管影像

【诊疗思路及治疗策略】

1. 患者颈内动脉后交通动脉瘤诊断明确，大小 7.2mm × 7.25mm，形态不规则，胚胎型大脑后动脉自瘤颈下方发出，破裂风险大，手术适应证明确。

2. 为保护胚胎型大脑后动脉并保证栓塞效果，拟行三套系统，两枚 Atlas 支架呈“T”形放置辅助弹簧圈栓塞。

【操作过程】

常规全麻后右侧股动脉入路，全身肝素化，8F 自制长鞘头端送入右侧颈总动脉，6F Navien 导管送入右侧颈内动脉 C4 段，以微导丝（Synchro-0.014，200cm，

Stryker）辅助支架输送导管（Excelsior SL-10 Microcatheters，Stryker）头端经后交通动脉放置于大脑后动脉 P1 段（视频 2-1、视频 2-2）。撤出微导丝后再引导另一个 SL-10 支架微导管超选择性进入右侧大脑中动脉，最后以微导丝引导弹簧圈微导管 Echelon-10 超选择性进入动脉瘤腔内（视频 2-3）。

沿 Echelon-10 微导管使用 Axium 6mm × 20cm 弹簧圈填塞动脉瘤（视频 2-4），未解脱情况下沿后交通动脉 SL-10 支架微导管送入 Atlas 3.0mm × 24mm 支架，将支架尾端定位于瘤颈口释放支架（视频 2-5）。继续沿 Echelon-10 微导管依次使用 Target 5mm × 10cm 和两枚 Axium 3mm × 6cm 弹簧圈填塞动脉瘤。然后沿大脑中动脉 SL-10 支架微导管送入 Atlas 4.5mm × 21mm 支架（视频 2-6），造影显示支架完全覆盖动脉瘤瘤颈，撤出支架输送器，后再送入 Axium 2mm × 4cm 弹簧圈栓塞动脉瘤，造影示动脉瘤不显影，后交通动脉远端动脉显影良好（视频 2-7~ 视频 2-9）。结束手术，患者麻醉苏醒后无不适，神经系统查体同术前。

【知识回顾与术者体会】

后交通动脉瘤是最常见的颅内动脉瘤之一，约占所有脑动脉瘤的 25%，约占颈内动脉动脉瘤的 50%。后交通动脉瘤大体分为以下三型：A 型载瘤动脉为后交通动脉；B 型载瘤动脉为颈内动脉交通段，后交通动脉发自瘤颈；C 型载瘤动脉为颈内动脉交通段，后交通动脉发自瘤体。本例属于 C 型（图 2-2）。

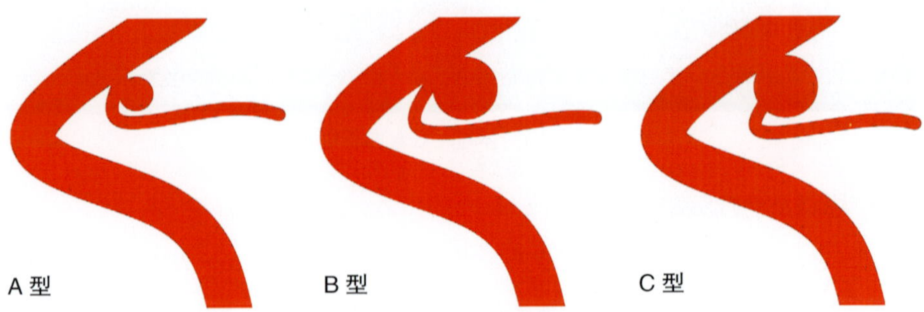

△ 图 2-2 后交通动脉瘤分型

在后交通动脉瘤的治疗中，胚胎型大脑后动脉必须保留，因为它是大脑后动脉供血区域的主要血运来源。一项包含 577 篇文献的 meta 分析旨在评估胚胎型大脑后动脉与后交通动脉瘤破裂的相关性，结果显示两者之间存在显著关联。Neuroform Atlas 支架是一种新型自膨式激光雕刻支架，可通过 17 系统微导管输送，可通过迂曲的远端小血管到达工作位置，在宽颈动脉瘤的治疗中均有良好的表现。

本例胚胎型大脑后动脉开口距离瘤颈较远，单支架置于颈内动脉可能导致弹簧圈堵塞大脑后动脉，为保护胚胎型大脑后动脉，单支架必须置于大脑后动脉辅助动脉瘤，但瘤腔内弹簧圈可能逸出，且复发可能性较大，故应用双支架。我们将 SL-10 微导管在 Synchro 导丝引导下穿过瘤腔放置于大脑后动脉，保证大脑后动脉供血，并利用“神龙摆尾”技术，将 Atlas 支架尾端放置于瘤颈口，此时支架尾端需尽量多露出瘤颈口，以缩小瘤颈，防止弹簧圈逸出；另一组系统将支架微导管放置于大脑中动脉，支架放置于颈内动脉 C7 段，此时露出瘤颈口的支架可通过颈内动脉的支架压缩至瘤腔内，类似 T 形支架置入技术（图 2-3）；两枚 Atlas 支架均使用 SL-10 微导管输送，更易通过迂曲管径，易定位、释放，释放时张力小，还能实现在 6F 中间导管内并行 3 套系统，三管齐下，前后兼修。

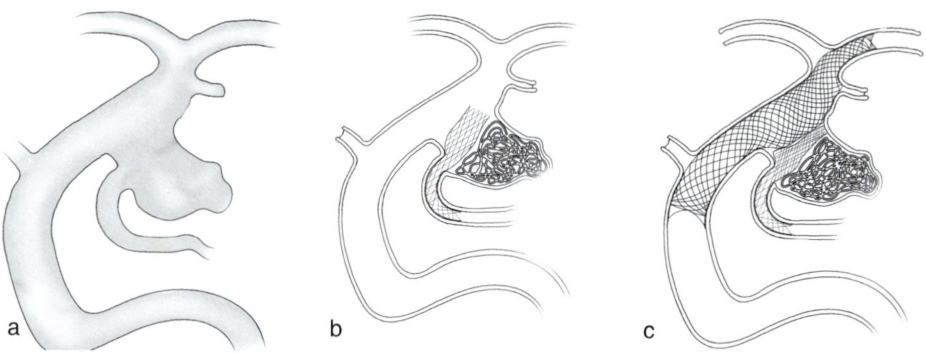

△ 图 2-3　双 Atlas 支架手术示意图

a. 后交通动脉自瘤体发出；b. 后交通动脉内植入支架，辅助弹簧圈填塞动脉瘤；c. 颈内动脉内植入第二枚支架

【他山之石】

支架放在大脑后动脉，保护不了瘤颈；支架放在颈内动脉，保护不了大脑后动脉；如果一个支架不行，那就再用一个。如果栓塞导管进入动脉瘤操作不复杂，可以先把两个支架放好，再穿网孔进行栓塞，其好

处在于栓塞导管不受束缚，进退自如。如果采用 Jailing 技术平行栓塞，就要考虑 3 根微导管的外径适配问题。对于 0.072in 内径的中间导管而言，在两根外径 1.7F 的微导管之外，还可以平行一根 2.7F 内径的支架导管；因此，在颈内动脉放置支架有多种选择，即便是放个密网支架也无不可。

本例使用的平行栓塞技术（Jailing）是支架辅助栓塞的基本技术之一，另一种是穿支架网孔的垂直技术（Through），两者都是基本技术，并无优劣之分。好比吃饭，有人喜欢吃完一道菜再上另一道，也有人喜欢菜全部上齐再动筷子。笔者早期喜欢 Jailing 技术，按部就班地把所有管子放好，再进行操作，缺点是会遇到管路“打架”的问题；现在更多选择 Through，不仅是因为享受在填圈时微导管进退自如的自由感，还有可能是“密网快餐”带来的“空虚感”作祟。

视频 2-1 微导丝进入后交通动脉

视频 2-2 微导管进入后交通动脉

视频 2-3 栓塞微导管进入动脉瘤腔

视频 2-4 首圈成篮

视频 2-5 在后交通动脉内释放 Atlas 支架

视频 2-6 在颈内动脉内释放 Atlas 支架

视频 2-7 术后工作位造影

视频 2-8 术后正位造影

视频 2-9 术后侧位造影

病例 3

有头有尾，龙行龘龘

FD（Lattice）极限拉伸治疗海绵窦段巨大动脉瘤

【病例特点及术前影像】

患者，男性，58 岁，体检发现颈内动脉海绵窦段巨大动脉瘤（图 3-1）。术前 DSA 示右侧 ICA 破裂孔段至海绵窦段巨大动脉瘤，瘤颈宽度超过 20mm，瘤体总长度超过 50mm（图 3-2）。

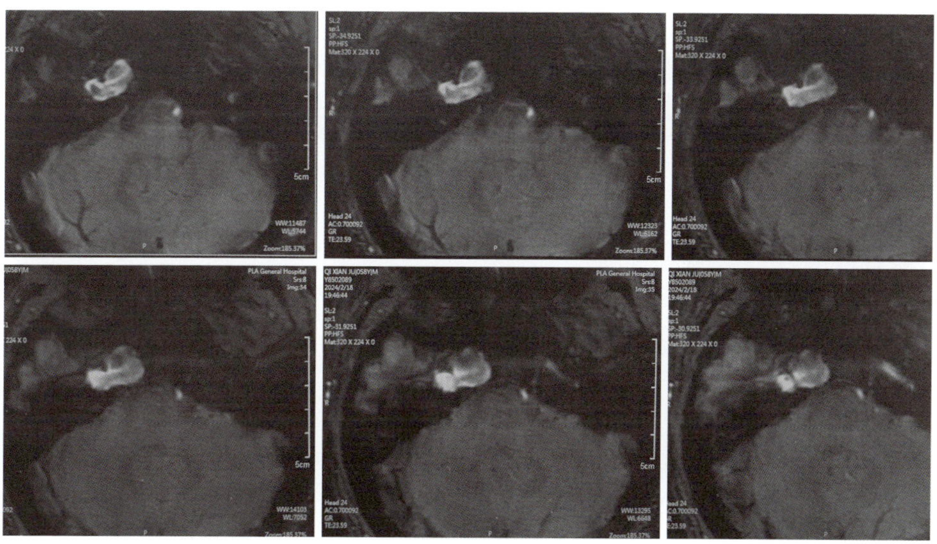

△ 图 3-1　颈内动脉海绵窦段巨大动脉瘤术前 MR

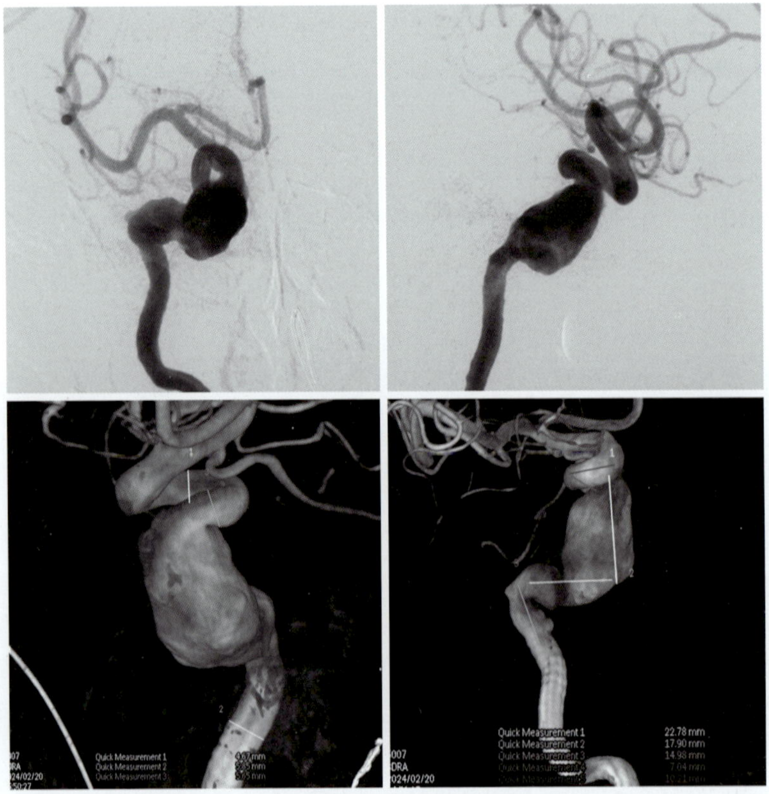

△ 图 3-2　颈内动脉海绵窦段巨大动脉瘤术前 DSA

【诊疗思路及治疗策略】

颈内动脉颅外段巨大动脉瘤的治疗，如果考虑保留载瘤动脉，FD 是最好的选择。本例的另一个难点在于动脉瘤累及范围较长，FD 的预计使用长度超过 60mm。目前临床上使用的 FD 中，单支架长度均远低于此，很可能需要桥接 2~3 枚。第二个难点在于动脉路径迂曲，手术的关键在于如何保证支架头端顺利展开以及准确定位。综合以上两点，我们选择了 Lattice 的最大型号 5.6-39mm 作为首枚支架，并计划在瘤腔内拉伸支架达到目标距离，同时做好桥接的准备。

【操作过程】

常规通路，6F Navien 导管送至岩骨段，经 XT-27 微导管释放。头端锚定相对顺利，为保证后续操作，锚定距离接近 20mm；支架进入瘤腔后继续低张力释放，同时整体向近端拉伸，使支架尽量走行在切线位，根据支架上的

mark 点预估剩余长度，减张力释放支架，直至支架尾端到达近端正常动脉，图中可见支架头端导丝位置恒定（图 3-3）。

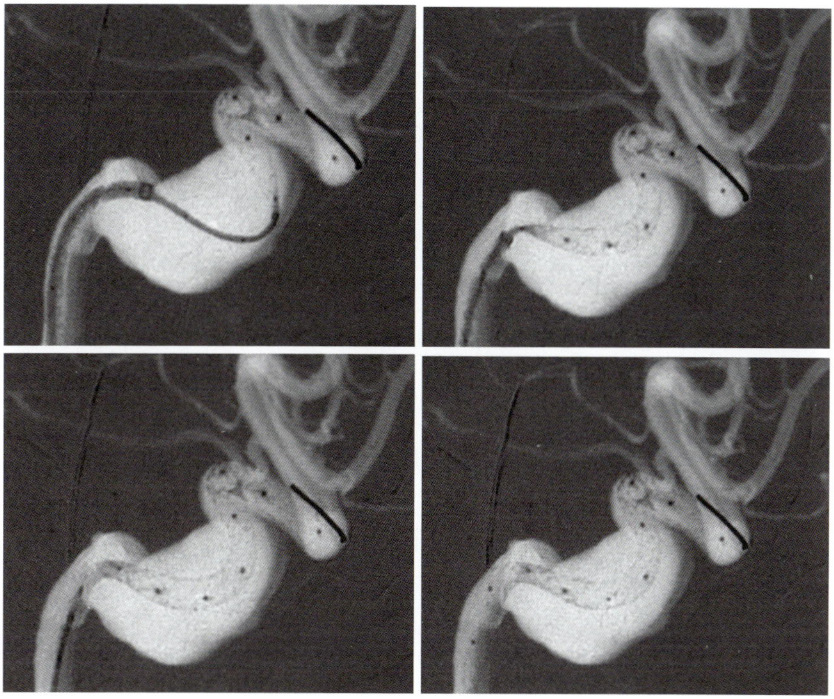

△ 图 3-3　Lattice 支架释放过程

术后 Vaso CT 显示支架头尾两端贴壁良好，支架在动脉瘤腔内贴切线位走行（箭头所示），腔内拉伸使支架呈椭圆形（黄圈所示）（图 3-4）。

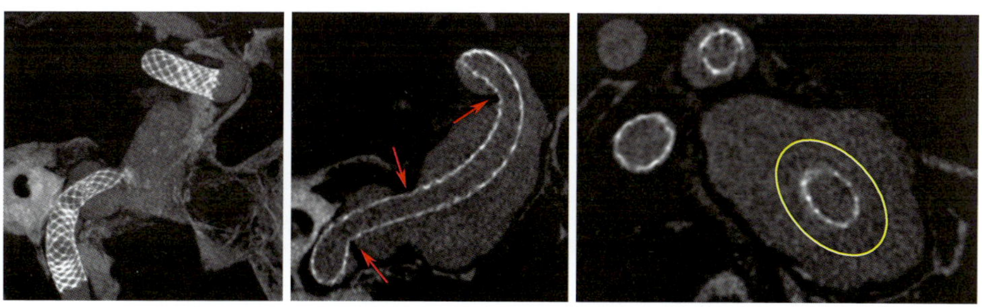

△ 图 3-4　术后即刻 Vaso CT：支架在位，贴壁良好

术后即刻造影显示支架位置良好，动脉瘤腔内造影剂滞留明显，OKM 分级：A3 级（图 3-5）。

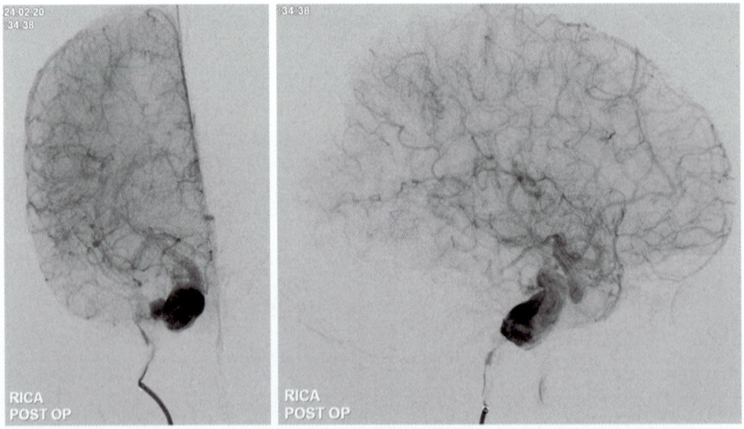

△ 图 3-5 术后即刻 DSA

患者术后轻微头痛，余无不适，继续予以双抗治疗，出院前复查 CT 显示支架位置稳定，未出现移位表现（箭头所示）（图 3-6）。

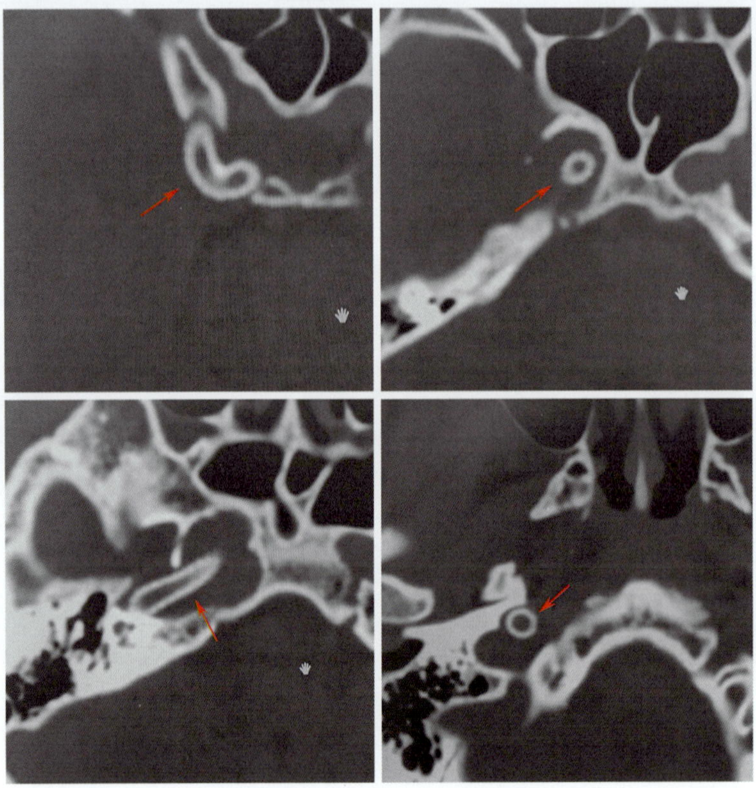

△ 图 3-6 术后 24 小时复查 CT

【复查】

患者 6 个月后完成 DSA 复查，提示支架位置良好，瘤体较术后即刻缩小（图 3-7）。改为单抗治疗，继续随访。

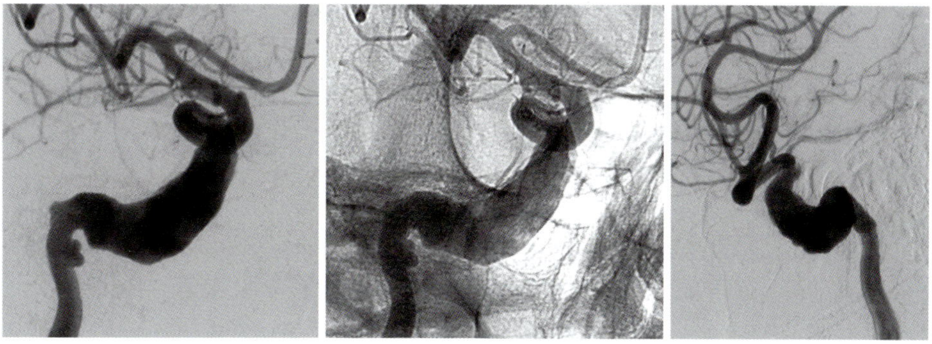

△ 图 3-7　术后 6 个月复查 DSA

【知识回顾与术者体会】

Lattice 是一款机械球囊辅助释放的 FD（视频 3-1），在本病例中应用发挥了其两点优势：第一是头端精准释放，传统 FD 头端释放时大多需要回撤定位，然后通过推挤贴壁后才能锚定，这一反向操作很难精准定位，尤其是在动脉路径迂曲、张力变化较大的情况下。而 Lattice 的方式是推挤支架内的机械球囊，因此头端锚定相对容易。第二，由于 FD 都是编织结构，往往存在较大的短缩率，对于体积大、瘤颈长的动脉瘤，不易判断 FD 尾端的着陆区域，尤其是本病例，如果常规释放，尾端势必会着陆于瘤腔内。而 Lattice 全程均有 mark 点，未释放前的间距是 10mm，释放后的间距是 8mm，通过计算 mark 点的数量可预判剩余支架的长度，指导释放过程中的张力调整。

在本病例的手术过程中，头端锚定是重中之重，对于常规病例，远端锚定距离在 5~10mm 即可；而对于瘤颈长、瘤体大的病例，这一距离应大于 15mm，同时还要考虑剩余支架的长度。在瘤腔内的操作中，要时刻注意张力的变化，增张以保证支架充分展开，减张以增加支架的长度，步步为营，使支架沿最短路径（切线位）走行，当支架贴住切线位时，过度拉伸可使支架处变窄，此时需要兼顾距离与管径的合理性。

幸运的是，本病例通过对支架的“极限拉扯”，省却了桥接支架的各种麻烦，但在术前准备中，一定要做好桥接的预案。

【他山之石】

作者提到的 Lattice 支架的腔内测量功能，在这个病例中发挥了很大作用。利用球囊的 mark 点预测剩余支架长度和释放距离，合理调整张力，使得用一个密网覆盖全部病变成为可能。避免桥接密网不仅是一个经济问题，更是一个技术问题。像这样的梭状动脉瘤，密网贴壁是不可能的，术后造影复查显得尤为关键。该病例的首次复查可见动脉瘤在愈合中。继续随访，做到有头有尾。

视频 3

Lattice 释放过程

病例 4

如臂使指，虽远必诛

FRED Jr. 治疗 A3 动脉瘤

【病例特点及术前影像】

患者，女性，40 岁。突发头痛 1 个月，无蛛网膜下腔出血，检查 MRA 发现颅内动脉瘤，位于右侧大脑前动脉 A3 段。神经系统查体无阳性体征。造影提示为右侧大脑前动脉动脉瘤（图 4-1）。术前 3D 及测量：动脉瘤大小约 9.78mm × 7.70mm，瘤颈宽约 9.42mm；载瘤动脉近端直径约 1.67mm，载瘤动脉远端直径约 0.79mm（图 4-2）。

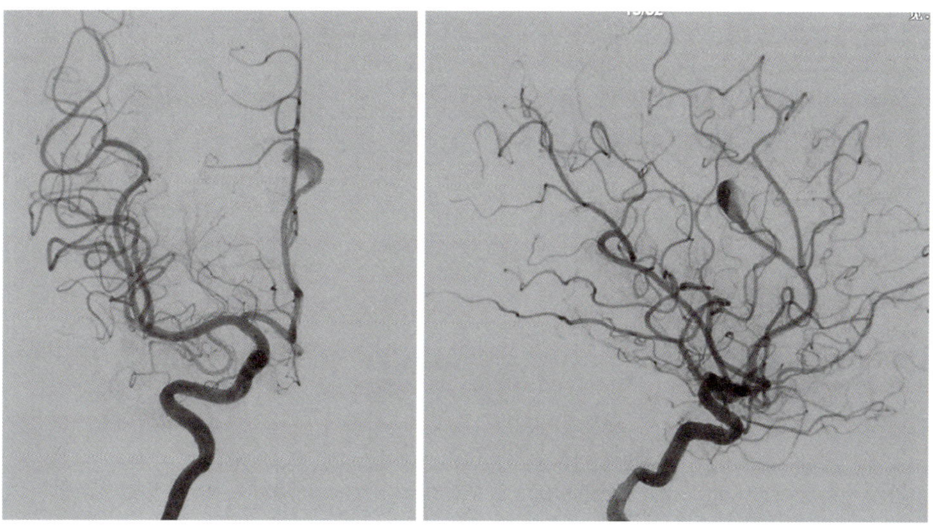

△ 图 4-1　术前 DSA 血管影像

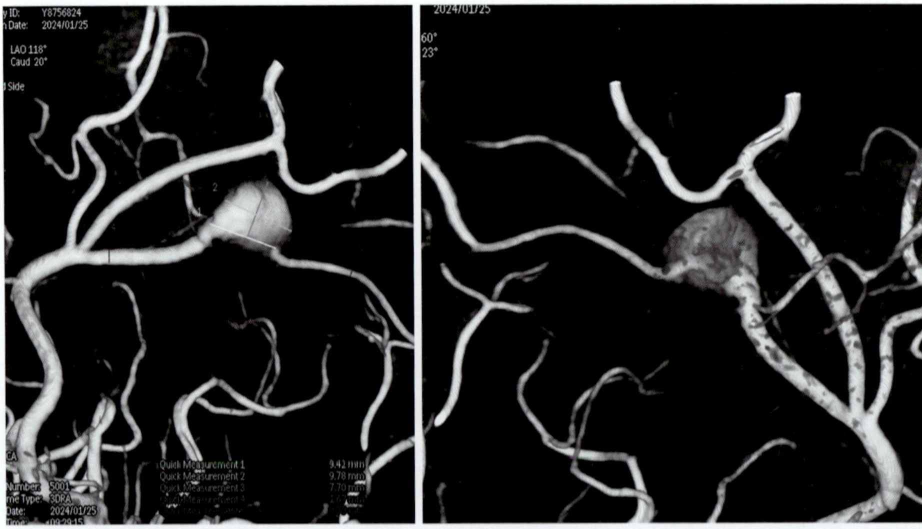

△ 图 4-2　术前 3D 影像

【诊疗思路及治疗策略】

动脉瘤位于大脑前动脉 A3 段，瘤体为梭形，没有明确瘤颈，远端血管不足 1mm，传统治疗方式如支架辅助弹簧圈技术明显不适合此类动脉瘤的治疗。其原因一是双系统容易引起血栓事件；二是弹簧圈的均匀分布往往难以完全满足预期。而血流导向支架治疗的目标是重建载瘤动脉，使用一套系统也可有效避免血栓事件的发生。所以治疗此类动脉瘤，密网支架是一个很好的选择。但手术的难点在于路径较远，远端铆钉血管直径过细，瘤颈严重扩张导致远端流出道血管超选困难。在这种情况下，需要充分考虑通路搭建的稳定性。

【操作过程】

1. 材料选择

① FRED Jr. 血流导向密网支架 2.5mm × 30mm；

② 6F 90cm Cook 长鞘；

③ 6F 115cm Navien 中间导管；

④ 4.6F 130cm Cosine 45 远端通路导管；

⑤ Echelon-10 微导管；

⑥ Headway 21 156cm 微导管；

⑦ Synchro SELECT 微导丝；

⑧ Transend 0.014"300cm 微导丝；

2. 手术过程

长鞘到位右侧颈总动脉分叉处，6F Navien 中间导管到位右侧颈内动脉岩段，Echelon-10 微导管在 Synchro 微导丝配合下到位右侧颈内动脉末端。在 Echelon-10 微导管的支撑下，Cosine 45 远端通路导管逐渐上至右侧颈内动脉交通段（C7）（视频 4-1）。6F Navien 中间导管进一步上高，到位颈内动脉眼段（C6）。Echelon-10 微导管在 Synchro 微导丝引导下到位右侧大脑前动脉 A2 段，利用导丝交换技术将 Transend 导丝头端置于 A2 段远端。沿 Transend 导丝送入 Headway 21 微导管，将 Cosine 45 远端通路导管在 Headway 21 微导管支撑下进一步上高，到位右侧大脑前动脉 A2 段，完成通路初步搭建（视频 4-2）。Synchro 导丝超选动脉瘤远端流出道，但无法继续跟入。更换头端更柔软的 Synchro SELECT 微导丝，超选远端流出道，导丝顺利上高至远端血管（视频 4-3）。沿 Synchro SELECT 导丝缓慢推送 Headway 21 微导管，至动脉瘤远端载瘤动脉。选定远近端支架锚定位置，将 Headway 21 微导管适当减张，并将 Cosine 45 导管继续上高，增加系统支撑力，准备沿动脉瘤小弯侧释放 FRED Jr. 密网支架（图 4-3）。

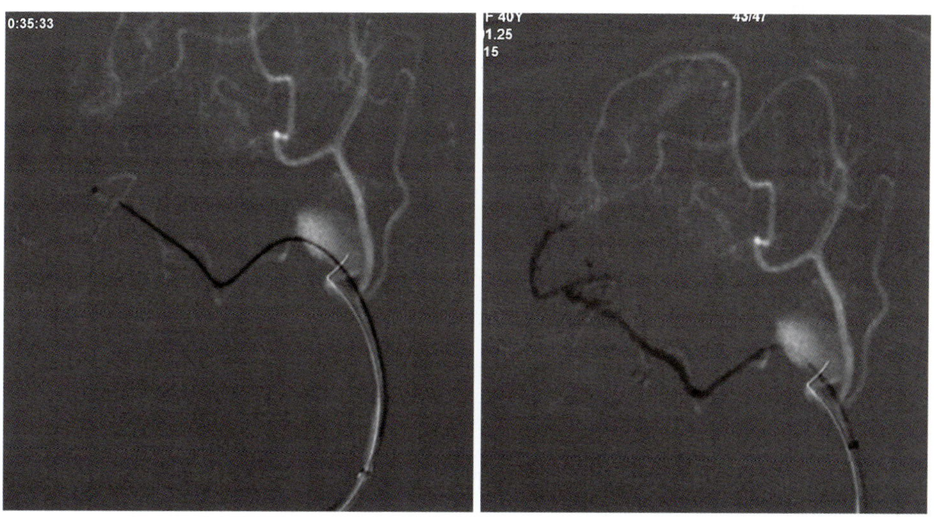

△ 图 4-3　支架导管到位影像

选用 FRED Jr. 密网支架 2.5mm × 30mm，计划远端血管与动脉瘤内、近端血管等比分配支架总长，在动脉瘤远端 10mm 处原位释放支架。透视下见支架打开良好（图 4-4）。

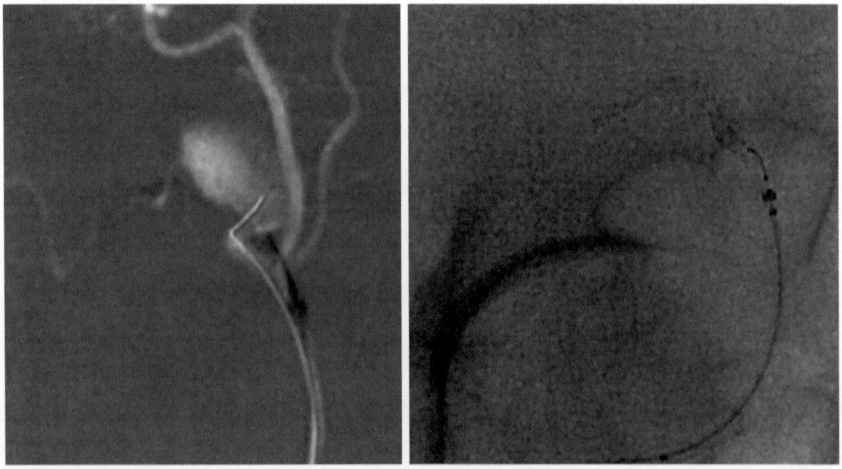

△ 图 4-4　FRED 释放过程

继续缓慢释放支架，工作角度提示支架完全打开。释放完毕后手推造影，支架内无狭窄，动脉瘤瘤体滞留。3D 造影可见支架覆盖瘤颈，动脉瘤滞留，颅内血管显影良好（图 4-5）。正侧位造影显示动脉瘤内滞留，近远端血管通畅（视频 4-4）。Vaso CT 提示支架打开完整，贴壁良好，结束手术（图 4-6）。

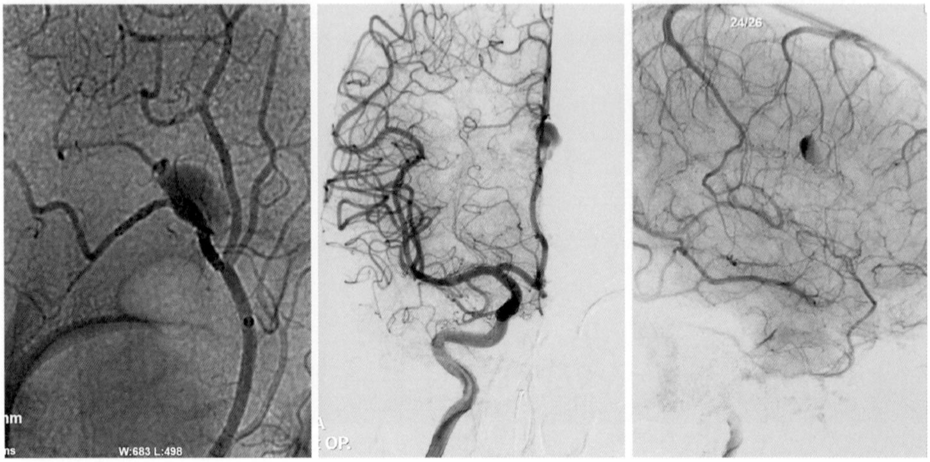

△ 图 4-5　术后即刻 DSA

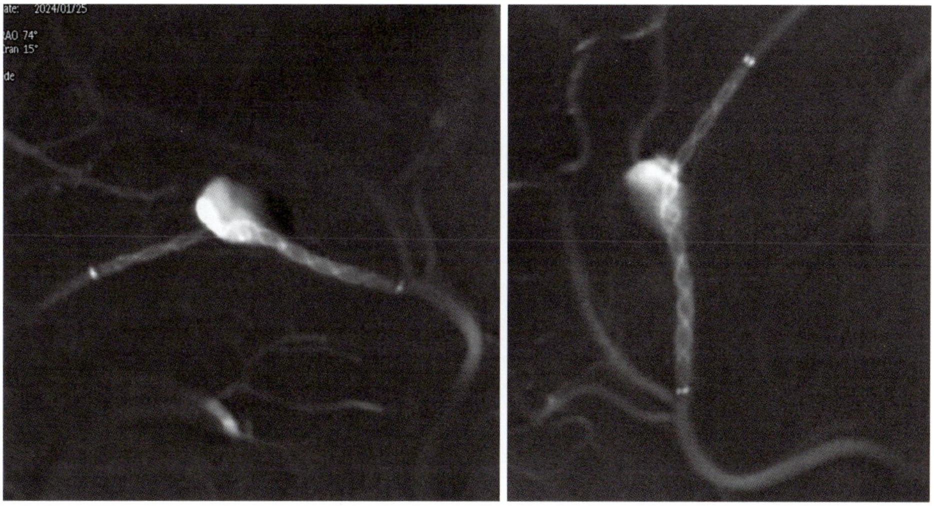

△ 图 4-6　术后即刻 Vaso CT

【知识回顾和术者体会】

大脑前动脉远端动脉瘤（Distal Anterior Cerebral Artery Aneurysms，DACAA）临床发病率较低，由于路径远，血管细，传统血管内治疗具有一定挑战，血栓栓塞事件是主要并发症之一。据相关研究报道，采用血流导向装置治疗大脑前动脉远端动脉瘤是一种治疗选择，且与良好预后相关。FRED Jr. 血流导向密网支架通过 Headway 21 微导管释放，头端导丝采用不露头设计，可进一步提高本台手术的成功率和安全性，遂选用 FRED Jr. 血流导向密网支架 2.5mm × 30mm 治疗此例 A3 段动脉瘤。在极细的远端锚定区，通过撤管操作，FRED Jr. 支架头端即可轻松打开，手感似乎比 LVIS 支架更为丝滑。支架整体也有良好贴壁性，无须额外后操作处理。

此例手术通路搭建及稳定性尤为重要。Synchro SELECT 微导丝柔软的头端设计、Cosine 45 导管的上高能力，为后续治疗提供了可靠保障。

【他山之石】

“请不要相信，胜利就像山坡上的蒲公英一样唾手可得。”在 FRED 临门一脚的背后，是血流导向装置全体阵容丝丝入扣般的紧密配合。Cook 坚实的后场支持，Navien 流畅的中场衔接，Cosine 精准的前场

直塞，还有 Headway 和 Synchro SELECT 的巧妙二过一，到 FRED 这里已是空门。在这套阵容之中，尽管只有 Cosine 一位“国产球员”，但却起到了关键性的作用；众多的国产神经介入材料在这一刻“灵魂附体”，Cosine 不是“一个人在战斗”。

视频 4-1
输送 Cosine 45 远端通路导管

视频 4-2
Cosine 45 导管到达大脑前动脉 A2 段

视频 4-3
Synchro SELECT 微导丝超选动脉瘤远端血管

视频 4-4
术后正侧位造影

病例 5

Never Stop Moving

Eeterprise 2 支架辅助栓塞基底动脉顶端动脉瘤

【病例特点及术前影像】

患者，男性，48 岁，体检发现颅内动脉瘤，位于基底动脉顶端，形态不规则（图 5-1）。

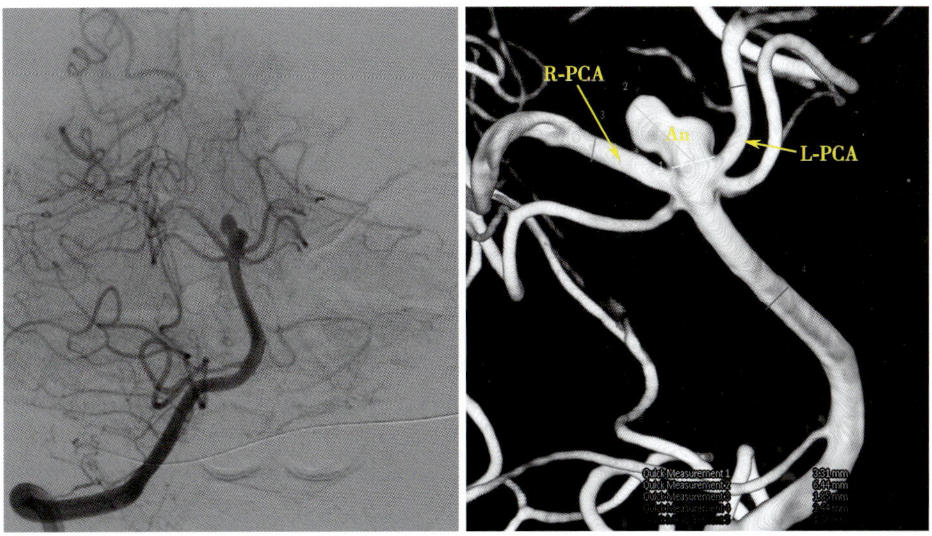

△ 图 5-1　术前 DSA 影像

【诊疗思路及治疗策略】

该病例动脉瘤为宽颈，瘤颈位于动脉分叉部，需以支架辅助进行栓塞；瘤体不规则，应分区域栓塞，采用双导管为宜。基于以上两点，设计了 A 、B 两套方案（图 5-2）：

方案 A：使用 Atlas 支架，先平行放置 Echelon-10 微导管（瘤腔）与 SL-10 微导管（左侧 P1），释放支架后，SL-10 微导管穿网孔，形成双导管。

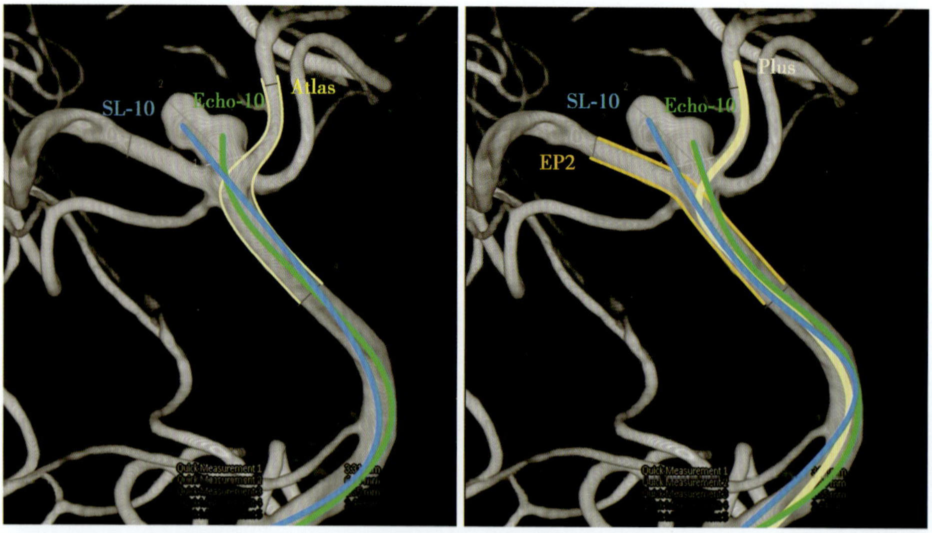

△ 图 5-2　手术方案示意图

方案B：使用Eeterprise 2（EP2）支架，先平行放置Echelon-10微导管（瘤腔）与Plus导管（右侧P1），释放EP支架后，Plus导管穿支架网孔置于左侧P1，再放一根SL-10微导管穿网孔置于瘤腔，形成双导管栓塞。如弹簧圈脱垂，可再放一枚EP形成Y形支架。

方案A操作简单，双管路即可完成，当为首选；无奈因不可抗力之因素选择了方案B。

【操作过程】

使用EP2 4.0-16mm支架与Plus导管形成的“Y”型结构辅助栓塞，RR分级：2级（图5-3）。

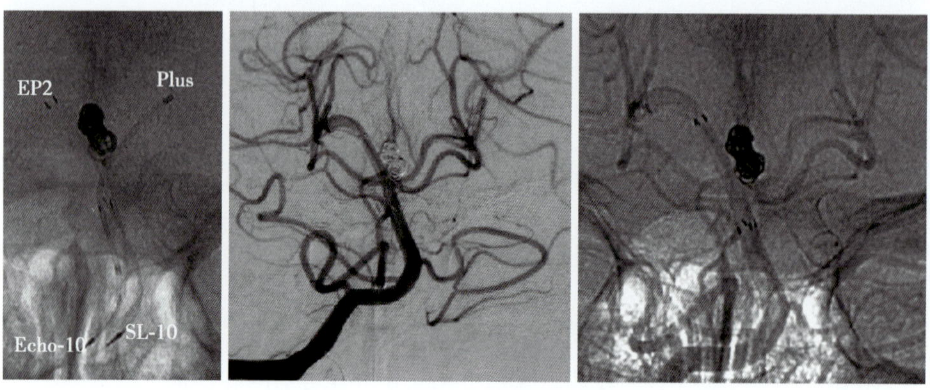

△ 图 5-3　手术过程及术后即刻 DSA

【随访】

术后 5 个月随访，可见动脉瘤愈合，但 EP2 支架位移明显（图 5-4，黄色箭头示复查时 EP2 支架两端 mark 点，红色箭头示术后即刻 EP2 支架两端 mark 点）。

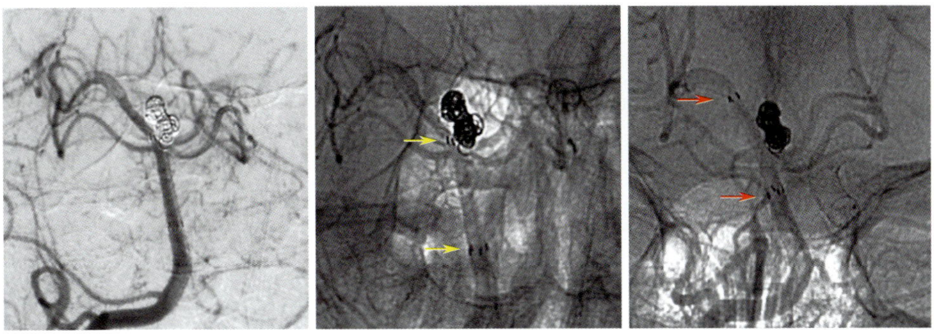

△ 图 5-4　复查 DSA 与术后即刻 DSA 对比

【知识回顾与术者体会】

我们在选择自膨式支架时，支架的直径通常略大于靶血管，这种差值产生的外扩力是支架不发生移动的原因。在没有外力介入的情况下，支架发生自主移位的情况非常少见，而零星的个案报道多集中在 EP 支架（表 5-1）。其原因与 EP 支架闭环的特性有直接关系，与 Neuroform 系列的开环支架相比，EP 支架对血管的顺应性最差，改变弯曲血管的扭力最大（图 5-5）。尽管有研究表明，通过改变载瘤动脉角度而对血流动力学产生影响，有助于促进动脉瘤的愈合；但如果载瘤动脉也同样“倔强”，则支架会遭到“反噬”，引起贴壁不良或者移位。

表 5-1　2008~2010 年 Enterprise 支架移位案例

案例	位置	长度	血管尺寸	发现时间
Lubicz et al.①	ICA 床突上段	n/a	4.3mm 载瘤血管	释放后数分钟
Lavine et al.②	P2 至基底动脉	22mm	n/a	释放后 2h
Pan et al.③	左 P1 至基底动脉中部	22mm	远端 2mm	释放后 30min
Dashti et al.④	左 P1 至基底动脉中部	14mm	远端 1.9mm，近端 3.0mm	4 个月随访
Pavlisa et al.⑤ 病人 1	左侧 M1 远端至 ICA	22mm	n/a	释放后数分钟
Pavlisa et al.⑤ 病人 2	M1 至 ICA 终端	22mm	n/a	释放后数分钟

① Lubicz B，Francois O，Levivier M，Brotchi J，Baleriaux D. Preliminary experience with the enterprise stent for endovascular treatment of complex intracranial aneurysms：potential advantages and limiting characteristics. Neurosurgery. 2008，62（5）：1063-1069；discussion 1069-1070.

② Lavine SD，Meyers PM，Connolly ES，Solomon RS. Spontaneous Delayed Proximal Migration of Enterprise Stent after Staged Treatment of Wide-Necked Basilar Aneurysm. Neurosurgery. 2009，64（5）：E1012.

③ Pan L，Hum B，David C，Lee SK. Management of intraprocedural spontaneous stent migration into target aneurysm during stent-assisted coiling procedure. Journal of NeuroInterventional Surgery. 2010，2（4）：352-355.

④ Dashti SR，Fiorella D，Toledo MM，Hu Y，McDougall CG，Albuquerque FC. Proximal migration and compaction of an Enterprise stent into a coiled basilar apex aneurysm：a posterior circulation phenomenon？ Journal of NeuroInterventional Surgery. 2010，2（4）：356-358.

⑤ Pavlisa G，Rados M，Ozretic D，Pavlisa G. Migration of Enterprise stent intreatment of intracranial aneurysms：a report of two cases. Radiology and Oncology. 2009，43（4）：233-239.

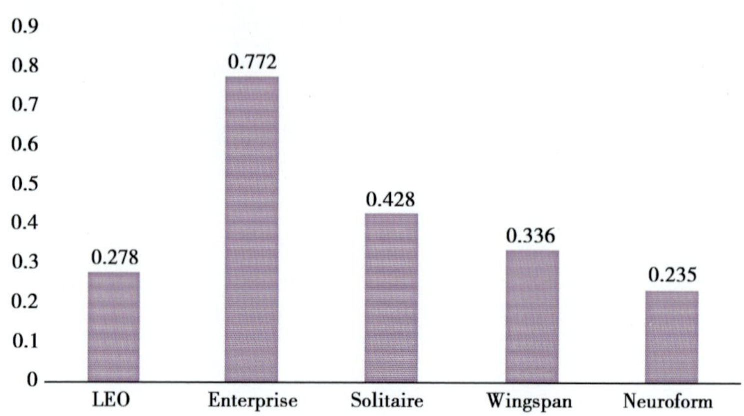

△ 图 5-5　不同类型支架改变血管的弯矩（N/mm）

通过对支架移位病例的分析，我们推测导致移位的可能原因如下：①支架头尾两端动脉直径差值较大：由于支架两端直径相同，因此直径小的血管对支架的反作用力大于直径大的一侧，当压力差产生的推挤力大于摩擦力时，支架就会向血管粗的一侧移动。②支架放置的动脉曲度较大：支架在弯曲部位释放后，支架要恢复其直线状态所产生的扭力与血管束缚力进行对抗，使得支架向较粗和顺直的血管方向移动。这也是本病例方案 B 没有选择左侧 P1 的原因。

综上所述，在使用 EP 支架的时候，应尽可能地将其放置在变径不大且顺直的部位；如果血管条件确实不佳，适当选择长一些的支架增加其摩擦力，也有助于避免支架的移位。

【他山之石】

记得刚入行的时候，一位心内科的前辈曾告诉过我“Watermelon seeding 现象”（西瓜子现象），它还有个专属缩写——WMS，用来形容球囊在狭窄部位前后滑动的现象。后来在神经介入领域，特别是在对横窦乙状窦交界处狭窄的病例做球囊扩张时经常会遇到 WMS。回到这例 EP2 迁徙的病例上，5 个月复查发现 EP2 支架整体从 P1 向基底动脉逆血流方向移动了足足 7mm。事实上，有不少 EP 支架移位的文献报道，但大多数在释放后被血流冲向前方。此例支架移位是发生在术后即刻还是发生在术后早期不得而知，但可以肯定的是，它不会再进一步移动了。正如作者所言，支架两端血管直径的不同是支架移动的动力所在，而现在支架整体已经都在基底动脉了，keep moving 不会发生了。最后再回到 WMS 上，我们都有这样的经历，当我们尝试用拇指和示指捏起吃西瓜时掉到餐桌上的西瓜子时，西瓜籽会不停地从我们的手上逃逸，EP2 支架就像西瓜籽一样，被不同的血管张力从 P1 一路“挤”了下来。

病例 6

倍道而进 一举两得

大脑中动脉瘤单支架“Half-T”辅助弹簧圈栓塞

【病例特点及术前影像】

患者，女性，57 岁，7 年前行头颅磁共振检查提示大脑中动脉瘤，因动脉瘤较小未进一步处理，今年复查 CTA 提示动脉瘤增大，形态欠规则（图 6-1）；患者既往有高血压病史。DSA 提示左侧早发额支起始部动脉瘤，呈分叶状，大小约 4.83mm × 3.26mm，载瘤动脉近端约 2.64mm，远端约 1.35mm（图 6-2）。

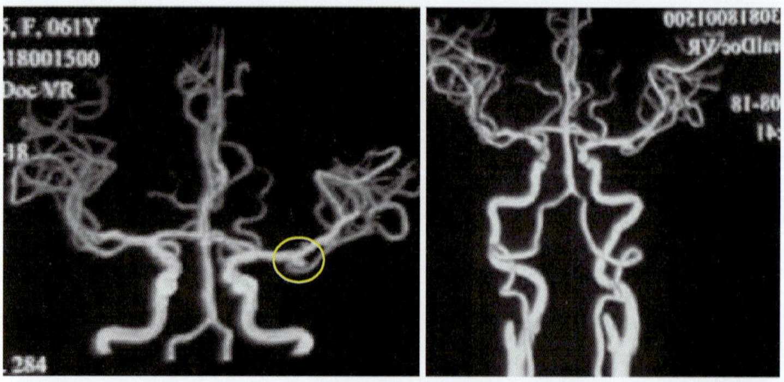

△ 图 6-1 术前 CTA：左侧大脑中动脉分叉部动脉瘤，形态欠规则

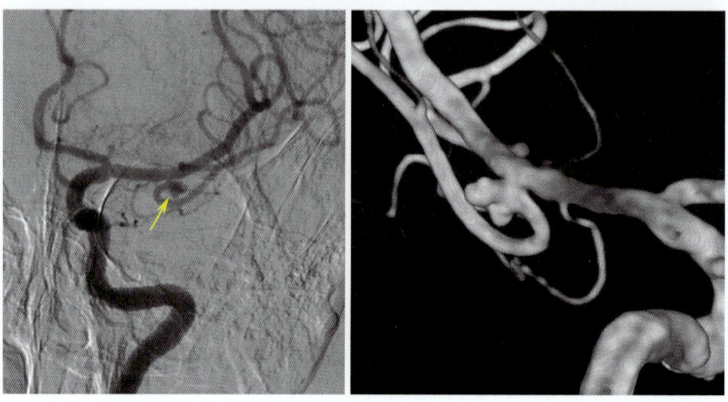

△ 图 6-2 术前 DSA

【诊疗思路及治疗策略】

1. 患者诊断明确，大脑中动脉瘤大小约 4.83mm × 3.26mm，形态不规则且分叶，破裂风险高，手术指征明确。

2. 该患者动脉瘤瘤颈大部分位于早发额支起始部，一部分位于大脑中动脉 M1 段主干，瘤颈相对较宽，单纯弹簧圈栓塞困难，需支架辅助，可选方案有多种，包括 M1 段主干支架辅助栓塞、“Y”形栓塞、“T”形栓塞等。

3. 方案 A：如图 6-3（a）所示，为传统的支架辅助栓塞，微导管保护边支动脉，必要时边支动脉释放支架形成“Y”形或“T”形，可以达到良好的栓塞目的。

4. 方案 B：逆向思维，如图 6-3（b）所示，支架可以完全放到下干，且近端良好覆盖瘤颈，即“Half-T”释放，是另一种单支架辅助栓塞策略。

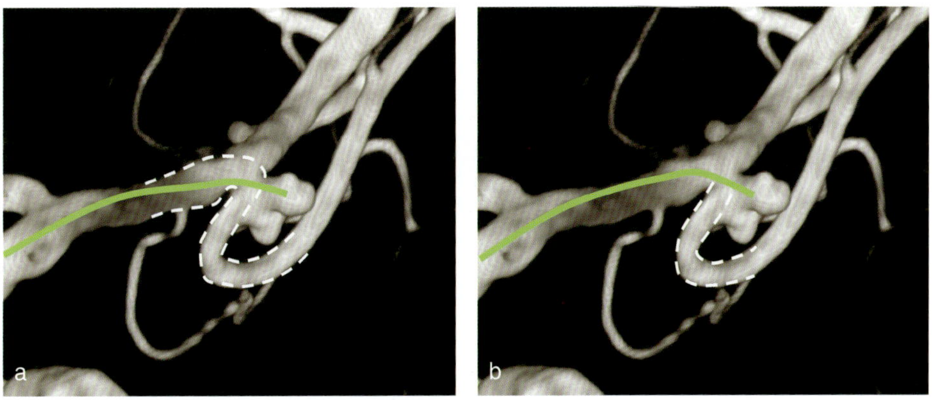

△ 图 6-3　手术方案示意图

a. 方案 A；b. 方案 B

【操作过程】

1. 通路建立（经典通路）：在泥鳅导丝及 4F 多功能导管引导下将 6F COOK 长鞘置于左侧颈总动脉末端，将 6F Navien 导管送至颈内动脉岩骨段［图 6-4（a）］。行术前正侧位造影［图 6-4（b）（c）］及 3D 旋转寻找最适合的工作角度并再次测量动脉瘤大小及载瘤动脉直径等参数［图 6-4（d）］。

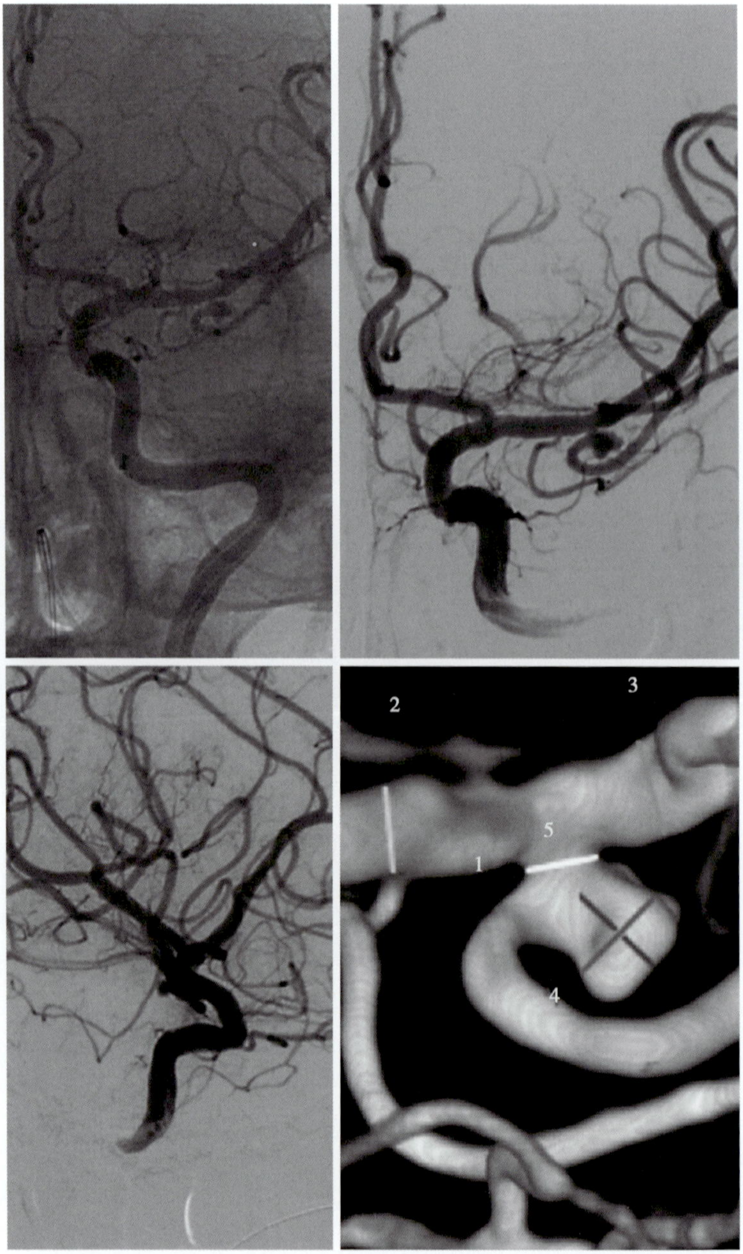

△ 图 6-4　术前工作角度及测量结果

2. SL-10 微导管在 Synchro-14 微导丝引导下超选下干，过程并不顺利，微导丝需要很大弯度，SL-10 微导管同样需要提前塑形较大角度，搭到额支起始部后小心旋转导丝前行，送至 M3 段后跟进微导管。支架导管 SL-10 在 Synchro-14 微导丝引导下超选下干，微导管到位后血管移位明显（图 6-5）。

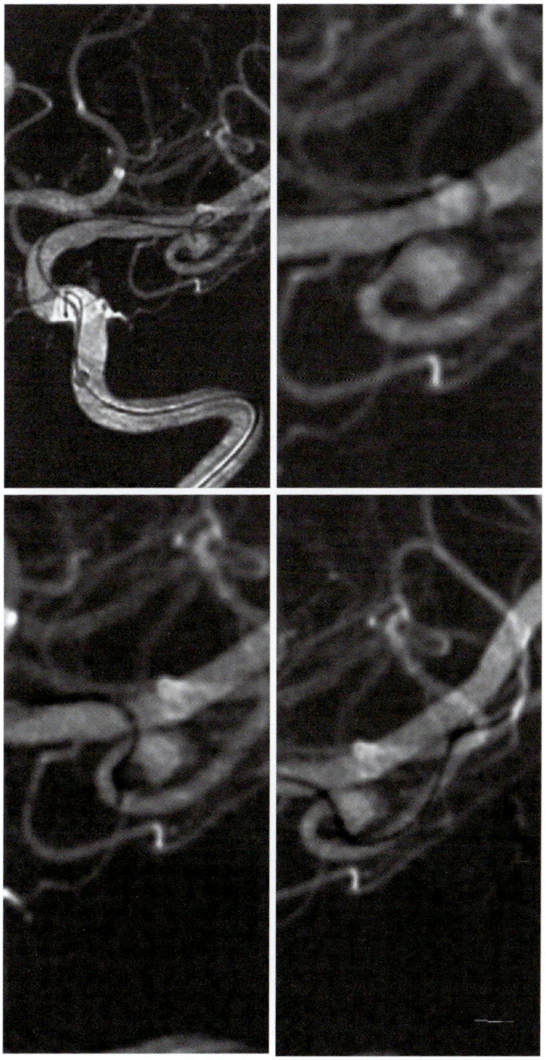

△ 图 6-5 微导丝超选下干过程

3. 随后沿 SL-10 微导管送入 Atlas 3.0mm × 15mm 支架准备释放；选用栓塞微导管 Echelon-10 送入动脉瘤腔（预塑形“C”形弯）［图 6-6（a），绿色箭头示］。首圈选用 Target 3mm × 6cm 的 3D 弹簧圈成篮，之后完全释放支架，支架以尾端定位进行释放（视频 6-1，图 6-6）。a 图中支架送到 SL-10 中后可见血管明显移位变直。

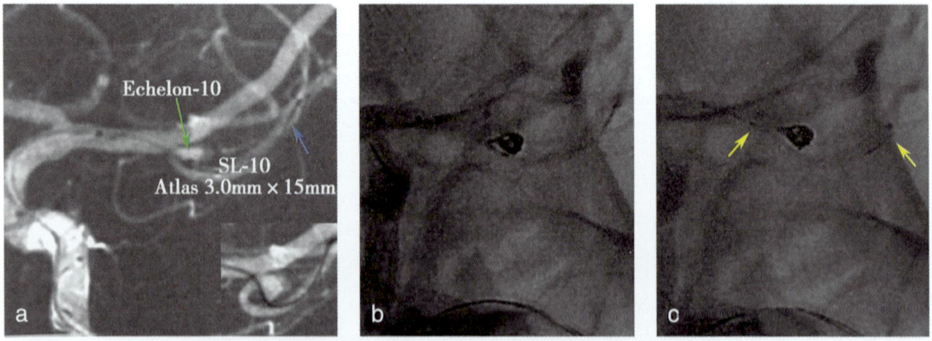

△ 图 6-6 填塞弹簧圈及支架释放过程

a. 支架送到 SL-10 微导管中后可见血管走行明显变直（蓝色箭头为支架头端位置）；同时将栓塞导管送入瘤腔内（绿色箭头）；b. 填塞首圈；c. 支架释放（血管曲度仍未恢复黄色箭头为支架头尾两端位置）

4. 造影后考虑到血管移位比较明显，随即回撤支架输送杆，血管弯曲度即刻恢复，继续填塞 Target 1.5mm × 4cm 和 Target 1.5mm × 2cm 2 个弹簧圈，填塞后工作位造影可见填塞较致密，瘤腔内少许造影剂充盈，支架位置良好，完全覆盖动脉瘤瘤颈，起到事半功倍之效（图 6-7）。

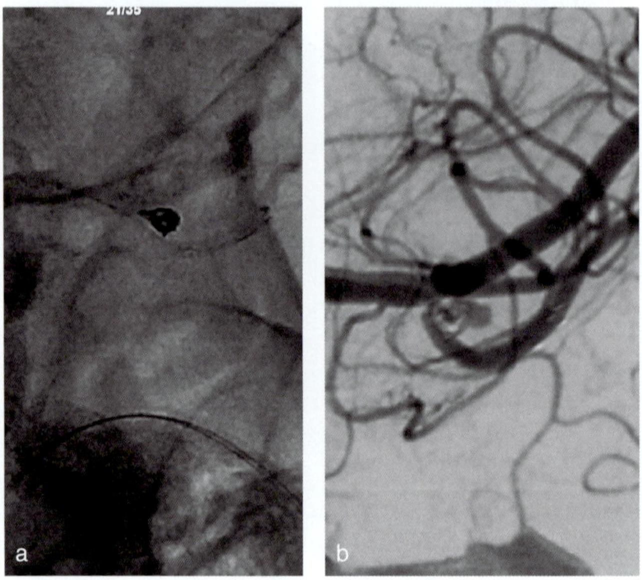

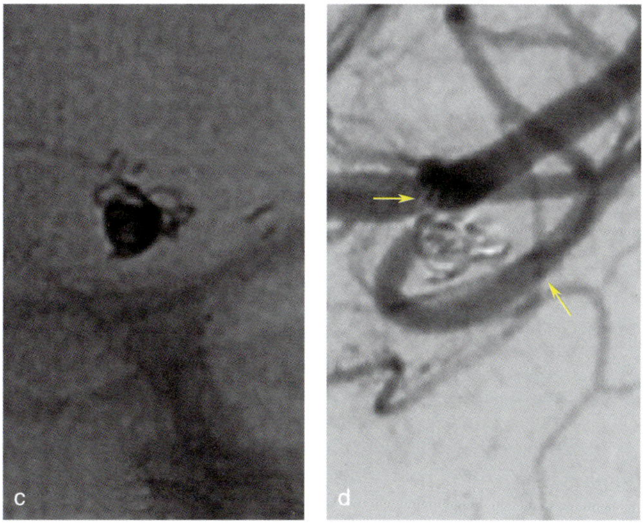

△ 图 6-7　术中工作位 DSA

a、b：支架释放及首圈填塞后造影；c. 回撤支架输送杆，填塞第二个弹簧圈；d. 填塞第三个弹簧圈，黄色箭头示支架远端和近端

5. 术后正侧位造影，支架在位良好，动脉瘤填塞较致密，RROC 分级 3A 级，结束手术（图 6-8）。

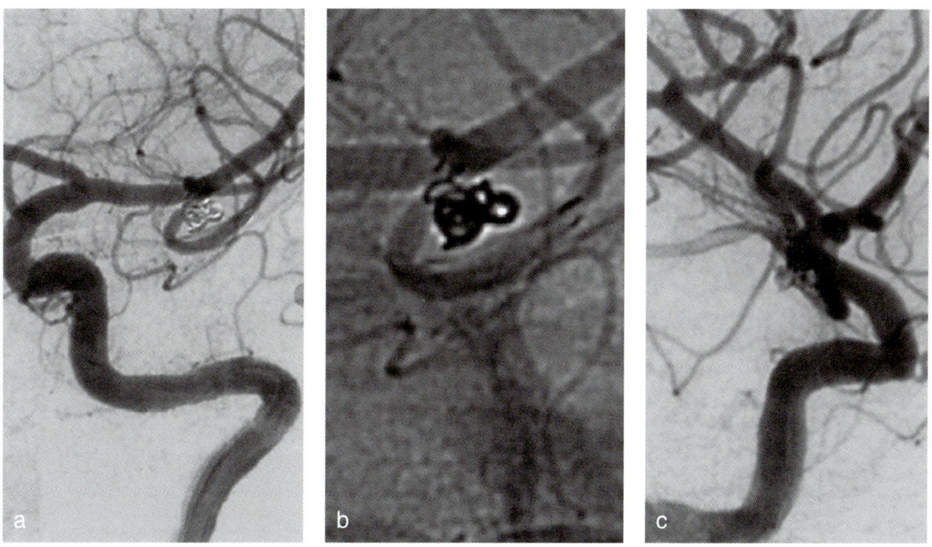

△ 图 6-8　术后即刻 DSA

【知识回顾与术者体会】

1. 大脑中动脉瘤是非常常见的动脉瘤之一，占颅内动脉瘤的18%~40%，其中80%位于大脑中动脉分叉部，破裂风险较高，仅次于后交通动脉瘤及前交通动脉瘤，一经发现，需要积极处理。随着技术和材料的不断演进与发展，血管内治疗大脑中动脉分叉部动脉瘤变得越来越得心应手。

2. 大脑中动脉分叉部动脉瘤的介入栓塞治疗有单纯栓塞、单支架辅助栓塞、双支架（“T”形或“Y”形）、WEB栓塞等多种方案可供选择，需要根据术前造影结果仔细讨论并确定治疗方案和备选方案。此患者动脉瘤大部分位于大脑中动脉下干，瘤颈较宽，术前团队经过讨论后以单支架“Half-T”释放辅助弹簧圈栓塞为首选方案，此方案的优越性在于“Half-T”释放支架近端突出在大脑中动脉主干一部分，使支架完全覆盖瘤颈，有利于弹簧圈充分填塞达到致密栓塞，且不需要多放一个支架作为补充，达到“一举两得”之效果。

3. 方案确定后，难点就在于手术操作。因大脑中动脉下干夹角较大，起始部先回头后再前行，故超选下干有一定难度。此种情况下，微导丝和微导管的塑形就至关重要，需根据具体的血管走行进行塑形。此患者导丝导管均以“C”形进行预塑形，微导丝弯度大于微导管，导丝超选成功后不能走远，需要微导管搭到下干后导丝才可继续向远前行（治疗过程见图6-5），操作期间需要注意微导管和微导丝的张力变化。

4. 关于精准定位释放支架：需要根据尾端定位进行释放。根据笔者团队释放经验，Atlas支架尾端定位比较精准，由于Atlas尾端为闭环设计，在做尾端定位的时候要适当延长2~3mm，以防支架尾端“弹跳”、回缩。同时注意支架输送杆硬度较高，已经改变原有动脉走行，释放前需多次定位。

5. 动脉瘤栓塞没有固定术式，需要根据不同患者的病变特点进行个性化选择，通过团队共同讨论做到精准化，既高质量地解除患者病痛，又降低了成本、减少了患者花销，成为真正意义上的“一举两得”。

【他山之石】

分节段释放是 Neuroform 系列支架的一大特征，可以提供优越的贴壁性，支架释放后对血管的解剖走行影响小，但是在支架释放过程中却并非如此，未释放出导管的支架会严重改变弯曲血管的走行。Atlas 虽然是支架中影响最小的一款，但在弯曲角度 <90° 时，支架释放会变得极为不稳定，前后“窜动”，此时是对术者“张力把控能力”的挑战，选择长一点的支架有助于提高稳定性。由于血管解剖部位的移位，支架头端的释放点位移显著，应该使用支架尾端进行定位；同时，稍微多预留一点长度，以对抗血管复位后可能引起的支架短缩，而预留的这段“安全余量”，最显功力。

在动脉瘤介入治疗的发展历程中，一直在与开颅夹闭进行对比。后循环是介入治疗的“发祥地”，其在这个领域具有明显的优势；而大脑中动脉分叉部曾是开颅手术最后的“保护区”。而如今，单从影像学分析，几乎没有无法采用介入治疗的动脉瘤。回头反思，其实并不是我们的技术提高了，而是介入手术的难度下降了；面对时代赋予的机遇，我们当虚心接受，不可妄自尊大。

视频 6
释放 Atlas 支架

病例 7

瞻前顾后，分进合击

Atlas 支架辅助栓塞大脑中动脉分叉部微小动脉瘤

【病例特点及术前影像】

患者，女性，51 岁，蛛网膜下腔出血（subarachnoid hemorrhage，SAH）12h，HH 分级（Hunt-Hess 分级）：2 级（图 7-1）。术前 DSA 示左侧颈内动脉系统及椎基底动脉系统未见明显异常（图 7-2）；右侧大脑中动脉分叉部可疑动脉瘤（箭头处）（图 7-3）。

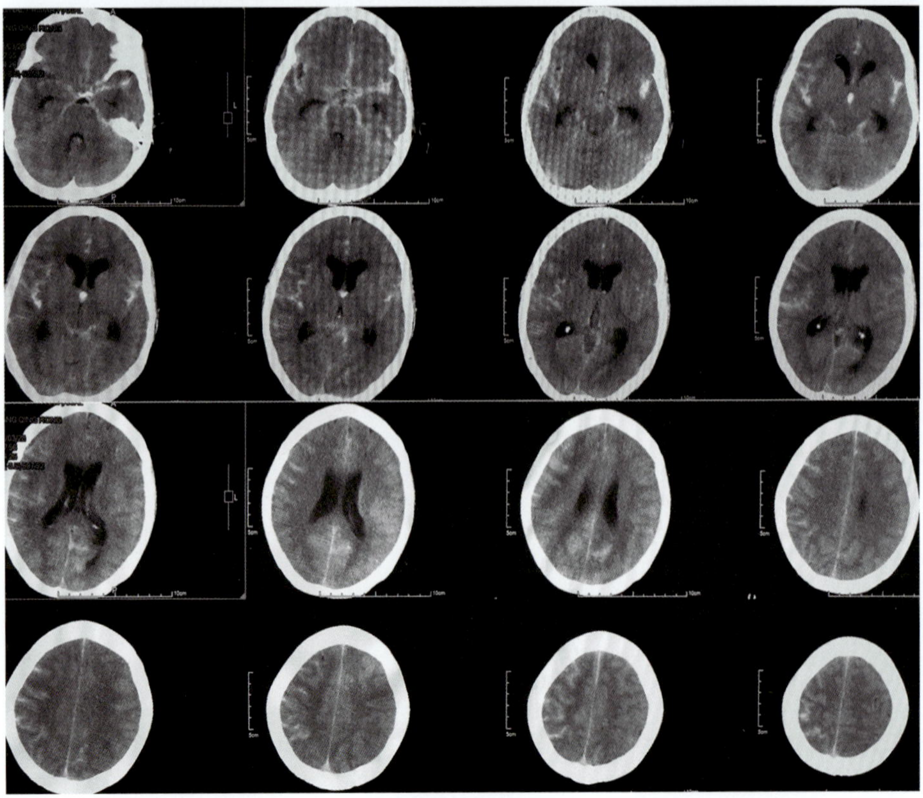

△ 图 7-1　术前 CT

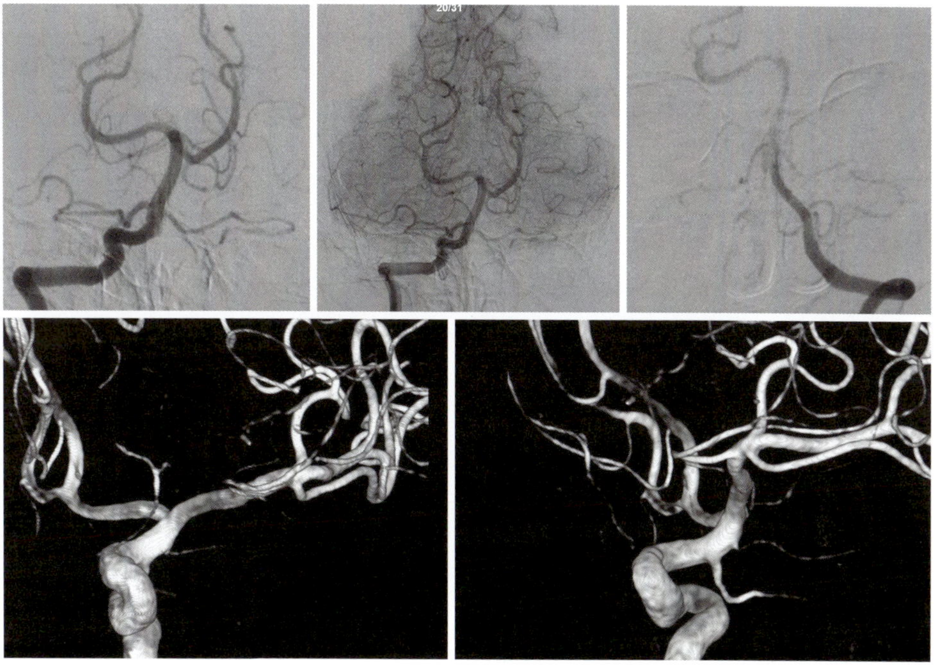

△ 图 7-2　术前 DSA

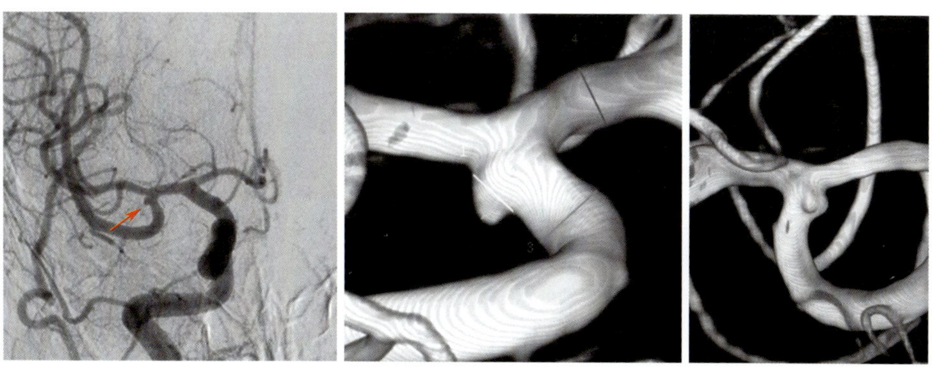

△ 图 7-3　术前右侧大脑中动脉 DSA

【诊疗思路及治疗策略】

1. 结合患者临床表现及 CT 出血量，高度怀疑动脉瘤性 SAH；但 DSA 仅提示右侧大脑中动脉分叉部有个小突起，且出血分布并非以右侧裂为主，是否为出血责任病灶尚不确定。但是当排除了其他可能性后，即使剩下的选项看起来不太可能，也极有可能是真正的病因。“当你排除了所有的不可能性，剩下的无论看起来多不可能，也必然是真相”（《福尔摩斯探案集》）。

2. 动脉瘤体积非常小，深度不足 1mm，瘤颈最宽处也只有 1.8mm，常规弹簧圈栓塞操作困难，虽然可以填塞小而短的型号（如 1-1，1.5-1），但需要配合金属覆盖率高的编织支架（LEO baby 或 Lvis Jr），以免弹簧圈逃逸；且存在缺血并发症率高和影响上干分支的风险。使用开环支架虽然可以弥补编织支架的不足，但网孔较大，存在弹簧圈逃逸的风险。

3. 综合各种因素，最终决定使用 Atlas 支架，分节段释放支架，将弹簧圈的首尾两端固定在血管壁上，中间段填塞入动脉瘤腔，使其形成类似“铆钉”的结构，促进瘤腔内血栓形成，并增加瘤颈处的金属覆盖率（图 7-4）。

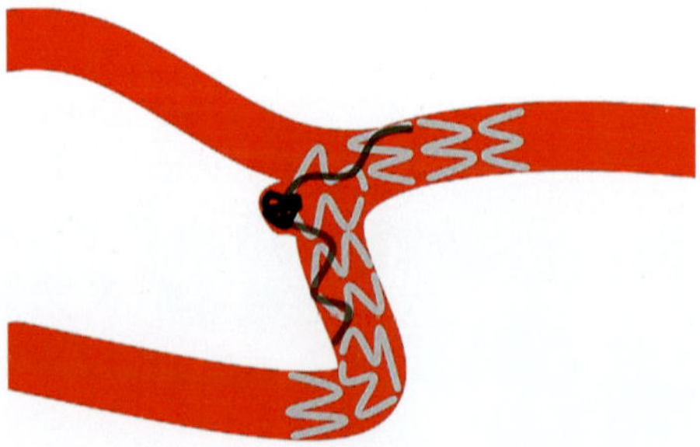

△ 图 7-4　手术方案示意图

【操作过程】

步骤 1：将 SL-10 微导管及 Echelon-10 微导管分别置于下干分支远端。经 Echelon-10 导管送入 Target 1.5mm × 3cm 弹簧圈，在动脉瘤远端血管内推出 1cm；经 SL-10 导管送入 Atlas 4.0mm × 24mm 支架，在下干相对平直段部分释放，直至动脉瘤颈处。

步骤 2：以交换手法，回撤 Echelon-10 导管至瘤颈处，继续释放 Atlas 支架至瘤颈近端，再次将 Target 推送 1cm，并使其尽可能多地进入瘤腔。

步骤 3：以相同手法回撤 Echelon-10 导管，完全释放支架并将剩余弹簧圈全部推出（图 7-5）。

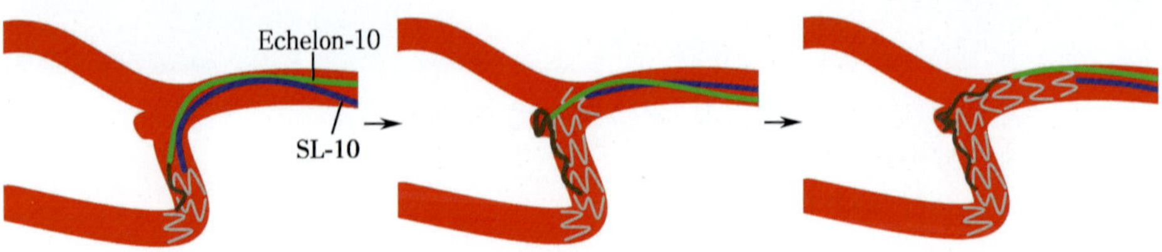

△ 图 7-5　手术过程示意图

上述步骤说起来相对简单，但操作起来并不顺利。在进行步骤 2 时弹簧圈分布不理想，不易进入瘤腔，反而停留在上干起始部，并引起血栓形成。术中虽应用替罗非班，仍未能有效遏制血栓，最终在上干再次植入 Atlas 支架，形成 Y 形结构。术后动脉瘤染色未能减少，但可看到轻微的滞留（图 7-6）。

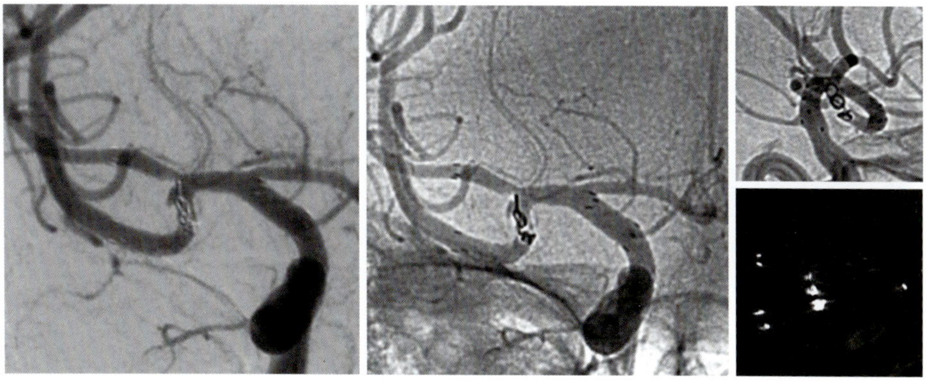

△ 图 7-6　术后即刻 DSA

【后续治疗及复查】

患者术后第 2 天出现意识水平和认知功能下降，复查 CT 提示脑积水（图 7-7）。经连续的脑脊液置换后，病情好转。复查 CT 也提示脑积水改善（图 7-8）。口服阿司匹林及氯吡格雷双抗治疗 3 个月后改为阿司匹林单抗，术后 6 个月后和 18 个月分别完成 DSA 随访，提示动脉瘤愈合（图 7-9）。

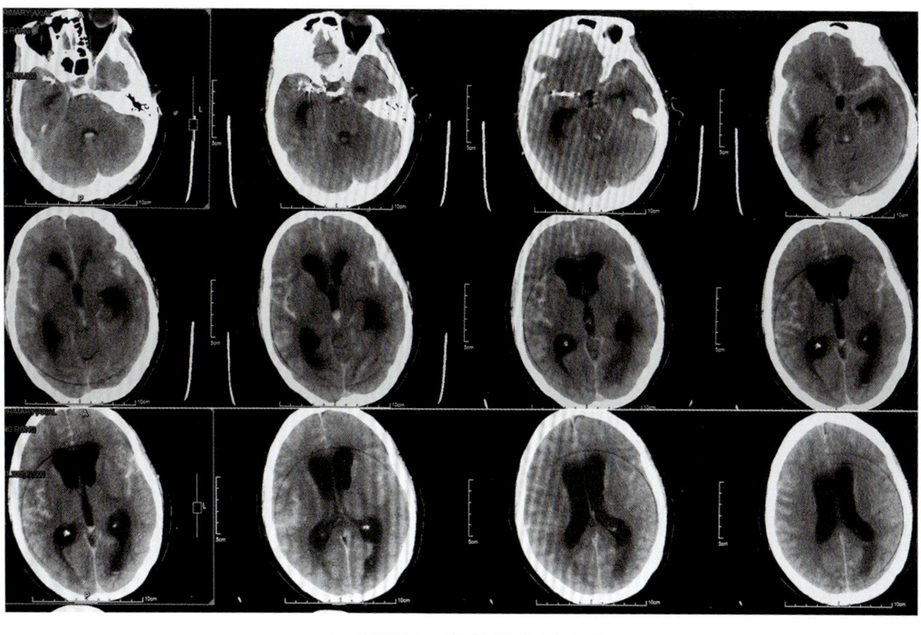

△ 图 7-7　术后第 2 天 CT

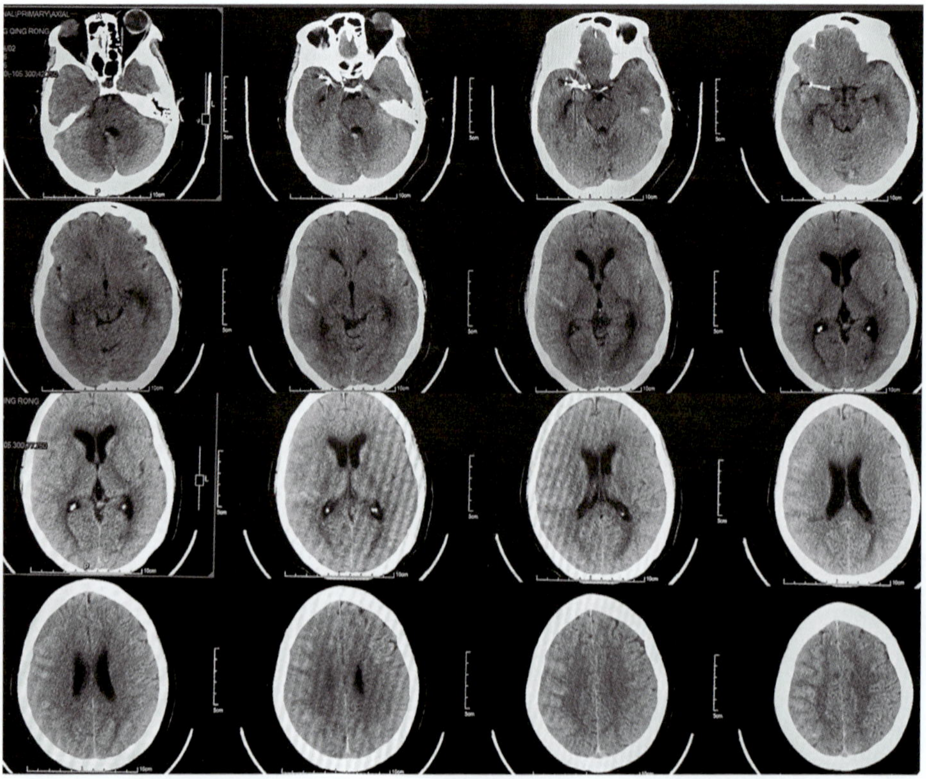

△ 图 7-8　术后 1 周 CT

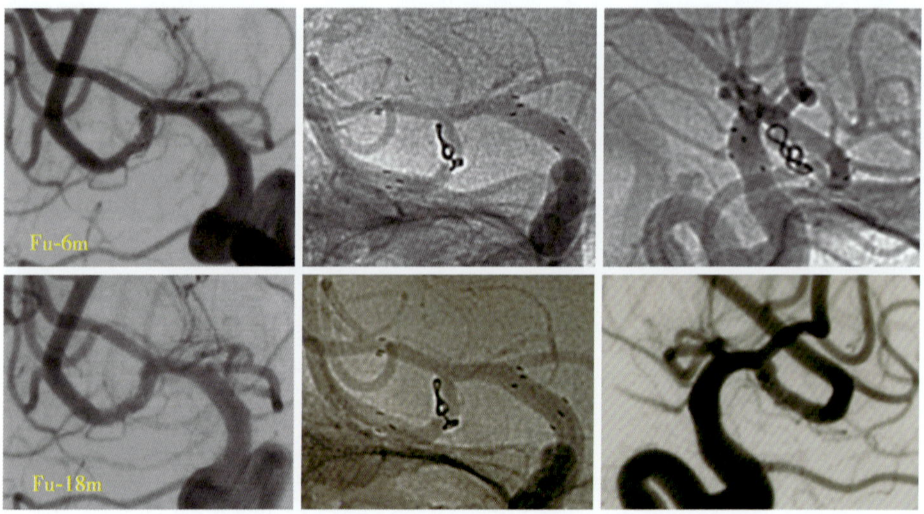

△ 图 7-9　术后 6 个月及 18 个月复查 DSA

【知识回顾与术者体会】

“铆钉技术”是指在栓塞动脉瘤时，刻意使弹簧圈在瘤颈处填塞，并使一部分弹簧圈突出在载瘤动脉内，再以支架进行覆盖（形成瘤颈内外均有弹簧圈的“铆钉”形态），促进内皮化，达到防止复发的目的（图 7-10）。此技术最常用于血泡样动脉瘤的治疗，通常选用金属覆盖率高的编织支架或血流导向装置。

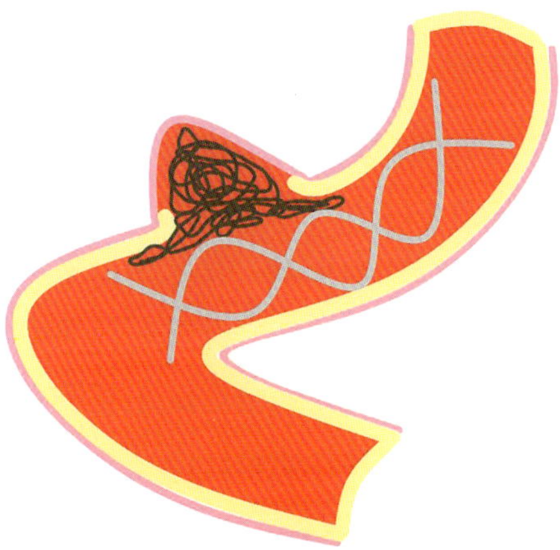

△ 图 7-10　铆钉技术示意图

本例动脉瘤的确不适合栓塞，圈长了放不下，圈短了容易逃逸。单纯植入一枚编织型支架也许是上策，无奈急诊手术器材有限，捉襟见肘。Atlas 支架虽然导向作用微弱，但若以弹簧圈加强金属覆盖率，也可以勉强一试。通过分节段推送弹簧圈，延展弹簧圈的分布范围，有助于支架对其进行固定，避免逃逸；同时选择 4.0mm 直径的 Atlas 支架加强径向支撑，24mm 的长度也有助于分节段释放支架时保持稳定。

回顾手术过程，当真是知易行难！步骤 1 相对简单，步骤 2 回撤 Echelon-10 时，尽管采用交换手法，但导管本身张力的变化还是使弹簧圈回缩了不少，并没有被稳固在之前的位置。分析原因，一是 Atlas 支架的支撑力不足以压住细小的弹簧圈丝；二是可能与所选的 3D 弹簧圈自身有一定的回缩力有关。另外推送弹簧圈时难以调整，弹簧圈能否安放在预想的位置带有很大的运气成分。这也是导致上干急性血栓的直接原因。总之，这个病例手术虽然成功了，但可重复性并不高；然而，作为一种手术方法的尝试，还是有其值得借鉴的地方，特别是在一些非常规的病例中，非奇兵无以制胜。

【他山之石】

看完这个病例我想起两个词，第一个词是“保守主义”。保守主义在哲学中包含了对未来的不确定性和怀疑态度，更强调传统、秩序和理性的有限性。保守主义强调既有价值和保持现状，反对激进的变革，与之相对应的词汇是激进而不是进步，所以，保守主义不是一个贬义词。作为医生，有时候我们需要保守主义的观念，对一种新的器械或者技术多一分观望，多一分保守。第二个词是“专注”。这些年遇到“理想很丰满，现实太骨感”的手术太多了。当既定手术方案实施并不顺利时，术者表现出来的专注力就显得尤为重要。专注是需要训练的，术者只有通过日积月累的手术技术沉淀，才能在关键时刻自然而然地展现出这种专注力。而良好的专注力，正是帮助术者在既定手术方案的坚持和变换之间做出正确选择的关键所在，并且面对接踵而来的恶性刺激能够沉着应对，见招拆招。生活又何尝不是如此，行稳方能致远。

病例 8

三世同堂

Neuroform 三代支架序贯治疗颅内动脉复杂病变

【病例特点及术前影像】

患者，女，2009 年以 SAH 首诊，时年 58 岁。确诊右侧 PcoA 动脉瘤破裂，予以 Neuroform 3 支架辅助弹簧圈栓塞治疗（影像资料丢失）。预后良好，于 2010 年复查 DSA 提示右侧后交通动脉瘤术后改变，支架形态良好，弹簧圈稀疏，瘤颈残余（图 8-1）。

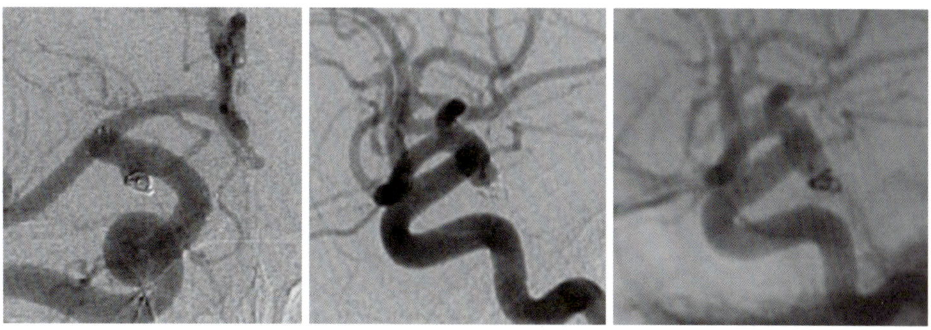

△ 图 8-1　第一次手术后复查 DSA

据当时病程描述，复查影像与术后即刻 DSA 影像无明显变化，故未予进一步诊治，嘱其二次复查。2020 年，患者再次因 SAH 入院（图 8-2）。复查 DSA 提示右侧后交通动脉瘤瘤体增大，形态不规则，可见向后方发出的子瘤（红色箭头示），支架形态良好，弹簧圈较前压缩（黄色箭头示）（图 8-3）。

二次治疗指征明确，拟穿支架网孔补充栓塞，由于首次支架内皮化情况不详，微导管调整困难，弹簧圈不能良好成篮，故予以支架辅助栓塞，选择 Neuroform Atlas 4.5mm × 21mm 支架。术后见支架位置良好，与之前支架基本重合，瘤体栓塞致密，子瘤未能予以填塞，可见造影剂明显滞留（图 8-4）。

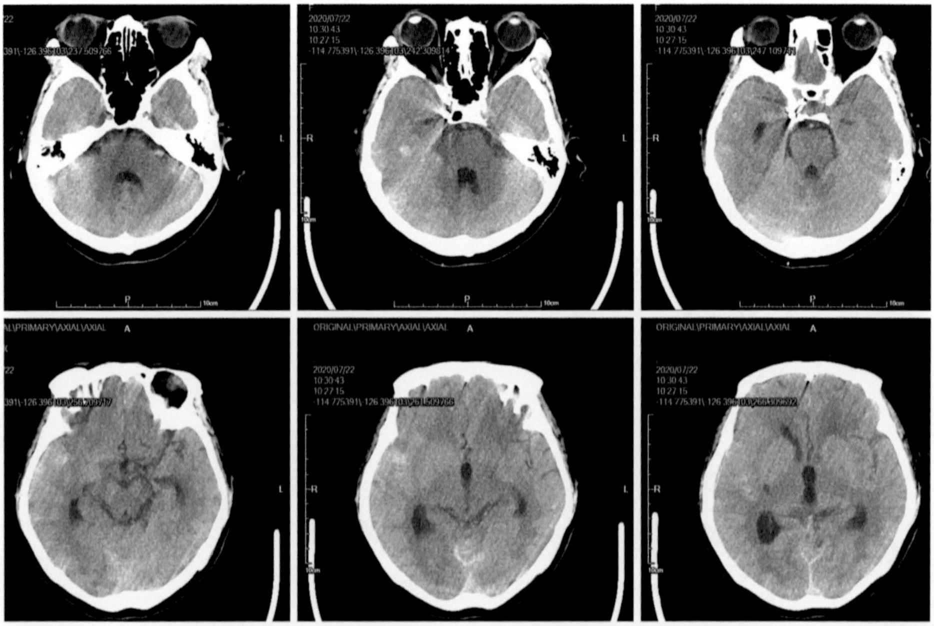

△ 图 8-2　二次出血术前 CT

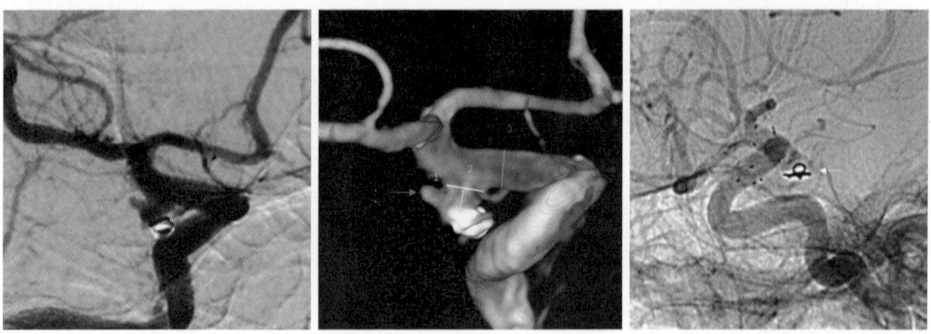

△ 图 8-3　二次出血术前 DSA

至 2023 年，患者已年逾古稀，因言语不清伴左侧肢体不灵活再度入院，头颅 MR 可见新发梗死灶。复查 DSA 提示动脉瘤愈合良好，右侧大脑中动脉夹层伴重度狭窄（图 8-5）。患者为症状性病变，右侧大脑中动脉起始部可见夹层改变，真腔重度狭窄，远端血流缓慢；予以 Gateway2.0-9 球囊扩张后植入 Neuroform EZ 4.0mm × 20mm 支架，术后可见狭窄改善，远端血流通畅。可见 Neuroform 三代支架展开良好（图 8-6）。

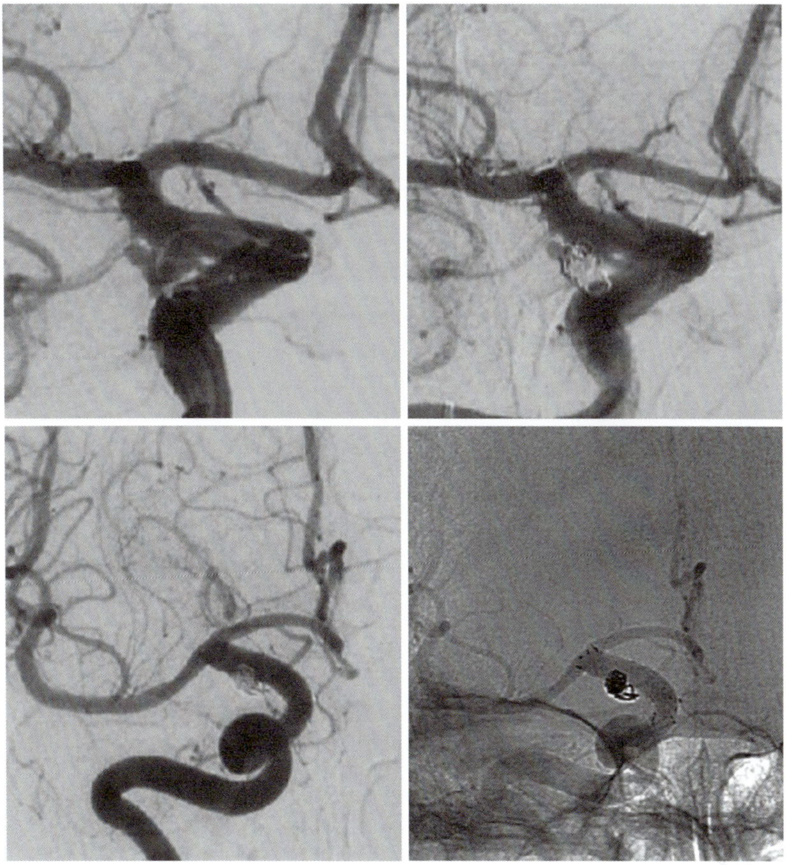

△ 图 8-4　二次手术过程及术后即刻 DSA

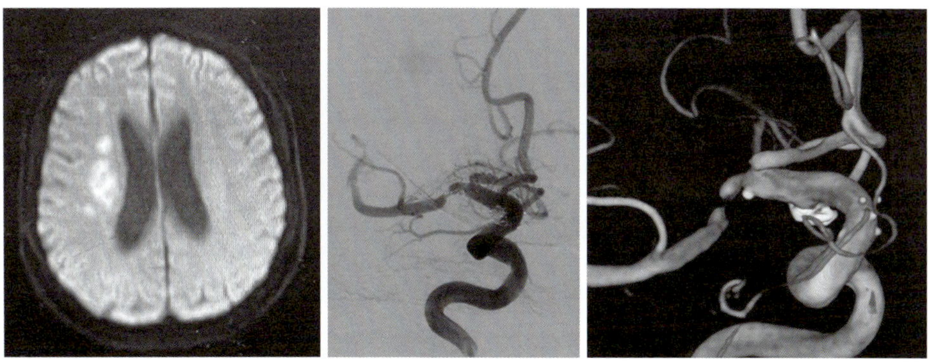

△ 图 8-5　脑梗死 DWI 影像及 DSA

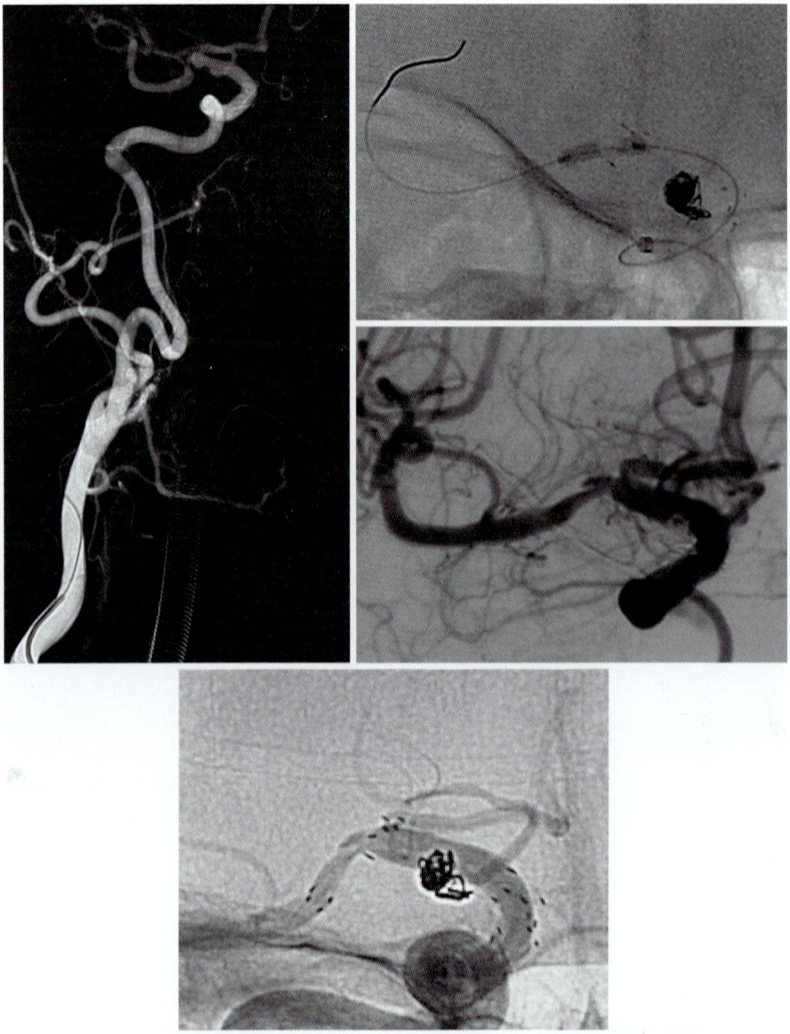

△ 图 8-6 支架植入过程及术后即刻 DSA

【术者体会】

这是一个跨度长达 14 年的病例。患者经历了两次蛛网膜下腔出血和一次脑梗死，仍然能够转危为安，确实难得。几点得失，与君共勉。

1. 动脉瘤再出血。本例患者复发的原因与动脉瘤腔内填塞不足有直接关系，这可能与早期手术缺乏有效的通路导管，微导管无法稳定有关。而再破裂的原因则应归咎于疏于复查。文献显示，栓塞动脉瘤再破裂的发生率约为 1.56‰，略高于手术夹闭，而同一个动脉瘤再出血更多见于手术 5 年以后

（表 8-1、表 8-2），因此如果未能达到完全的 I 级愈合，还是应该将复查进行到底。

表 8-1　介入治疗与手术治疗动脉瘤再出血发生率比较

	患者数量	全部患者	发生率 / ‰
动脉瘤再出血①			
介入治疗组	13	8351	1.56（0.69~2.40）
手术治疗组	4	8228	0.49（0.01~0.96）
动脉瘤再出血致死或致残②			
介入治疗组	6	8384	0.72（0.14~1.29）
手术治疗组	4	8228	0.49（0.01~0.96）

① 目标动脉瘤的再出血，评估时间为从 1 年到 17.6 年的英国人群随访期。
② 目标动脉瘤的再出血导致 60 天内死亡或改良 Rankin 量表评分为 3~5 分。
注：括号内的数据为 95% 置信区间。

表 8-2　介入治疗与手术治疗在不同时间段的并发症发生情况

	2~12 个月		1~5 年		5 年以上	
	介入（n=762）	手术（n=768）	介入（n=753）	手术（n=752）	介入（n=733）	手术（n=719）
致残并发症（肺或其他感染）	6	13	0	2	0	0
肿瘤	0	0	6	13	37	25
心脏病	0	0	2	7	19	20
经治疗的动脉瘤再出血	1	1	0	0	4	2
其他动脉瘤引起的再出血	0	0	3	1	1	4

2. 二次治疗的术式选择。间隔 10 年的再出血较为罕见，同时，支架内皮化的程度如何、网孔是否还能够允许微导管穿过均属未知。本例手术过程中发现，微导管穿网孔还是较为容易的，但是反复尝试仅能从同一个位置穿入，微导管位置很难调整，这也是术中未能栓塞子囊的一个原因。而选择 Atlas 支架的原因也是希望较细的支架导管能够减少对栓塞导管的影响。同时再次增加一枚支架，也能促进动脉瘤的愈合。

3. 夹层的形成。术前造影显示，狭窄的部位与支架头端尚有一定的距离，似乎是一个独立的动脉粥样硬化性病变。但仔细研读 DSA 影像，从术后显示的 Mark 点分布来看，夹层的开口与某个支架的 Mark 点密切相关，极有可能是一个医源性的夹层，从病程上分析，Atlas 支架难辞其咎。对于夹层的处理，闭环支架也许更有优势，但使用 Neuroform EZ 支架也并无不可，能够凑齐这张 Neuroform“三世同堂”，何乐而不为呢。希望患者再次复查时能够有个良好结局，莫要拂了术者的这番浪漫。

【他山之石】

“就差那么一点点。”这是我看完这个病例后最想说的一句话。“就差那么一点点”并不代表我是完美主义者；事实上，我很同意术者第二次手术没有刻意去栓塞向上突出的小子囊，尽管这个子囊很有可能是动脉瘤二次破裂的罪魁祸首。小子囊是否必须要有 coil 进入，学界意见不一；个人意见是因人而异，coil 能进去更好，进不去也不用刻意超选，瘤体的致密填塞和子囊的造影剂滞留是保证瘤体不再破裂的必要条件。本病例通过非常迂曲的通路，穿过 Neuroform3 支架网眼进行垂直栓塞，刻意超选栓塞那个子囊会异常危险。

第一次手术后，如果患者 5 年后能再来复查一次；第二次手术中，如果 Atlas 头端能再低一点点；第二次手术后，如果疫情期间能再来一次……“就差那么一点点”，我想表达的是做好每一件事有多重要，哪怕是件小事。

Neuroform“三世同堂”“其乐融融”的影像画面，仿佛在向我们讲述着人世间小人物的磕磕绊绊。

病例 9

追捕 PED

“套马索”的天花板

【病例特点及术前影像】

患者，女性，56 岁，发现展神经麻痹 3 年，确诊颅内动脉瘤 1 年，因未能通过 BOT 测试一直未予治疗。本次因头痛就诊，CT 可见巨大占位，无蛛网膜下腔出血（图 9-1）。诊断为左侧颈内动脉海绵窦段巨大动脉瘤伴瘤内血栓改变（图 9-2）。

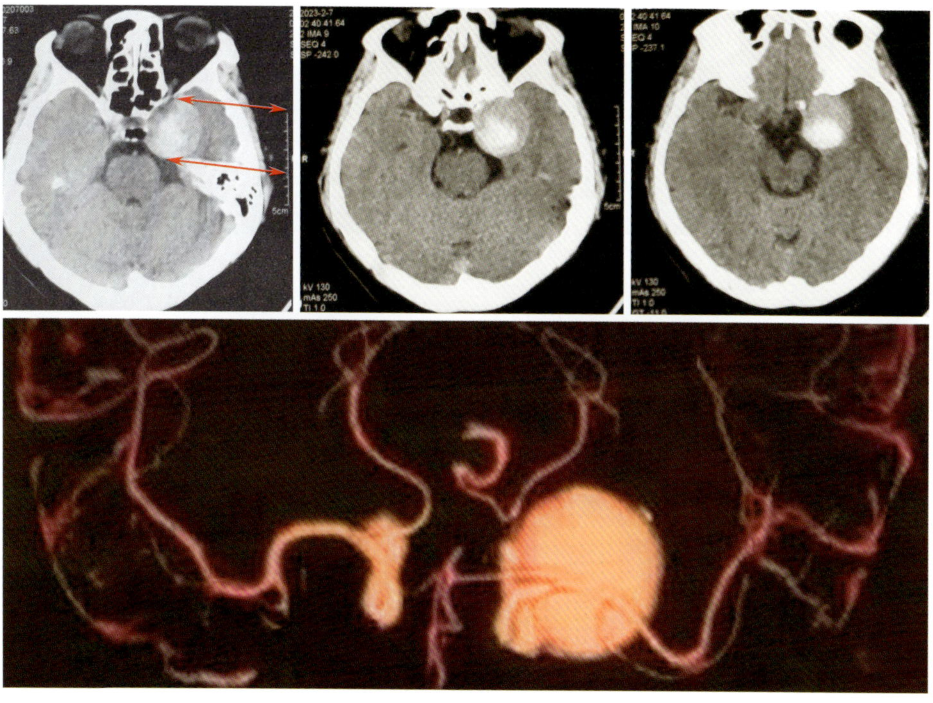

△ 图 9-1 术前 CT 及 CTA

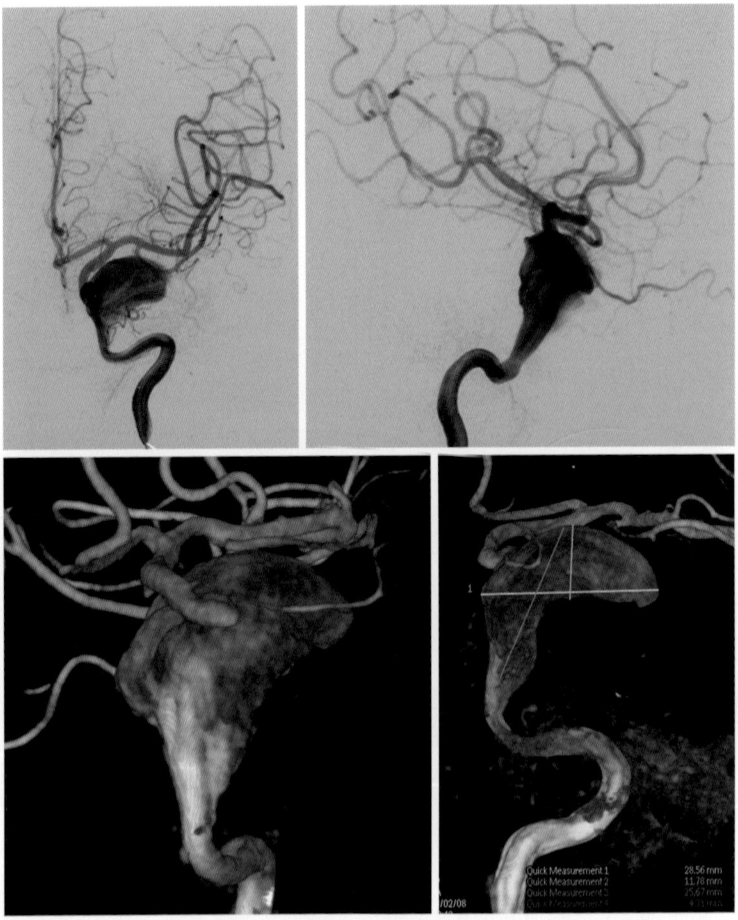

△ 图 9-2　术前 DSA

【诊疗思路及治疗策略】

血流导向治疗是这例动脉瘤的不二之选。瘤颈较长，选择 Pipeline（最长 35mm）需要桥接两个支架；如果有 LEO（最长 75mm）的话，多层支架也是个好的选择。结合当下的形势，只能选择前者，桥接 Pipeline。

【操作过程】

微导管通过瘤颈，交换 Marksman，推拉结合释放第一枚 PED（4.25-35mm），过程虽有磕绊，但还算顺利。桥接前 Marksman 未完全穿过第一枚 PED，为后续操作留下隐患（视频 9-1）。第二枚 PED（5.0-35mm）在锚定过程中“挣脱”第一枚 PED 的约束，导致两枚 PED 分离，桥接失败（视频 9-2）。

在忍痛抛弃第二枚 PED 之后，又苦苦追寻第一枚 PED 真腔无果（导丝虽可探及，但无法深入），只能作罢（视频 9-3）。无奈之下，术者产生了从头再来的想法，于是自制了“套马索”（Transend 300 从 Echelon-10 导管穿出后，头端折返，用 10 号线打结固定在微导管外壁上，如图 9-3 所示）一枚，准备把第一枚 PED 拉出（视频 9-4）。

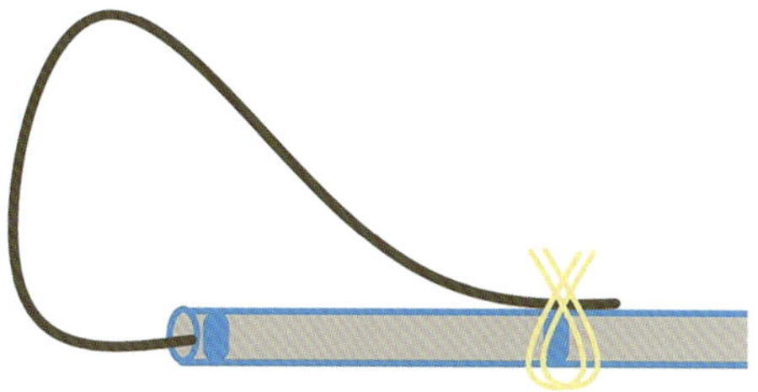

△ 图 9-3 “套马索”示意图

结果大力未能出奇迹，这一操作不但未能取得预期效果，还险些造成 PED 对折的惨象（视频 9-5）。之后误打误撞，“套马索”套住了第一枚 PED（以下称为 PED1）尾端，下拉后收获奇效，PED1 刚好卡在瘤颈起始部（视频 9-6）。尽管未能完全覆盖瘤颈，但形态比较稳定，且具有明显的导向作用（图 9-4）。此时术者已人困马乏，无心再战，于是选择偃旗息鼓，鸣金收兵。

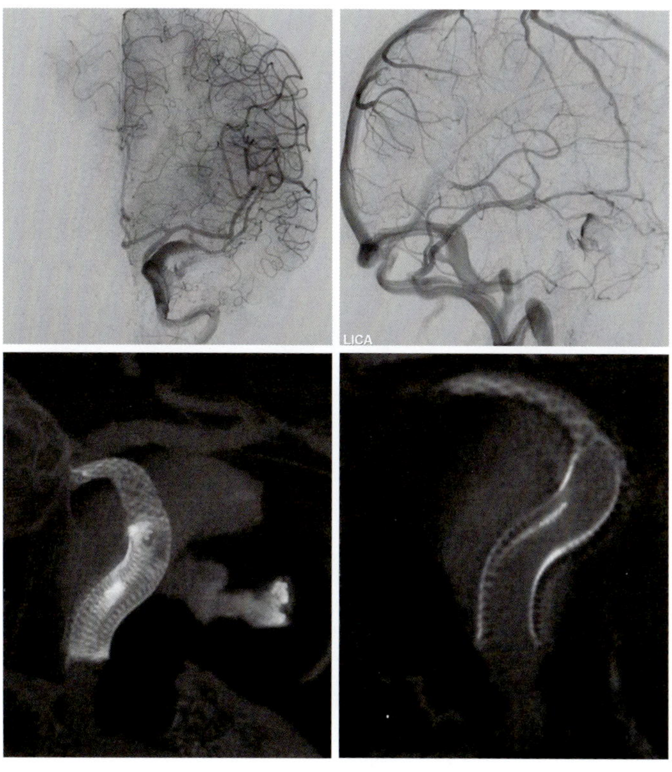

△ 图 9-4 术后即刻 DSA

【知识回顾与术者体会】

血流导向装置早已不再是新鲜事物了，但作为最早的 FD 之一，Pipeline 曾一度是 FD 的代名词，不论是 PREMIER、PUFs 还是 PLUS 研究，都已经为其正名，的确是克制动脉瘤的“神兵利器”。但其产品本身还不够完美，比如头端不易准确定位，多弯病变不易顺利打开，支架长度略有局限等。最令术者头痛的问题是头端的准确定位，由于 Pipeline 头端锚定需要采用推挤技术，而这一操作与后撤定位时产生的作用力存在矛盾，使得头端难以精准定位。因此，血流导向装置在何时打开、打开多长、何时推挤等问题上并没有精确的规律。

在本例动脉瘤中，因其瘤颈较长，因此在较远的位置便开始锚定，以避免在支架释放的推挤过程中，支架陷入瘤腔。这个距离大约为 13cm（常规推荐 >7cm），事实证明锚定得非常稳固，后期套马索都未能拉动。桥接失败的最大问题在于，第二枚支架头端的定位过近，该部位仍然悬停在动脉瘤腔内，没有外部束缚，因此在推挤的过程中脱节。补救措施是找到原来的管腔，但由于各种解剖和支架形态的原因，未能成功；使用“套马索”的本意是回收支架，但由于锚定力很大未能成功，能够将其尾端拉下，实在有运气的成分。

本例患者术后未出现明显不适，并完成了复查。欲知后事如何，且听下回分解。

视频 9-1
Marksman 穿过第一枚 Pipeline 支架

视频 9-2
桥接失败

视频 9-3
微导丝超选第一枚 Pipeline 支架失败

视频 9-4
尝试用“套马索”将支架拉出

视频 9-5
支架对折后仍无法拉出

视频 9-6
支架位置

病例 9

追捕 PED（续）

桥接 PED

【前情提要】

患者，女性，56 岁，左侧颈内动脉海绵窦段巨大动脉瘤 PED 桥接治疗失败，瘤颈未能完全覆盖。因各种原因中止手术。

【术后隐患】

患者虽然未出现明显的神经功能异常，但如此下台还是有安全隐患的。首先，第一枚 PED 近端与载瘤动脉贴合不佳，有可能在血流冲击下再次甩尾至动脉瘤腔内，前面“套马索”所建的奇功将付诸东流；其次，PED1 如果甩入瘤腔，很可能促进血栓形成，引起颈内动脉闭塞。因此，这枚 PED 的稳定性将直接影响下一步的诊疗方案。为尽快明确情况，我们让患者术后 1 个月做了头部 X 线检查和颈动脉超声，结果良好（图 9-5）。因此可以安心地等到 3 个月后再行手术，让 PED1 长“结实”些。

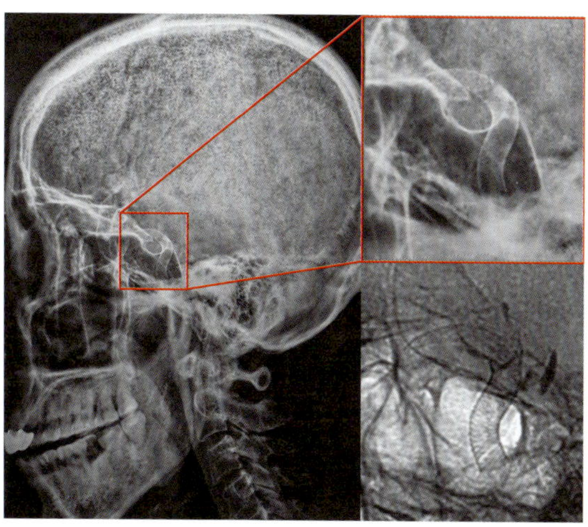

△ 图 9-5　术后 1 个月头颅 X 线影像

【术后3个月复查】

DSA显示PED1形态良好，未经PED1覆盖的动脉瘤颈处仍可见明显的动脉瘤染色，考虑为原有动脉瘤血栓溶化后的残腔，也不排除瘤颈处瘤体增大的可能（图9-6）。

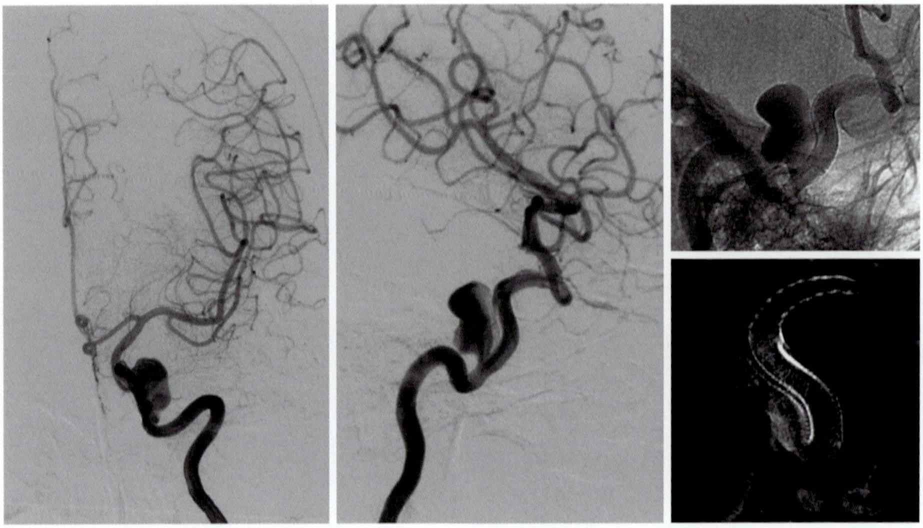

△ 图9-6　术后3个月DSA

【诊疗思路及治疗策略】

1. 由于PED1的作用，动脉瘤已经变为相对窄颈，此时可以考虑予以覆膜支架治疗，唯一的挑战是岩骨段首尾的两个弯曲，使用中间导管应当可以解决。

2. 此时，PED1下半部的稳定性仍是未知因素，其能否在头端锚定及推挤释放的作用力下仍保持稳定，是桥接能否成功的关键。本着“在哪里摔倒，就要在哪里爬起来”的信念，最后决定继续桥接PED，重拾旧山河。

【操作过程】

为避免重蹈覆辙，在释放PED2之前，预先在PED1内放置一根Transend 300导丝，再将Marksman导管与导丝平行放置（图9-7）。

PED2头端与PED1尾端重合距离约13mm，轻推释放PED2（4.5-30mm），过程顺利。术后造影显示动脉瘤腔内显著滞留（图9-8）。

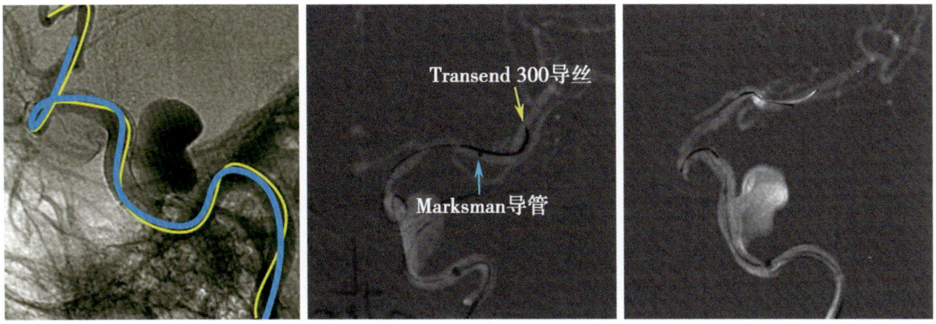

△ 图 9-7 手术示意图及操作过程

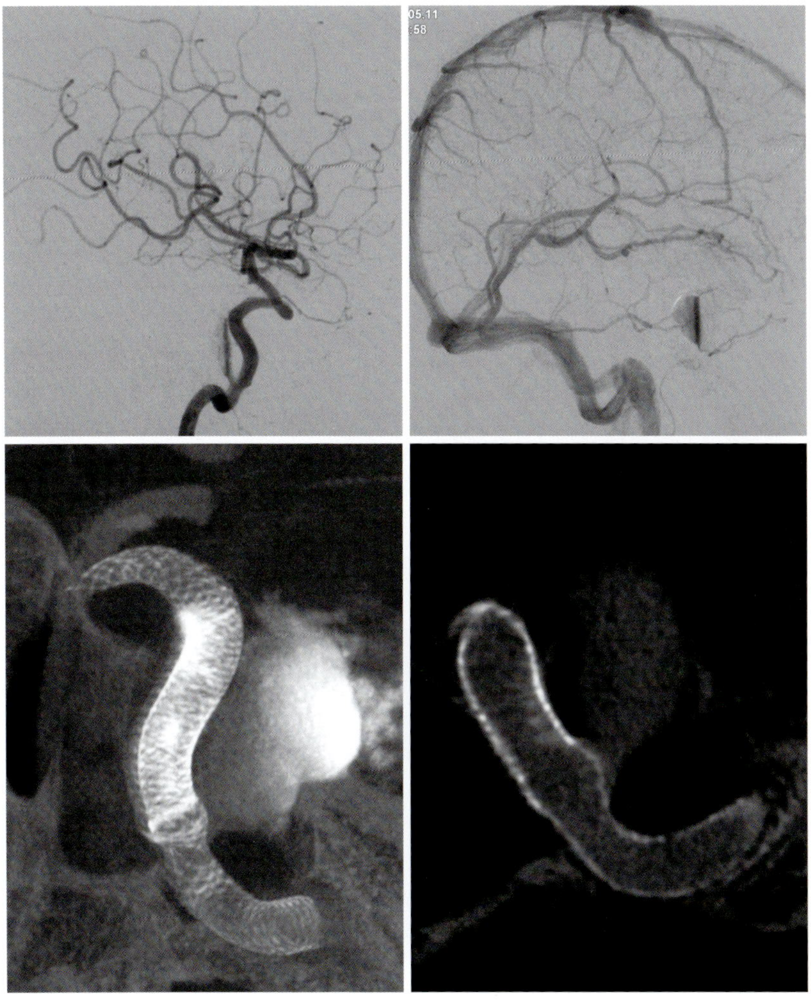

△ 图 9-8 术后即刻 DSA 及 VasoCT

【随访】

二次术后 6 个月，患者完成了 DSA 随访，提示动脉瘤完全愈合，OKM 分级：D 级（图 9-9）。遗憾的是，患者展神经麻痹始终未能改善。

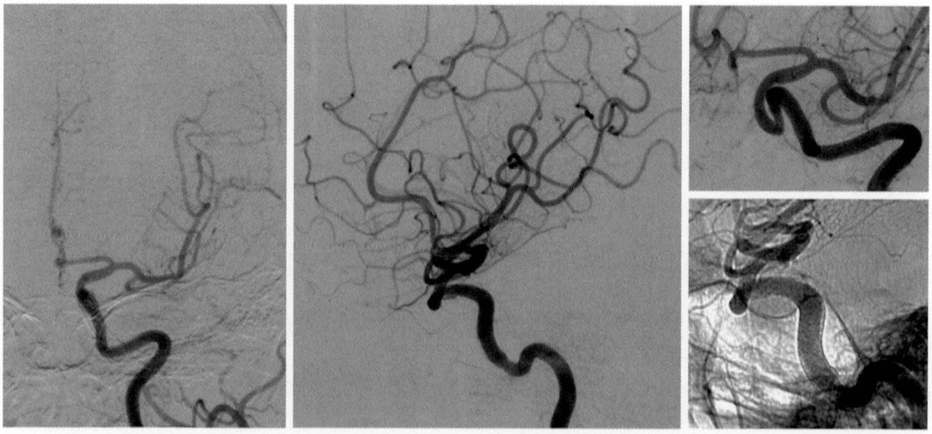

△ 图 9-9 二次术后 6 个月 DSA

【术者体会】

“我等了三年，就想等一个机会！我要争一口气，不是要证明我了不起，我是要告诉人家，我失去的东西我一定要拿回来！”先致敬一下小马哥。想拿回属于自己的东西，可不能只是说说而已，小马哥拿回了尊严，却丢掉了性命……虽然我只等了三个月，但也想争一口气，想要和小马哥有不同结局，必须要有备而来，而我准备了两个“锦囊”。第一个“锦囊”是预置 3m 导丝。其作用有二，首先可以增加 PED1 及支撑系统的稳定性，本例在交换 3m 导丝时，PED1 纹丝不动，提示周围的血栓起到了很好的固化作用；其次，万一在推送 PED2 的过程中，两枚 PED 再次脱节，3m 导丝可以帮助我们顺利找到真腔。另外需要说明的是，由于 PED1 对血管的刚化作用，推送导丝时需要使用较大的力度；3m 导丝不会影响 PED2 的展开，撤下时也没有任何阻力。第二个“锦囊”是两枚支架要在顺直段重叠得长一点，如此在释放时可减小推挤的力度，并适当减少支架导管的张力，有一种“半推半就”的感觉。

【他山之石】

套马锁这个病例让我想到了这样一个问题：这个手术能化险为夷的充分必要条件各是什么？我认为患者的好运气是充分条件；医生的坚持是必要条件。后期 PED1 尾端在血流冲击下没有二次陷入动脉瘤腔内，给二期 PED2 桥接创造了条件，确是患者的好运加持使然。但在当时已经战斗了五六个小时、已经人困马乏的情况下，继续手术可能会重蹈覆辙，“在哪里跌倒，就在那里躺下了”。医生的坚持则起了更为关键的作用。试想一期手术中 PED1 尾端落入动脉瘤腔内，在数次尝试导丝进入密网腔内未果的情况下，如果不是医生的坚持，断然不会有“套马索”的故事，PED1 尾端不会奇迹般搭在了载瘤动脉上，也就不会有后面好的复查结果。作为术者，要苦练内功，把手术成功的关键点牢牢把握在自己手中。当然，在苦练内功的同时，我们又何尝不希望自己的患者有个好运气来加持手术保佑平安呢。

病例 10

风力掀天浪打头，只须一笑不须愁

CAS 困难收伞一例

【病例特点及术前影像】

患者，女性，77 岁，体检发现右侧颈动脉狭窄 1 个月入院。外院头颈部 CTA 检查示颈动脉粥样硬化，右侧颈内动脉起始部重度狭窄，狭窄部钙化明显（图 10-1）。入院神经系统检查未见明显异常。既往有糖尿病病史。术前右侧颈动脉 3D 造影示右侧颈内动脉起始部重度狭窄，狭窄部以远血管迂曲（视频 10-1）。

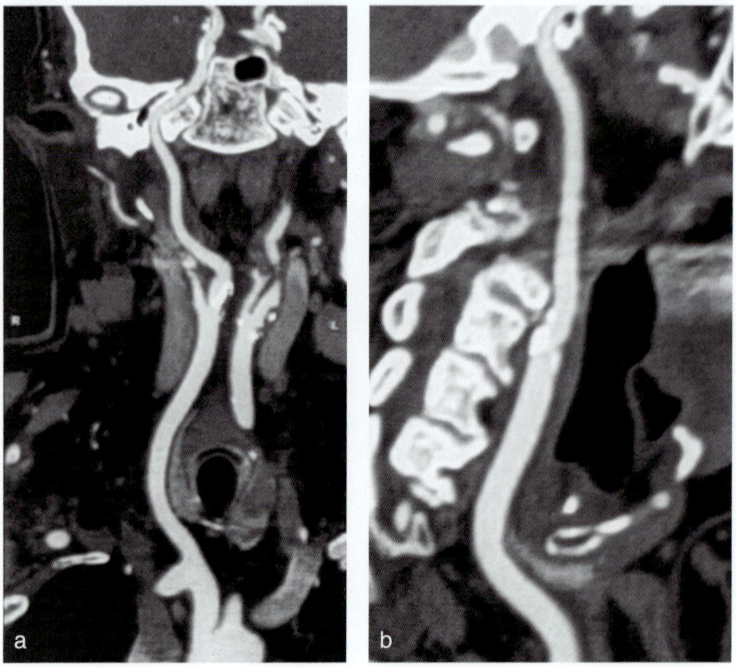

△ 图 10-1　术前 CTA

【术前讨论】

患者影像学检查明确右侧颈内动脉起始部重度狭窄，临床无病变血管相关症状。患者老年女性，既往有糖尿病病史，影像学检查提示动脉粥样硬化，考虑动脉粥样硬化所致颈动脉重度狭窄，有颈动脉支架成形手术指征。

【操作过程】

手术选择 8F 导引导管置于右侧颈总动脉近颈动脉狭窄部，拟选用 PT 导丝引导 Spider FX 6mm 保护伞通过狭窄部，但微导丝通过狭窄部后，保护伞释放鞘反复尝试均未能通过狭窄部，选择 MINI TREK 2.5mm × 20mm 球囊预扩颈动脉狭窄部（图 10-2）。

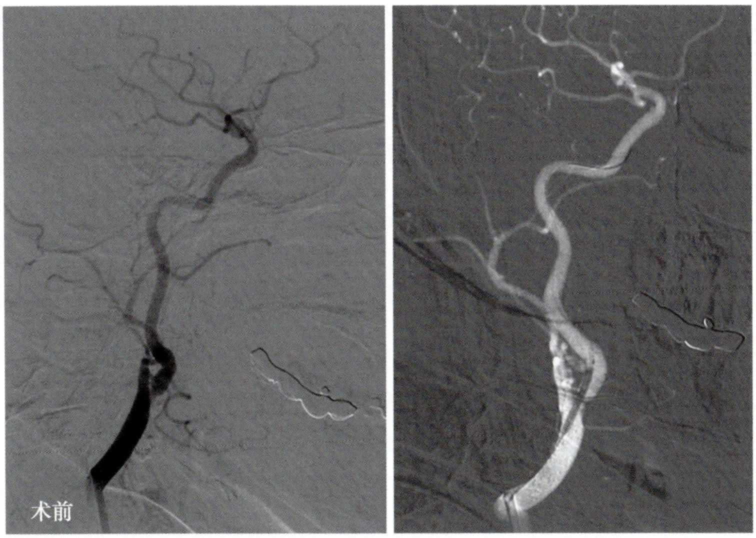

△ 图 10-2 术中小球囊预扩张影像

球囊预扩后顺利释放保护伞，沿保护伞导丝送入 Aviator 4.0mm × 30mm 球囊至颈动脉狭窄部，球囊加压至 12atm，狭窄部扩张充分（图 10-3）。

球囊扩张后，顺利送入支架（Precise 8.0mm × 40mm），释放支架后造影，支架成形后轻中度残余狭窄（图 10-4）。

常规使用保护伞鞘回收保护伞，回收鞘头端卡顿于支架残余狭窄部，反复尝试（调整导引导管，嘱患者配合做转颈、吞咽动作）回收鞘均未能通过狭窄部（视频 10-2）。

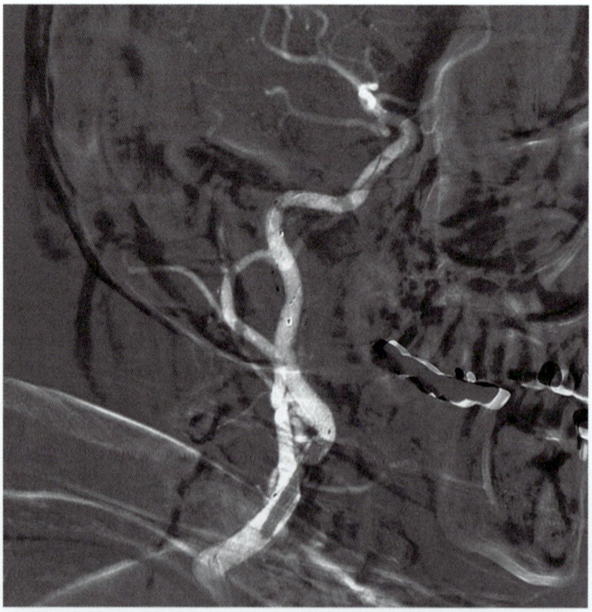

△ 图 10-3　术中常规球囊预扩张影像

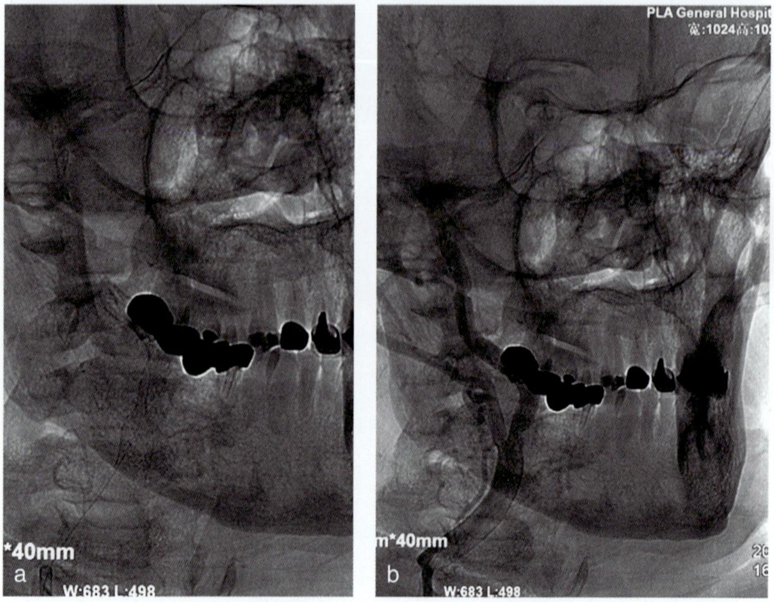

△ 图 10-4　术中支架植入后影像

退出回收鞘，使用微导管（Echelon-10、Rebar-18）、球囊辅助等方式，试图让保护伞导丝与支架分离，然而微导管及球囊仍不能通过狭窄部（图 10-5）（视频 10-3~ 视频 10-6）。

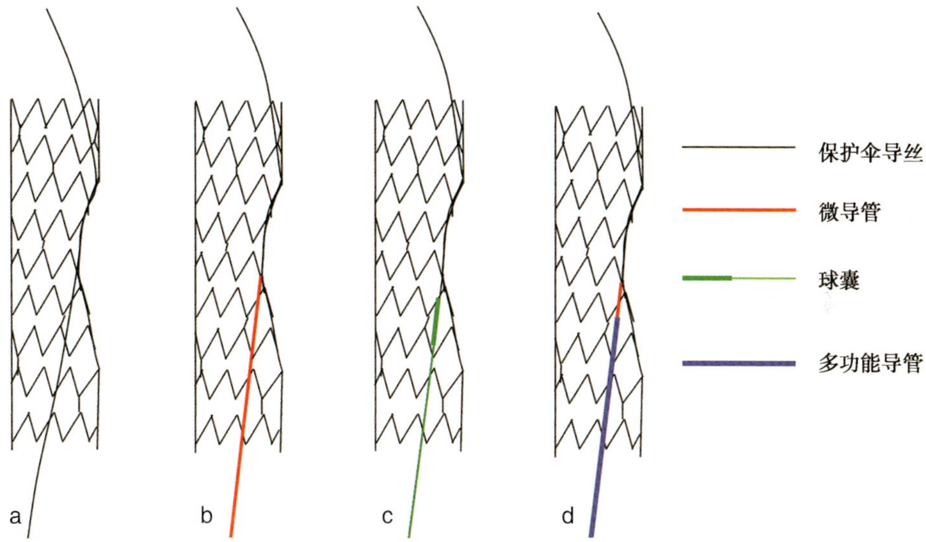

△ 图 10-5　辅助回收保护伞方式示意图

a. 保护伞导丝被支架卡压；b. 沿保护伞导丝送入微导管；c. 沿保护伞导丝送入球囊；d. 保护伞回收鞘内衬 Echelon-10 微导管沿保护伞导丝送入

使用 PT 导丝顺利通过支架，利用双导丝技术减小颈动脉迂曲，沿保护伞导丝再次送入微导管、球囊解除支架对保护伞导丝卡压，但仍不能通过微导丝及球囊。沿 PT 导丝送入 MINI TREK 2.5mm × 15mm 球囊，再次扩张颈动脉狭窄部，支架对保护伞导丝的卡压仍未完全解除（视频 10-7）。

再次使用更大的 Aviator 5.0mm × 30mm 球囊进行支架后扩张，球囊扩张后可见支架残余狭窄解除，再次使用保护伞回收鞘内衬 Echelon-10 微导管顺利通过支架，成功回收保护伞。造影颈动脉支架植入术后残余轻度狭窄（图 10-6，视频 10-8）。

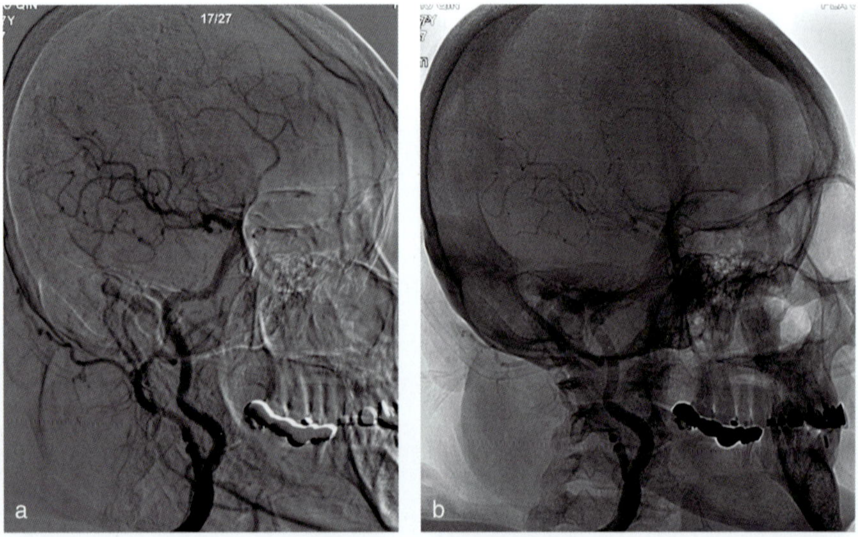

△ 图 10-6　术后即刻 DSA

【术者体会】

该病例术中出现保护伞回收困难，究其原因包括动脉狭窄部钙化、支架残余狭窄较重以及颈动脉狭窄部血管迂曲。血管迂曲成角让保护伞导丝更容易贴壁，支架残余狭窄增加了保护伞导丝卡压的风险。术中工作位的选择未能完全展开颈动脉迂曲段，不能很好显示狭窄，这与患者自身的血管迂曲有关，这种表现是病例中保护伞回收困难的高危因素。同样是由于血管迂曲，术中微导丝引导保护伞通过狭窄部时并不顺利，采用小球囊预扩后才通过保护伞释放鞘，这也增加了收伞困难的风险。

患者头颈部 CTA 图像可见狭窄部严重钙化，术中 4mm 直径的球囊扩张顺利，但扩张后残余狭窄较重，致支架释放后支架残余狭窄较重。我中心的经验是 4mm 或 5mm 直径的球囊对于颈动脉狭窄较为适合，盲目增加球囊直径或无限制增加扩张压力，同样可能增加手术风险，如出现血管损伤、迷走反射（出现长时间心率降低及低血压）等。球囊扩张术后残余狭窄较重，术者预感到可能出现收伞困难时，术中为了降低收伞困难的情况，曾考虑应用 Wallstent 支架。但又考虑患者血管迂曲成角、球扩后弹性回缩也会导致 Wallstent 支架贴壁不良，增加术后急性支架内血栓的风险。

个人经验是，在出现保护伞回收困难时，首先应该保持冷静，通过反复观察影像，分析其原因，针对不同原因选择不同解决方案。可以使用的方法包括：保护伞回收鞘头端塑形；适度调整导引导管的位置和方向；使用双导丝（泥鳅、PT、V18）；利用球囊将导引导管带入支架；沿保护伞导丝送入 MPA 导管（侧孔技术）协助调整保护伞导丝方向；微导管导引保护伞回收导管；支架植入后球囊扩张技术等。个人经验，术中遇到保护伞回收困难的病例，往往需选择两种或多种方式配合才能成功收伞。

【他山之石】

一帆风顺的手术可遇不可求，“意外”才是家常便饭，经验正是如此积累而成，“吃一堑，长一智”，当我们从“经历并发症”变为“处理并发症”时，才是真正的“专家”。术前讨论是非常重要的一个环节，让更多的“意料之外”变成“意料之中”，提前做好准备，起码应有心理准备。CAS 术中收伞困难很容易碰到，绝大多数都有解决之法，不可收场的情况只出现在侥幸心理驱使下的盲目操作，比如收伞困难时的“奋力一拔”。侥幸心理就是在赌“运气”，其实“运气”一直都在，只是在身处顺境的时候我们感知不到，反而把成果全部归功于自己的“巧技”；而身处逆境时再“抱佛脚”，往往是不灵的。当然，能从别人的并发症中积累经验，于人于己都是最好的。

视频 10-1
术前 3D 造影

视频 10-2
保护伞回收导管无法通过支架

视频 10-3
小球囊无法通过支架

视频 10-4
多功能导管无法通过支架

视频 10-5
微导管 + 多功能导管无法通过支架

视频 10-6
微导管 + 保护伞回收导管无法通过支架

视频 10-7
2.5–15mm 球囊后扩张

视频 10-8
5.0–30mm 球囊后扩张

病例 11

明修栈道，暗度陈仓

A1-A2 夹角锐利的处理

【病例特点及术前影像】

患者，男性，54 岁，4 年前因“头晕”检查 MRA 时发现前交通动脉瘤，当时并未处理，随访观察。自今年起，CTA 检查示动脉瘤直径增大。患者既往无特殊病史。查体未见异常。术前 CTA 可见明确前交通动脉瘤样改变（图 11-1）。造影显示前交通动脉瘤，形态不规则，可见子瘤形成，对侧大脑前动脉 A1 可见显影，但较左侧 A1 明显居于弱势（图 11-2）。

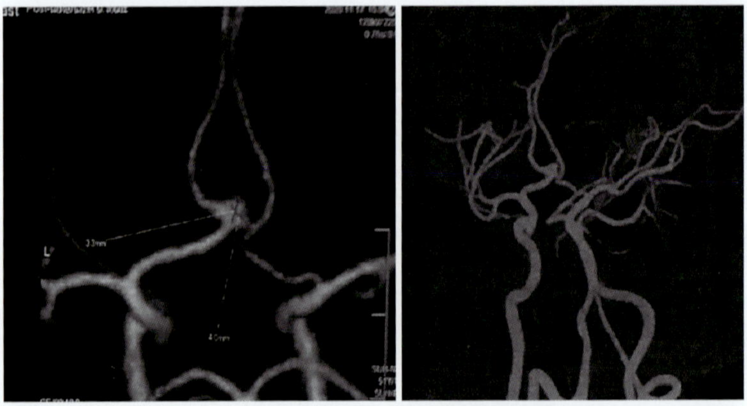

△ 图 11-1　术前 CTA：前交通动脉瘤样改变

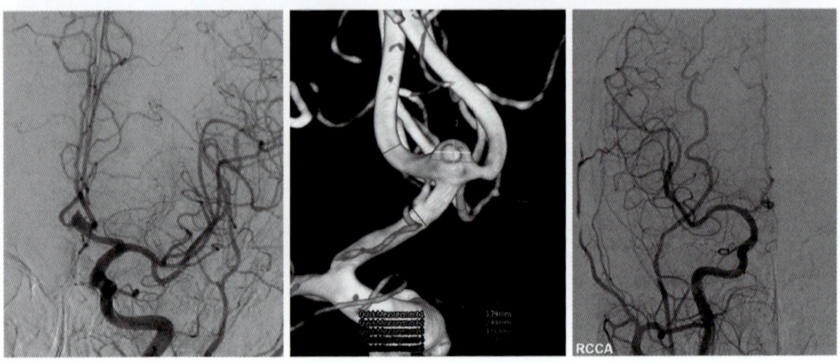

△ 图 11-2　术前 DSA

【诊疗思路及治疗策略】

前交通动脉瘤为颅内最易破裂的动脉瘤，该患者动脉瘤随访 4 年，动脉瘤有增大趋势，造影可见明确子瘤形成，手术指征明确。

造影可见该动脉瘤为宽颈动脉瘤，支架辅助栓塞以保护左侧大脑前动脉 A2 段通畅，但左侧大脑前动脉 A1-A2 段走行夹角偏大，微导丝、微导管如何进入左侧大脑前动脉 A2 段以远可能是术中难题。

患者双侧大脑前动脉 A1 段存在，必要时可牺牲前交通，但该例前交通比较短，手术时应该随时注意右侧大脑前动脉血流，可预置微导管保护右侧大脑前动脉，必要时给予支架植入，保证右侧大脑前动脉通畅。

【操作过程】

（1）双侧股动脉置管，右侧股动脉使用 8F 鞘管，采用 6F 长鞘 + 中间导管置于左侧颈内动脉处理前交通动脉瘤。左侧股动脉使用 6F 鞘管，放置 6F 导引导管于右侧颈内动脉（造影观察右侧大脑前动脉血流并备用）。

（2）术中尝试将 Synchro-14 微导丝塑形回形弯头，以便进入左侧大脑前动脉 A2 段，但多次尝试未获成功，导丝头端可搭至 A2 起始部，但无论怎么旋转微导丝，导丝均无法前行，且多次疝入瘤腔，考虑动脉瘤纵深较小（仅 3~4mm）且有子瘤形成，故瘤内成袢技术无法应用（视频 11-1）。

（3）遂经“右侧大脑前动脉 A1 段—前交通动脉—左侧大脑前动脉 A2 段”途径将另一微导丝置于左侧大脑前动脉 A2 段远端，改变左侧大脑前动脉 A1-A2 角度，在此导丝辅助下将左侧导丝置入 A2 段以远（视频 11-2~视频 11-4）。

（4）经左侧 SL-10 微导管采用交换技术交换为 Prowler-plus 导管，置入 EP（4/23mm）支架备用，然后将 SL-10 微导管置入动脉瘤腔。将右侧微导丝自左侧大脑前动脉 A2 段撤出，将该微导丝携微导管置于右侧大脑前动脉 A2 段备用。

（5）释放 EP 支架，首枚选用 Target 4mm × 6cm 弹簧圈成篮，再依次置入 3mm × 4cm、2.5mm × 4cm、1.5mm × 2cm 弹簧圈，共四枚。造影可见动脉瘤栓塞良好，右侧大脑前动脉通畅（图 11-3）。

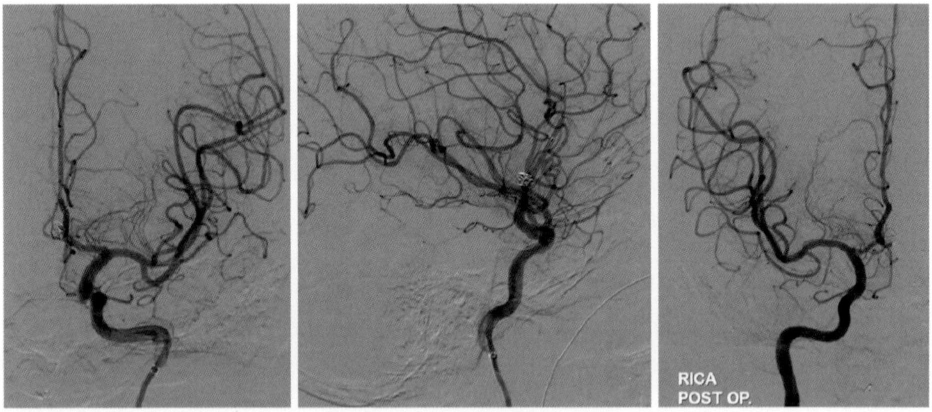

△ 图 11-3 术后即刻 DSA

【术者体会】

前交通动脉瘤是颅内动脉瘤最常见的类型，且是颅内最易破裂的动脉瘤。一旦确诊即应积极处理。前交通动脉复合体结构多变，由此产生了多种栓塞方式，如单纯栓塞、球囊辅助栓塞、单支架辅助、Y 形支架辅助、H 形支架辅助、T 形支架辅助等多种治疗方式，手术时应根据患者不同的血管形态选择最适宜的手术方式。

前交通动脉瘤是颅内所有动脉瘤中解剖变异最为复杂的一种。据文献报道，前交通动脉瘤的形成与以下因素有关：患者年龄、大脑前动脉 A1 段发育不全、大脑前动脉分叉较宽及前交通复合体的血管直径等。瘤体大、年龄小于 65 岁、女性、动脉瘤形体不规则，特别是子瘤形成的动脉瘤更易破裂。

该例患者具有以下特征：首先，动脉瘤瘤体纵深较小，仅有 3~4mm；其次，A1-A2 夹角巨大；最后，该患者双侧大脑前动脉 A1 段存在。就以上特点而言，术者团队在术前评估时就提出如何进入左侧大脑前动脉 A2 段是术中难点，故术中微导丝塑形为“回头弯”，但依然无法进入，此时只能借助右侧大脑前动脉 A1 段做文章。术者团队初衷是将右侧微导管经前交通动脉植入左侧大脑前动脉 A2 段，然后将支架释放，横跨左侧大脑前动脉 A2 段 - 前交通动脉。但术中发现右侧微导丝虽可进入左侧大脑前动脉 A2 段，但微导管无法跟进，遂放弃此想法。尝试将微导丝远行，试图改变左侧 A1-A2 的血管角度，是为“明修栈道”，待角度改变后“暗度陈仓”，将左侧微导丝送入 A2 段。其实将左侧 SL-10 带入 A2 段后，可以植入 Altas 支架，则可省去交换微导管这步操作，但考虑因角度偏大，支架存在无法打开或者受压闭塞等风险，最终决定采用 EP 支架。其实术中交换时，左侧微导管再次自 A2 段疝入瘤腔，当时术者心情如万马奔腾，不知道怎样用文字描述，好在第二次重复这一操作时较为顺利，三个微导管各自到位后，后续的栓塞过程就较为顺利，在此不再赘述。

【他山之石】

前交通动脉的变异有很多种，从而也影响着双侧大脑前动脉 A1 与 A2 的关系，因此将前交通动脉区域统称为“前交通复合体”。DSA 在显示其复杂关系方面有所不足，双侧颈动脉分别照相时会受到对侧血流的影响，因此一定要做 Matas 实验，评估侧支循环的代偿，必要时还要结合 CTA 或 MRA。在前交通复合体动脉瘤的诊断中，一定要观察到前交通动脉的形态，以及双侧大脑前动脉 A1 段和 A2 段的走行。本例的特殊性在于前交通动脉非常之短，动脉瘤栓塞时弹簧圈可能会突入右侧大脑前动脉 A2 段的起始部，因此要提前予以保护。双侧颈动脉入路完整地展示了前交通动脉复合体的形态，使术者得以右侧“修栈道”，左侧“度陈仓”，只是苦了患者双腿都要制动，右侧桡动脉入路应为上策。本病例还展示了极为重要的一点，即通过导丝的支撑力改变血管的走行，变锐角为钝角，正是“没有条件就要创造条件”的体现。

视频 11-1 微导丝无法超选同侧 A2

视频 11-2 微导丝超选同侧 A2

视频 11-3 微导管进入左侧 A2

视频 11-4 微导丝到达左侧 A3 段

病例 12

Wait and Watch

ICAS 术中预扩张后出血的处理

【病例特点及术前影像】

患者，女性，64 岁，右侧半球分水岭梗死。DSA 影像显示右侧大脑中动脉（Middle cerebral artery，MCA）串联重度狭窄伴成角（mori 分型：C）（图 12-1）。

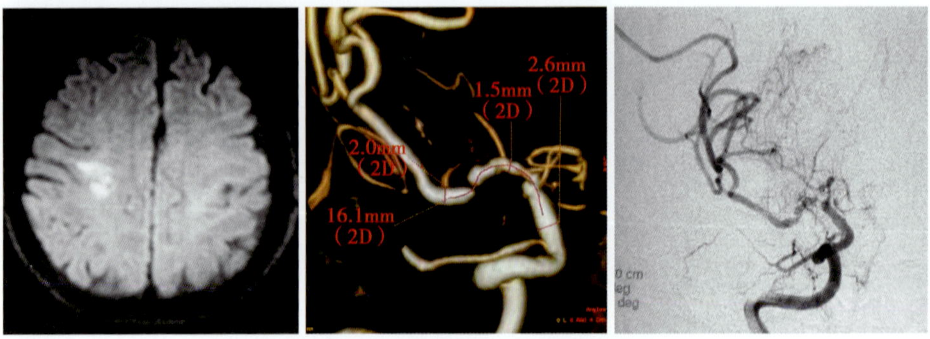

△ 图 12-1　术前 DWI 影像及 DSA

【术中经过】

前期略过，Transend 300 导丝交换 1.5-15mm 的冠脉球囊（Marvric）到位，缓慢扩张（1atm/30s）（图 12-2）。

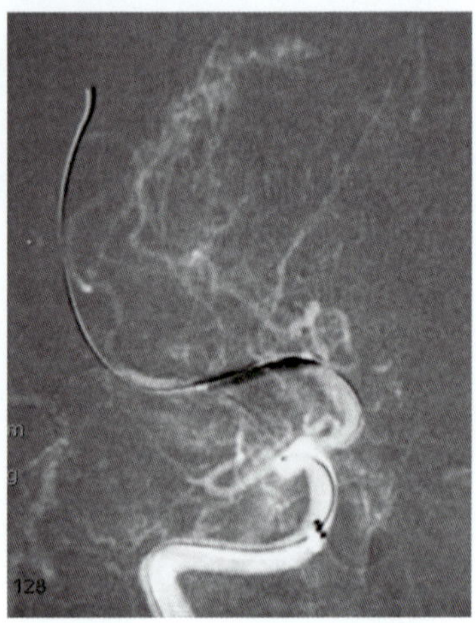

△ 图 12-2　球囊扩张影像

【并发症处理】

球囊泄压后保持球囊原位不动，即刻手推造影剂冒烟观察（Wait and Watch），此时发现造影剂外泄，提示血管破裂出血（视频 12-1）。再次迅速充盈球囊至预扩压力（视频 12-2），同时控制血压及中和肝素。充盈球囊后再次冒烟确认血流阻塞效果（视频 12-3）。维持 5min 后再次冒烟观察，至无造影剂外泄后复查造影确认（视频 12-4，视频 12-5）。确认止血后间隔 5min 再次造影，视血流情况决定是否继续行支架治疗（尽量不放）。

【术后转归】

患者麻醉苏醒后轻微头痛，无神经功能受损体征，复查 CT 提示蛛网膜下腔少量出血（视频 12-6）。

【术者体会】

颅内动脉粥样硬化性狭窄（Intracranial artery stenosis，ICAS）围手术期出血是灾难性的，但是相比于术后高灌注引起的出血，术中出血的预后还是乐观得多，毕竟还有一些方法可用于止血。术中出血大多为蛛网膜下腔出血，可能的原因有导丝穿出、穿支撕裂和夹层破裂。出血的时机各不相同，导丝穿出如能及时发现，可通过弹簧圈或者液体胶封堵；而穿支撕裂和夹层破裂往往发生在球囊扩张后。有经验的术者在预扩张后不会直接把球囊撤出体外，而是会下撤至狭窄近端的宽阔地带，然后冒烟或复查造影观察预扩张的效果。如果等到复查造影时才发现出血，可能已经过去了几十秒，而出血的处理需要争分夺秒，这样的延迟显然是不可接受的。如果球囊已经撤出体外，再重新送回去止血，患者恐怕已有生命危险了。

术者的做法是在球囊泄压后保持位置不变，轻推造影剂，观察造影剂有否溢出血管外或是滞留于某处，如确认出血，第一时间再次充盈球囊阻断血流，为后续的处理争取宝贵的时间。要点如下：①成角病变、严重狭窄、球囊过长、血管位移严重都是出血的高危因素，扩张前应有预判，提前做好心理准备；②推注造影剂时应缓慢而持续，路图和空路图下更易于观察造影剂外溢情况；③溢出的造影剂可能滞留于蛛网膜下腔，也可能很快回流排空；④球囊再次充盈至预扩张压力即可，充盈后须再次冒烟确认血流中断且不再出血；⑤中和肝素等待 5min 后泄压再次冒烟观察，如仍有出血，重复上述操作直至出血停止；⑥出血停止后如前向血流良好，应及时中止手术；⑦术后即刻复查 CT 评估出血，并为下一步治疗方案的确定提供参考。

【他山之石】

伟人曾经说过："一个人做点好事并不难，难的是一辈子做好事，不做坏事。"确实，做一件好事并不难，难的是养成一种做好事的习惯。且看术者在这例ICAS病变预扩张后出血处理的一系列操作：对于成角病变，严重狭窄，预判出血风险较高的病例，球囊扩张完原地保持不动，冒烟发现造影剂外漏立刻充盈球囊，原地即刻止血。这就是我们常规操作的好习惯：即使选用了1.5mm小球囊预扩张，也会在球囊去充盈之后撤出体内之前轻推造影剂确定有无出血。而这例患者的化险为夷，也正说明了术者习惯养成的重要性；尽管支架没有放成，依然要给术者点个赞。小时候老师常对我们说，良好的习惯一旦养成，终身受益。长大后当了大夫的我们，形成良好的医疗素养，受益的不仅是我们自己，更重要的还有我们的患者。

视频12-1
造影剂外溢

视频12-2
充盈球囊阻断血流

视频12-3
推造影剂确认血流阻断情况

视频12-4
正位造影提示出血停止

视频12-5
侧位造影提示出血停止

视频12-6
术后头颅CT扫描

病例 13

尸位素餐，将计就计

弹簧圈辅助弹簧圈栓塞

【病例特点及术前影像】

患者，女性，84 岁，SAH，HH：1 级。术前 DSA 显示：左侧颈内动脉交通段狭窄合并动脉瘤，双侧胚胎型大脑后动脉（图 13-1）。

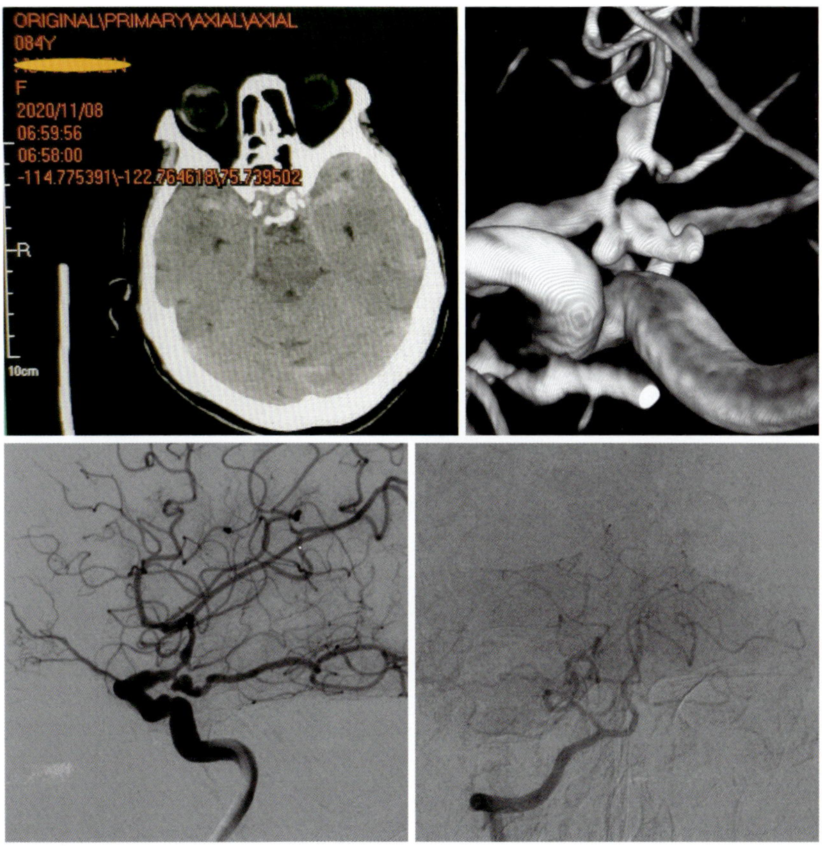

△ 图 13-1　术前 CT 及 DSA

【诊疗思路及治疗策略】

1. 患者高龄女性，破裂动脉瘤急性期，栓塞目标为预防短期再出血。处理原则为能简则简，见好就收。

2. 胚胎型大脑后动脉需要保留，在颈内动脉植入支架无用，瘤颈窄，并行导管困难，可行导丝保护，辅助栓塞。

【操作过程】

全麻，肝素化。栓塞导管选择 Echelon-10，顺利置入瘤腔，选择 Target 3mm×6cm 3D 弹簧圈成篮，因弹簧圈遮挡后交通动脉，使用 SL-10 双导管，由于瘤颈狭小，只将微导丝搭在后交通动脉起始处，无法进一步跟进导丝及微导管［图 13-2（a）］；在微导丝辅助下，勉强成篮［图 13-2（b）］；继续选用 Axium 2mm×2cm 直圈填塞，踢管明显，弹簧圈反复进入后交通动脉，暂不予理会，使弹簧圈占据后交通动脉开口，选用 SL-10 导管进入瘤腔，再次填塞 Target 2mm×2cm 弹簧圈［图 13-2（c）］；之后撤出 Axium 2mm×2cm，结束手术，RR 分级：3A 级［图 13-2（d）］。

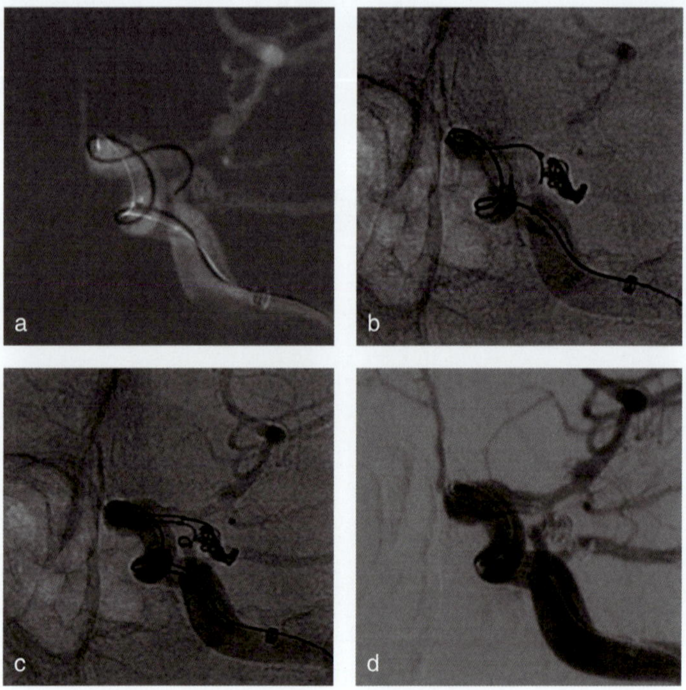

△ 图 13-2　术中操作过程

【知识回顾与术者体会】

这个病例的难点在于大脑后动脉必须保留。胚胎型大脑后动脉在栓塞过程中急性闭塞，很可能引起丘脑、中脑、基底节区梗死，患者出现瘫痪表现的概率还是比较高的。很多人都和本人一样经历过栓塞大脑后动脉后患者出现并发症的情况，肺腑之言，亲历者数。保护的方式可以是开环支架的“边支技术”，也可以是编织支架的“灯笼技术”，但这两项技术均应用于宽颈动脉瘤，并不适用本例。在大脑后动脉内置入支架，也是目前较为多见的技术，该项技术难度相对较大，需要较好的血管入路，在本病例手术中实施非常困难。微导管及导丝保护下辅助栓塞，是术者在处理破裂动脉瘤时最喜爱的方法，既可以避免使用支架，也给裸栓留下后手。

本病例由于瘤颈很窄，且入路迂曲，使并行导管难以调整，也难以通过调整微导管位置来控制弹簧圈分布，弹簧圈虽不易疝入颈内动脉，但反复进入大脑后动脉，尤其是填塞瘤体的时候。当发现弹簧圈很容易进入大脑后动脉时，术者突发奇想，索性利用弹簧圈阻挡后动脉，同时使用另外一根导管栓塞，有点类似慢闭开通遇到夹层时的“双导丝技术”。先用一个弹簧圈（红色）占据想要保护的区域，其他弹簧圈便会另觅空间，最后再把“尸位素餐”的弹簧圈撤出（图 13-3）。建议使用短小的直圈，回收后还能再次使用，物尽其用，避免浪费。此方法需因地制宜，随机应变，不便常规使用。

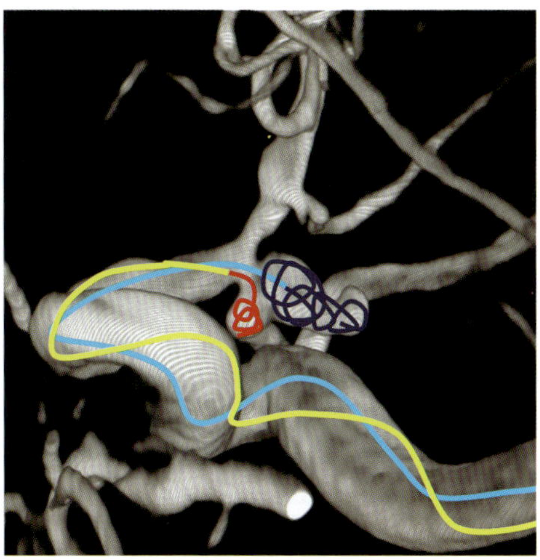

△ 图 13-3　手术方案示意图

【他山之石】

20 年前，在支架和球囊尚未问世的时代，利用双导管栓塞动脉瘤是当时神经外科医生常用的方法。在栓塞过程中，这两个导管的作用常发生变化，比如，预计只栓塞子瘤的微导管变成了绝大部分弹簧圈的输送者，而原先准备要在母瘤里“大显身手”的微导管，由于位置不好，早早变成摆设“尸位素餐”。此例患者受自身血管条件所限，没有使用支架或者球囊辅助的机会，迫使术者大开脑洞，使用了当年前辈们的双导管“移形换位大法”，两个微导管在栓塞过程的上下半场角色互换，最终完成胚胎型大脑后动脉完美保留，动脉瘤得到有效止血，手术当中的惊险刺激更胜当下。

病例 14

马克！再见！

长鞘头端 mark 术中脱落 1 例

【病例特点及术前影像】

患者，男性，62 岁，左侧半球陈旧性脑梗死（图 14-1），mRS：1 分。术前 DSA 影像示左侧颈内动脉 C2 段重度狭窄，右侧锁骨下动脉狭窄伴盗血（图 14-2）。

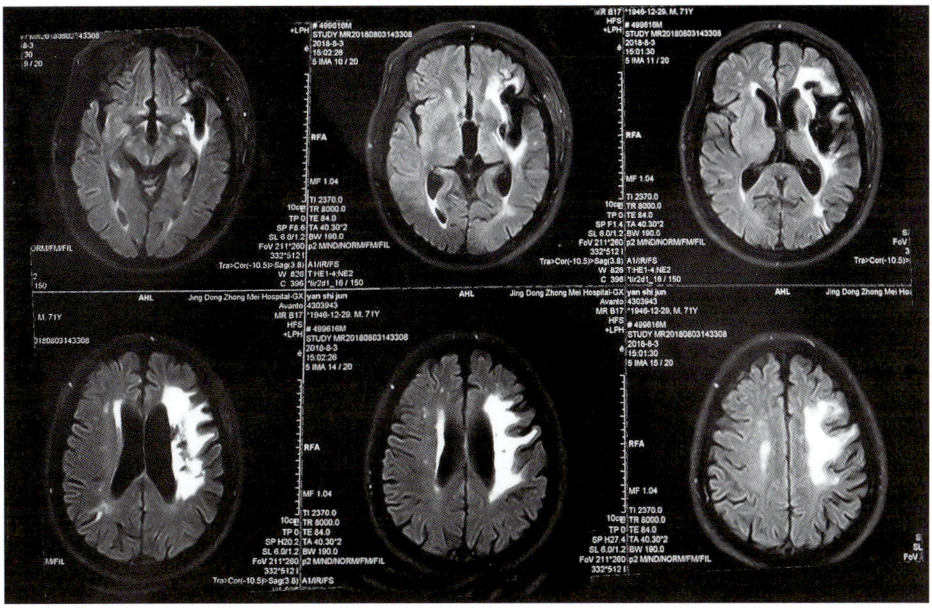

△ 图 14-1　术前 MR

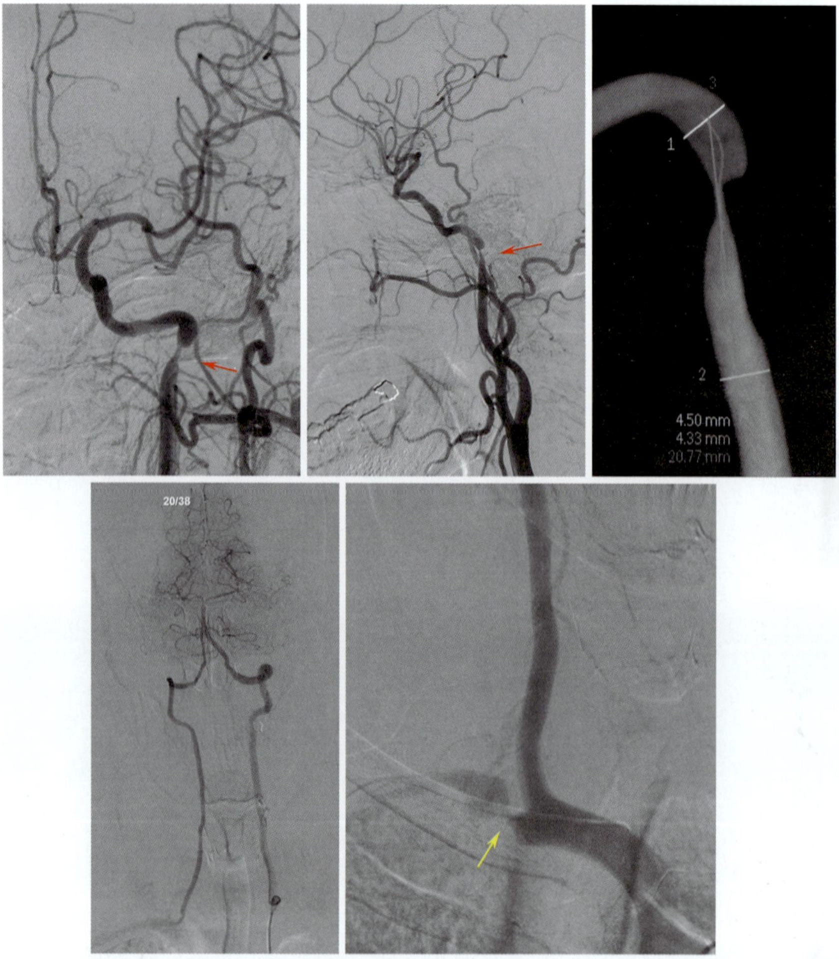

△ 图 14-2　术前 DSA

【操作过程】

局麻，肝素化，将 6F 长鞘置于左侧颈总动脉末端，以 PT 导丝携带球扩支架，定位后释放，术后即刻影像显示满意（图 14-3）。

将长鞘下撤至右侧无名动脉，在泥鳅导丝引导下将 4F MPA 导管越过右侧锁骨下动脉狭窄，交换 V18 导丝，行术前造影（此时长鞘头端 mark 点已经脱落，但术者尚未察觉）［图 14-4（a）］，以 4-20 球囊预扩狭窄［图 14-4（b）］，选用 LD8-17 支架，推送过程中见 mark 点向前移动［图 14-4（c）］，扩张球囊将 mark 点固定在支架外侧［图 14-4（d）］，术后影像见 mark 点形态改变，位置固定，未影响血流［图 14-4（e）（f）］。

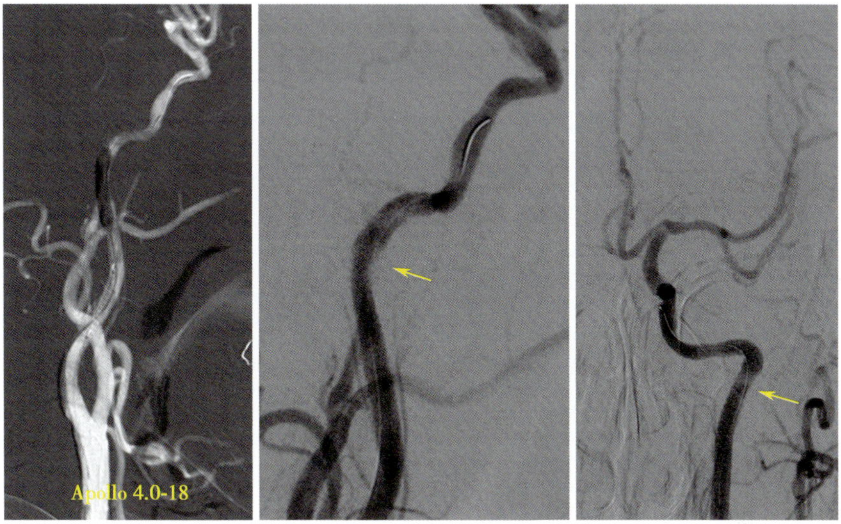

△ 图 14-3　左侧颈内动脉狭窄手术过程

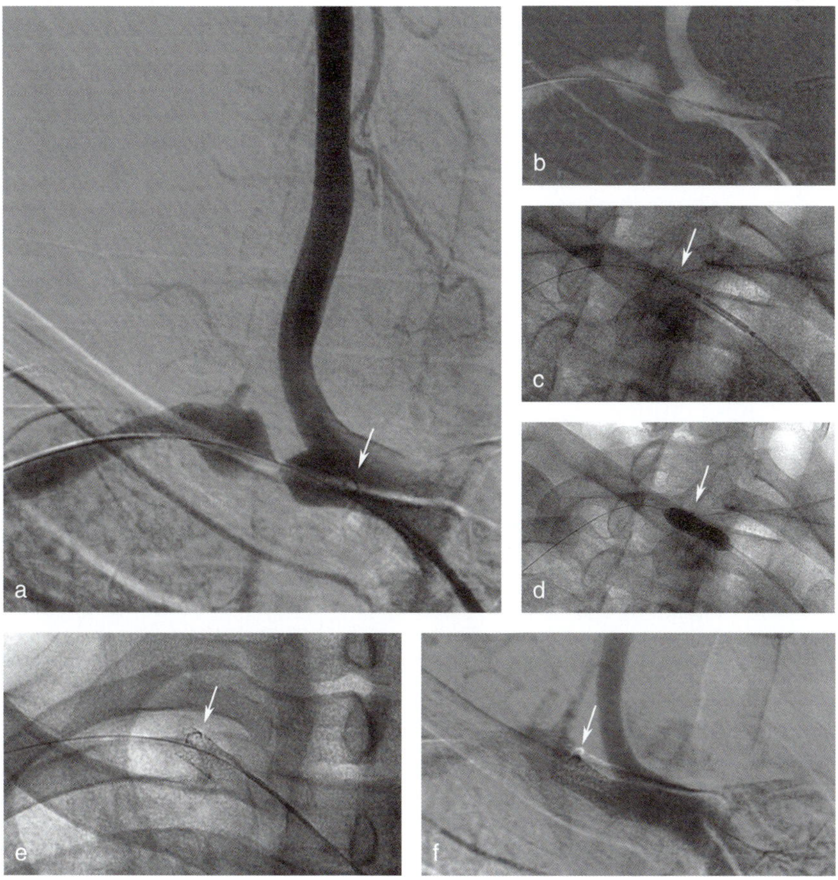

△ 图 14-4　右侧锁骨下动脉狭窄手术过程

【术者体会】

mark点绝对是术中的“焦点”，吸引了术者的大部分注意力，因此本例术中，在mark点脱落的早期，并没有被引起注意。术者在推送支架的过程中发现mark点也向前移动，还以为是长鞘出了问题，导致支架不能送出长鞘。当意识到是mark点已经与长鞘分离后，术者发现mark点脱落后仍保持“环形”的状态，受导丝的影响并未脱落至右侧颈动脉，在受到支架的推挤时能够停留在狭窄处，让我们有机会在不改变术式的前提下安全地解决这一问题。

这是一个十分少见的并发症，属于器械本身的质量问题。但有时候，一些操作相关的并发症也会出现类似情况，比如弹簧圈逃逸，导丝或导管断折。在出现类似情况时，如能安全取出，无疑是上上之选；如若不能，使用支架将其固定在管壁之上也是较为合理的选择；少数情况下，也可以考虑把异物引导至相对“无用的地方”，如颈外动脉、锁骨下动脉远端等，虽属无奈之举，也算解决之道。

在介入医疗器械快速发展的时代，通路产品显得尤为活跃。俗话说：“林子大了什么鸟都有。”在使用不熟悉的产品时，应有应对意外情况的心理准备。

【他山之石】

这个病例脱落的是长鞘的mark点，之前我经历过一个病例，脱落的是微导管的mark点。这两年在介入领域涉及耗材本身的案例越来越多，除了手术本身的技术因素以外，产品的质量也是大家着重谈论的话题，“品控”这一专业词汇进入了大家的视线。所谓“品控”，即品质控制，它涵盖了从原料把控、生产加工、产品制成、成品检测到成品入库以及售后质量的跟踪解决等全过程，包括完整的质量控制和管理链。尽管耗材质量与医疗的工作息息相关，但质量的把控却是医师无法掌控的。黑夜给了我一双黑色的眼睛，我却用它来寻找光明……

病例 15

舍近求远，曲径通幽

跨前交通动脉路径栓塞动脉瘤

【病例特点及术前影像】

患者，男性，42 岁，SAH，HH：1 级，CT 提示右侧侧裂内蛛网膜下腔出血。DSA 可见右侧大脑中动脉分叉部破裂动脉瘤及右侧颈内动脉末端未破裂分叶动脉瘤（图 15-1）。

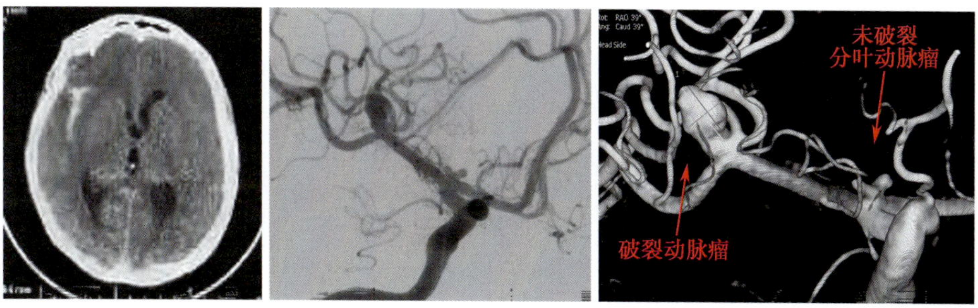

△ 图 15-1 术前 CT 及 DSA

【诊疗思路及治疗策略】

1. 在破裂动脉瘤急性期，“能不放就不放支架”是治疗的基本原则。本例的分叉部破裂动脉瘤虽然是宽颈，但纵深较长，弹簧圈可以相对均匀地分布及稳定地成篮，在瘤颈处旷置以保护分支动脉，等待二次处理。单微导管栓塞即可。

2. 未破裂的动脉瘤体积较小，呈分叶状，破裂风险较高，不使用支架难以栓塞，考虑 2 周后治疗。

【操作过程】

全麻肝素化，在邻近分支内预置 Rebar-18 导管备用，其内保留微导丝标记其路径，方便观察弹簧圈有无影响该分支；Echelon-10 导管送入瘤腔行大部栓塞，RR 分级：2 级（图 15-2）。

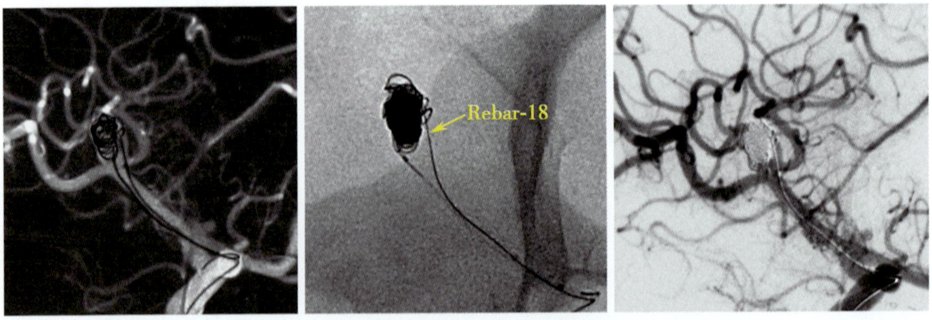

△ 图 15-2　右侧大脑中动脉分叉部动脉瘤栓塞过程

栓塞后行 Matas 试验确认前交通动脉开放良好且管径尚可，为二期手术做好准备（图 15-3）。

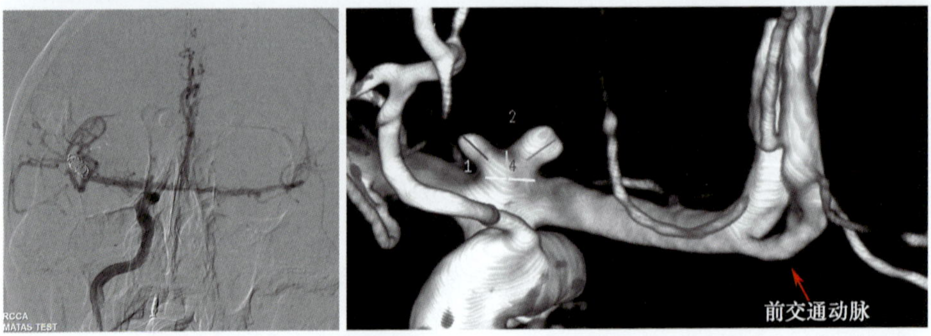

△ 图 15-3　Matas 试验

2 周后开始口服双抗，达标后行二次手术。双侧股动脉穿刺，分别于双侧颈内动脉内置入 6F 导引导管，先在右侧大脑中动脉下干置入 LEO baby 2.5-25mm 支架覆盖瘤颈，适度推挤保护邻近分支［图 15-4（a）］；待左侧 SL-10 微导管到达左侧 A1 段后，双侧颈内动脉推注造影剂形成路图［图 15-4（b）］；经右侧 Echelon 微导管填塞弹簧圈，左侧 SL-10 穿过前交通动脉，（anterior communicating artery，AcoA）释放 LEO baby 2.5-18mm 支架，自右侧 M1 放至右侧 A1［图 15-4（c）］。术后即刻造影，RR 分级：3A 级［图 15-4（d）~（f）］。

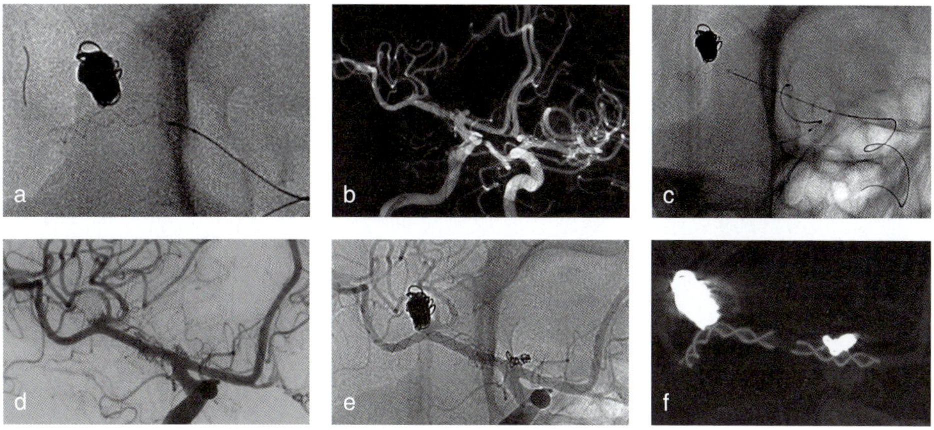

△ 图 15-4　二次手术操作过程

【随访】

术后继续双抗治疗，6 个月后复查 DSA 提示两个动脉瘤愈合良好，但由于支架的影响，右侧 A1 段的血流受阻，右侧 A2 段由左侧半球经 AcoA 供血（图 15-5）。

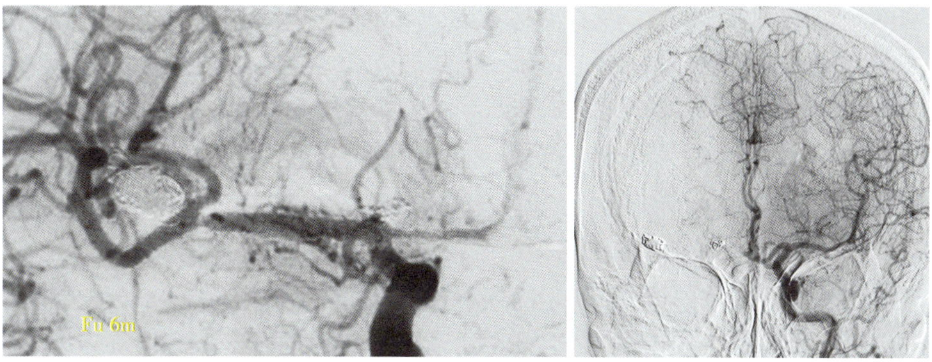

△ 图 15-5　术后 6 个月复查 DSA

【知识回顾与术者体会】

这个病例有两个要点。第一点是 SAH 急性期多个动脉瘤的处理原则：在能确定责任动脉瘤的情况下，优先处理破裂病变，原则上尽量避免使用支架辅助；未破裂的动脉瘤可择期治疗；如果无法确定哪一个动脉瘤破裂，则需要对怀疑的动脉瘤同时处理。

第二点是跨循环建立通路的问题，这里说的跨循环其实是通路需要经过前交通动脉或是后交通动脉（posterior communicating artery，PcoA）的情况。由于 AcoA 和 PcoA 的管径通常较为细小，在大多数情况下，我们不愿意对其进行干扰，只有在特殊的情况下不得已而为之。但在一些特殊的情况下，跨交通动脉进行操作或是采用其他一些反其道而行的方式，反而会优于常规的方法。比如栓塞 A1 起始部的动脉瘤［图 15-6（a）］，将支架放在 PcoA 中或延续至 ICA［图 15-6（b）］，将支架自一侧 P1 放至对侧 P1［图 15-6（c）］，将支架放至小脑后下动脉（PICA）或延续至椎动脉（vertebral artery，VA）［图 15-6（d）］。

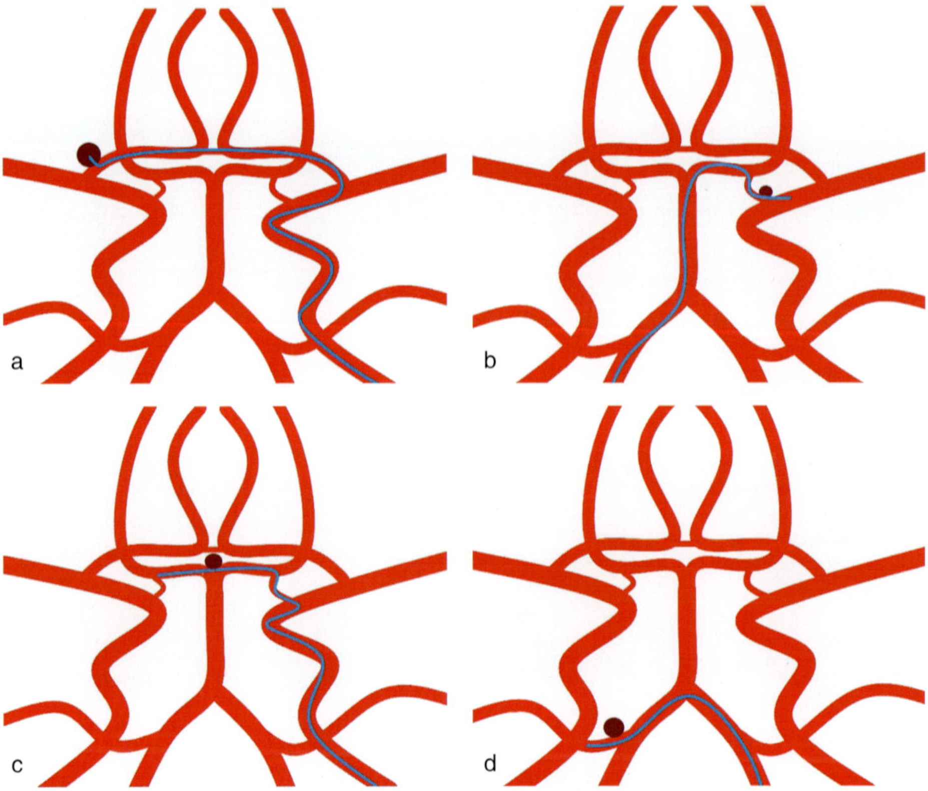

△ 图 15-6　非常规通路示意图

在 Low profile 支架时代到来后，可植入支架的血管变得更细更远，释放支架的导管也更细小，这使得跨交通动脉建立通路成为可能，而我们在设计动脉瘤术式时，也有了更多的选择。

【他山之石】

小管径支架时代的到来，使我们有了更多的想象空间，“跨界”操作变得越来越容易，而水平放置支架（horizontal）就是由此而生的一种新型支架放置方式，其优势在于两层支架阻挡血流冲击，有利于动脉瘤愈合；缺点在于改变了自然血流方向，有血栓或者血管闭塞的风险。此例采用 LEO baby 支架经 M1-A1 横跨颈内动脉末端，思路新颖，短期复查也获得了良好预后。但现在重新看这个病例，感觉当年胆子还是大了些，A1 的废用性萎缩也在提示着我们些什么。延长随访时间可能会给我们提供更多关于手术方案的思考。

病例 16

只拔萝卜别带泥

SAH 栓塞术后迟发性血栓一例

【病例特点及术前影像】

患者，女性，62 岁，SAH 12h，HH：2 分；DSA 可见右侧颈内动脉系统多发动脉瘤，位于大脑中动脉分叉部、颈内动脉交通段和床突段（图 16-1）。

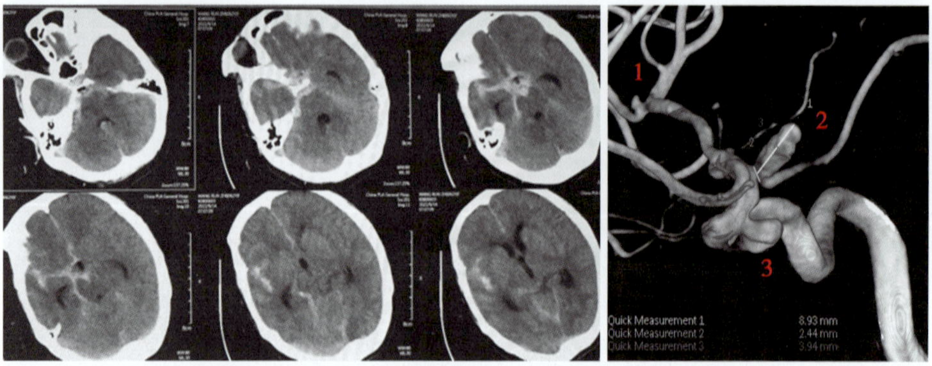

△ 图 16-1 术前 CT 及 DSA

【诊疗思路及治疗策略】

1. 结合 CT 出血部位，比较“二”的 2 号动脉瘤为责任动脉瘤；胚胎型大脑后动脉应予以保留，可考虑双导管控制瘤颈处弹簧圈，单纯栓塞预防短期内再出血。

2. 1 号动脉瘤为微小动脉瘤，单纯栓塞困难，急性期不予以处理，随访观察；3 号动脉瘤容易处理，为“傻瓜动脉瘤”，可尝试同时处理，为避免使用抗血小板药物，可以单纯栓塞。

【操作过程】

全麻肝素化，双微导管置入瘤腔：Echelon-10“编筐”、SL-10“填空”，完成大部栓塞。synchro-14 导丝送入微导管，辅助拔管；Echelon 微导管已退至瘤颈，轻松拔出；SL-10 位置较深，拔出时带出少许弹簧圈，观察片刻后，脱出部分的弹簧圈已附壁，弹簧圈整体稳定，未继续处理（图 16-2）。

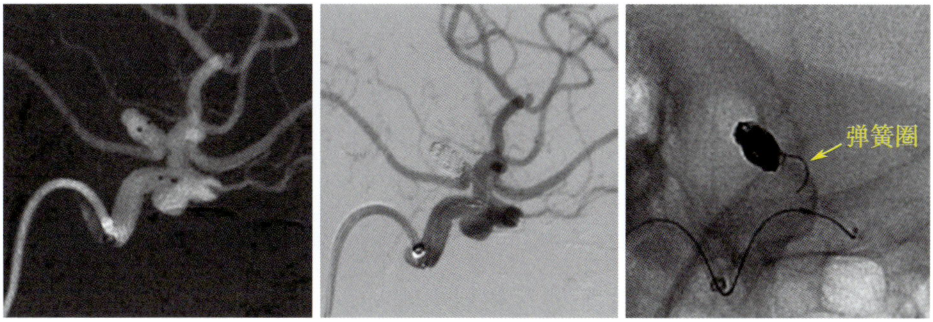

△ 图 16-2　2 号动脉瘤栓塞过程

重新塑形 Echelon 微导管，进入 3 号动脉瘤，顺利完成大部分填塞后结束手术（图 16-3）。

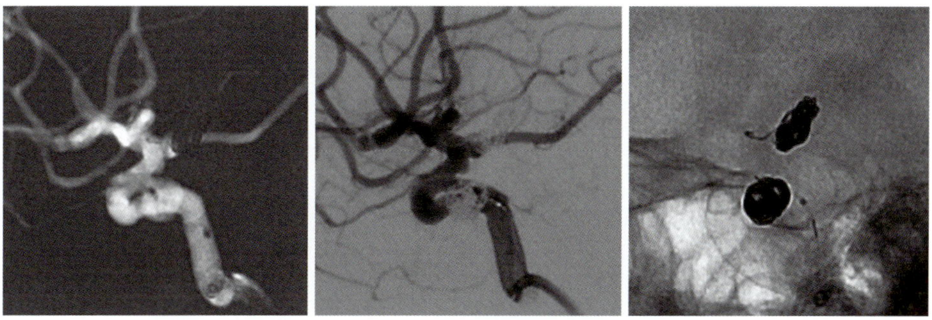

△ 图 16-3　3 号动脉瘤栓塞过程

【术后及转归】

术后造影及 CT 未见明显异常（图 16-4）。

术后第 9 天，患者突发言语不利及左侧肢体无力，NIHSS：5 分，复查 MR 提示右侧半球梗死，MRA 未见大血管闭塞，较术后即刻造影无明显变化（图 16-5）。

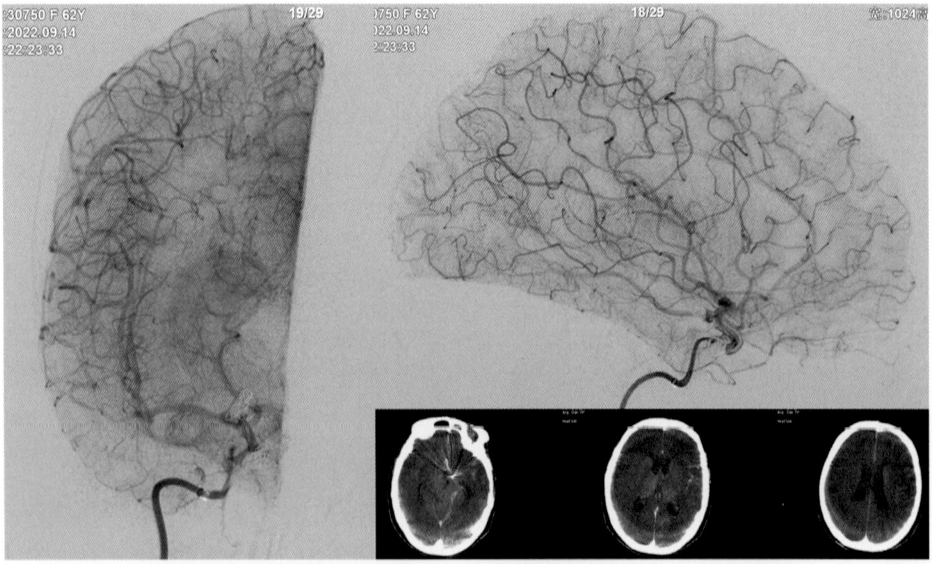

△ 图 16-4　术后即刻 DSA 及 CT 平扫

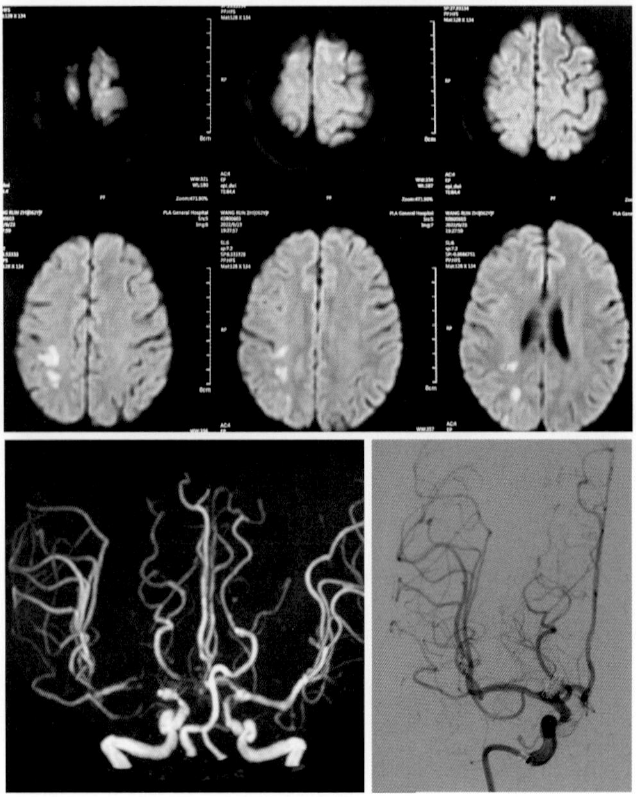

△ 图 16-5　MR 影像与术后即刻 DSA 对比

【知识回顾与术者体会】

术后迟发性血栓（delayed cerebral ischemia，DCI）指发生在术后 3d 以上（文献提示最常发生在术后 4~9d，发生率约 10.9%）的血栓，临床上有新发神经功能损害症状，或原有的症状加重；可能没有影像学病灶。DCI 最常见的原因是脑血管痉挛，常见于 Fisher 分级 3~4 级，术后感染以及开颅手术夹闭。

弹簧圈脱出载瘤动脉一般诱发急性血栓形成，在术中即可发现。本例的血栓事件与脱出的弹簧圈可能关系不大，但也应尽量避免。使用球囊或支架辅助栓塞时，拔出微导管是相对安全的；而在裸栓时，很多人都有过拔管带出弹簧圈的经历。“晚节不保”的原因如下：①微导管头端塑形的曲度很大，形成钩状，“钩”出瘤颈附近的弹簧圈，甚至有可能“钩”出成团的弹簧圈，危险系数较高；②最后一枚弹簧圈推送时的张力较大，解脱后部分弹簧圈回缩入微导管内［图 16-6（a）（b）］，拔管时一并带出，一般只带出最后一枚弹簧圈，如能及时发现，多能用微导丝还纳；解脱不完全造成的“藕断丝连”也属于这类情况；③拔管前微导管位置较深，手术时间较长，瘤腔内血栓使微导管头端与弹簧圈黏附，较为少见，持续灌注可有效避免；④“咸猪手”——多余的操作动作导致手术失败，懂得都懂，不必多说。

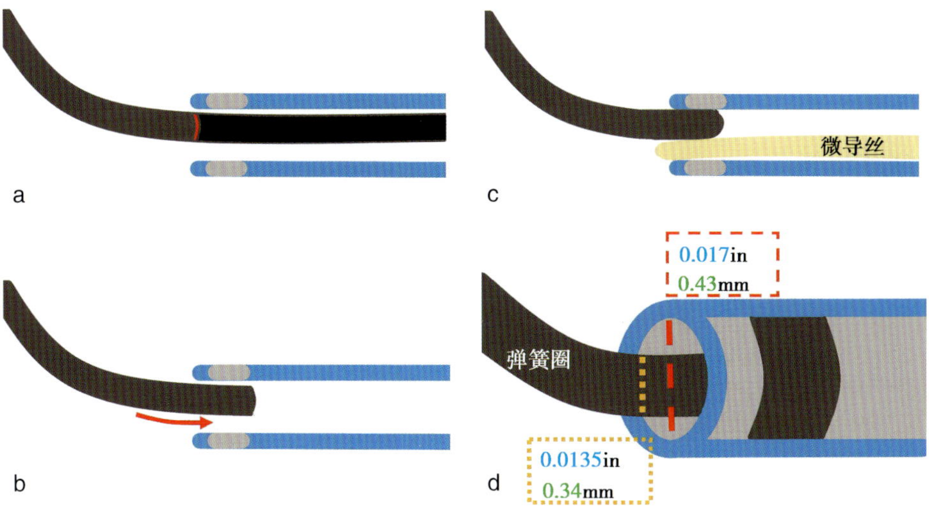

△ 图 16-6　弹簧圈脱出原因示意图

使用微导丝辅助拔管是较为常用的方法，使用微导丝轻轻探出微导管头端 2~3mm，清除微导管内的残余弹簧圈，再以“导丝交换”的方式轻轻退出微导管，待微导管与弹簧圈团完全分离后再撤出导丝；要避免导丝头端过度深入。当微导管头端 mark 点已被弹簧圈团遮挡，无法判断头端的情况时，可有效利用第二 mark 点作参照，将体外导丝标记出 3cm 的长度（箭头示），使导丝不至于伸出过长（图 16-7）。

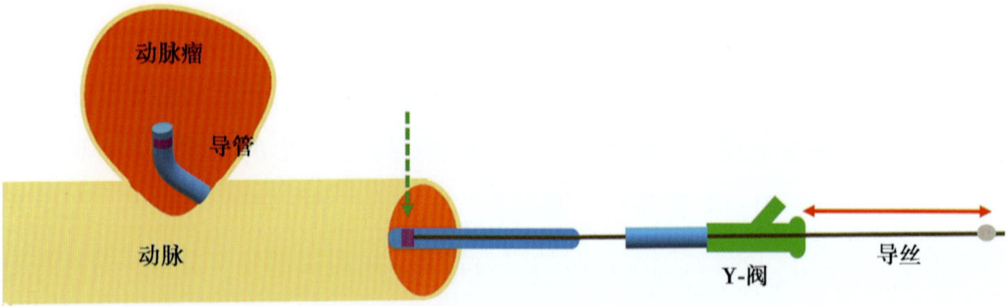

△ 图 16-7　第二 mark 点标记示意图

本例遇到了较为极端的情况——导丝与弹簧圈尾端共同挤在 SL-10 微导管头端部分［图 16-6（c）］。操作时可以感受到导丝前进的阻力很大（与 Synchro 导丝反复使用后亲水层破坏时的感觉不同），后撤时导致弹簧圈脱出，此时三者仍纠缠在一起，后经前推微导管、后撤导丝才将其分离。从尺寸上看原本不应出现这种情况［图 16-6（d）］，究其原因可能与微导管头端的蒸汽塑形导致头端变形有关。

【他山之石】

说到“晚节不保”，每个术者可能都有类似经历，眼看大功告成，最后一个看似不起眼的操作导致重大失误，甚至满盘皆输。正所谓“行百里者半九十”，手术要求我们必须全程兢兢业业，如果我们每个细节都照顾到了，还是出现了问题，也就问心无愧了。比如此例，术者采用了标准的微导丝辅助微导管撤出方法，但还是发生了一段弹簧圈丝的脱出，也只能叹“造化弄人”了。而术后第 9 天的血栓事件，谁又敢保证绝对不是脱出的弹簧丝惹的祸呢?

病例 17

内置“创可贴”

覆膜支架 Willis 治疗 CCF

病例 1

【病例特点及术前影像】

病例特点：患者男性，28 岁，搏动性耳鸣，MRA 检查时发现颈内动脉海绵窦瘘（carotid-cavernous fistula，CCF）（图 17-1）。术前 DSA 显示左侧颈内动脉海绵窦瘘，眼上静脉扩张不显著［图 17-2（a）］，压颈试验可见前后交通动脉开放［图 17-2（b）］，结合脑膜副动脉与颅内的吻合部位（红色箭头示）及 Vaso CT 重建，提示瘘口单一，位于垂直段（黄色箭头示）［图 17-2（c）］。

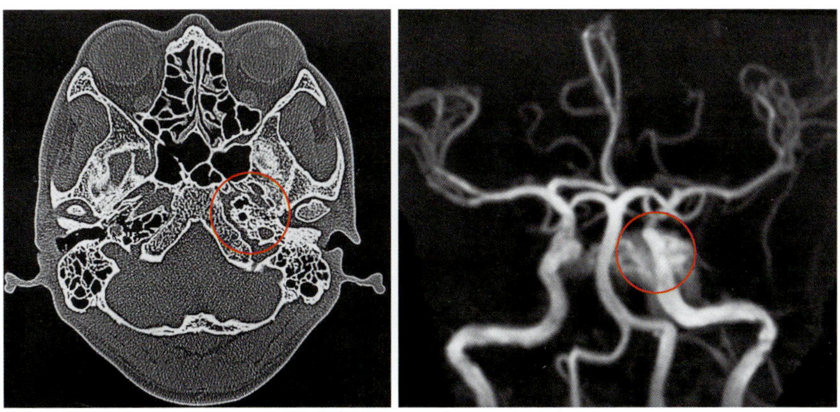

△ 图 17-1　术前 CT 平扫及 MRA

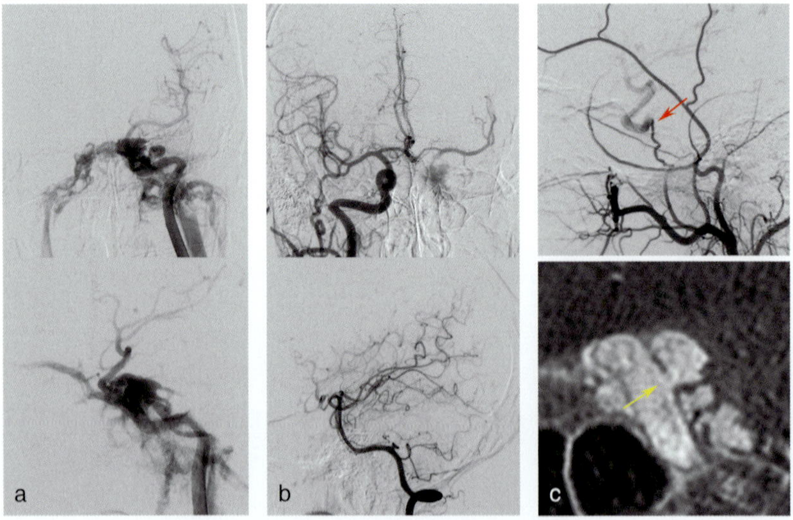

△ 图 17-2　术前 DSA 及 Vaso CT

【诊疗经过】

手术过程：全麻肝素化，在正侧位路图指引下，找到瘘口远端动脉，并交换 0.014 的 3m 导丝备用［图 17-3（a）（b）］；再将 Echelon-10 微导管通过瘘口置于海绵窦内，选择两枚 6-20 弹簧圈填塞海绵窦减慢血流，效果不明显［图 17-3（c）（d）］。解脱弹簧圈，撤出微导管，送入 Willis 支架，准确定位后缓慢（1atm/30s）扩张球囊，释放支架［图 17-3（e）］。

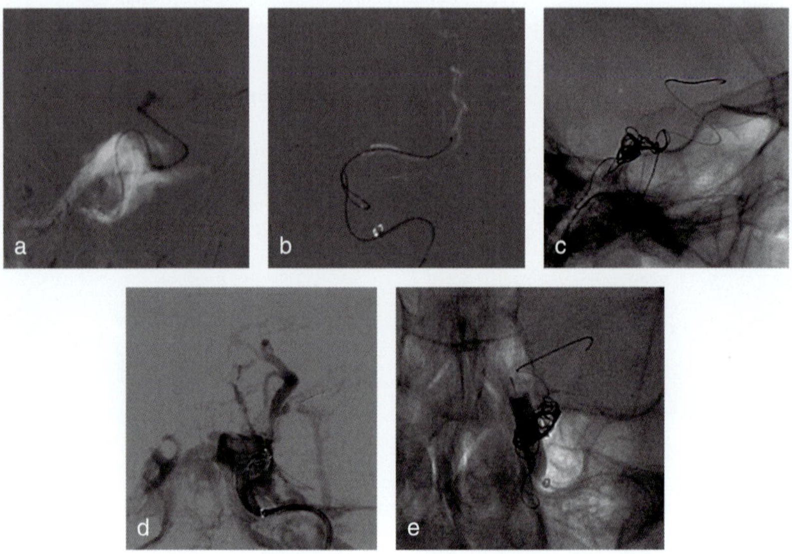

△ 图 17-3　手术操作过程

术后影像：术后 DSA 显示瘘口消失，Vaso CT 显示支架完全覆盖瘘口（图 17-4）。

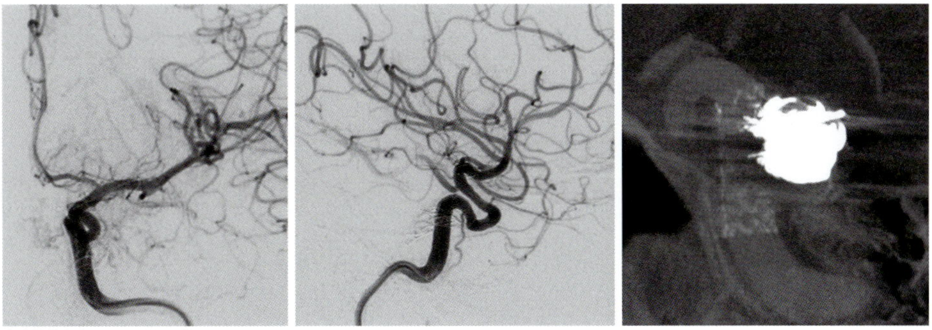

△ 图 17-4 术后即刻 DSA

病例 2

【病例特点及术前影像】

病例特点：患者男性，22 岁，外卖骑手，不幸遭遇严重车祸，颌面部多处骨折，颌面部手术恢复期发现左侧球结膜充血（图 17-5）。

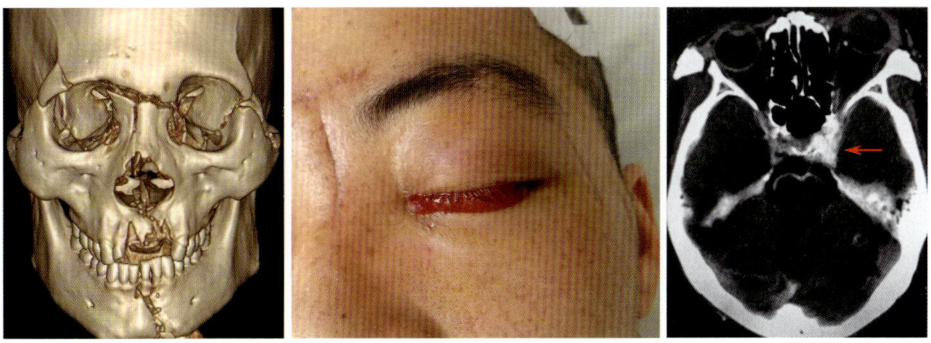

△ 图 17-5 术前 CT 及球结膜水肿图像

术前 DSA：左侧颈内动脉海绵窦瘘，结合压颈试验提示瘘口位于水平段（箭头示）（图 17-6），术前 CTA 提示可能存在多个瘘口（视频 17-1）。

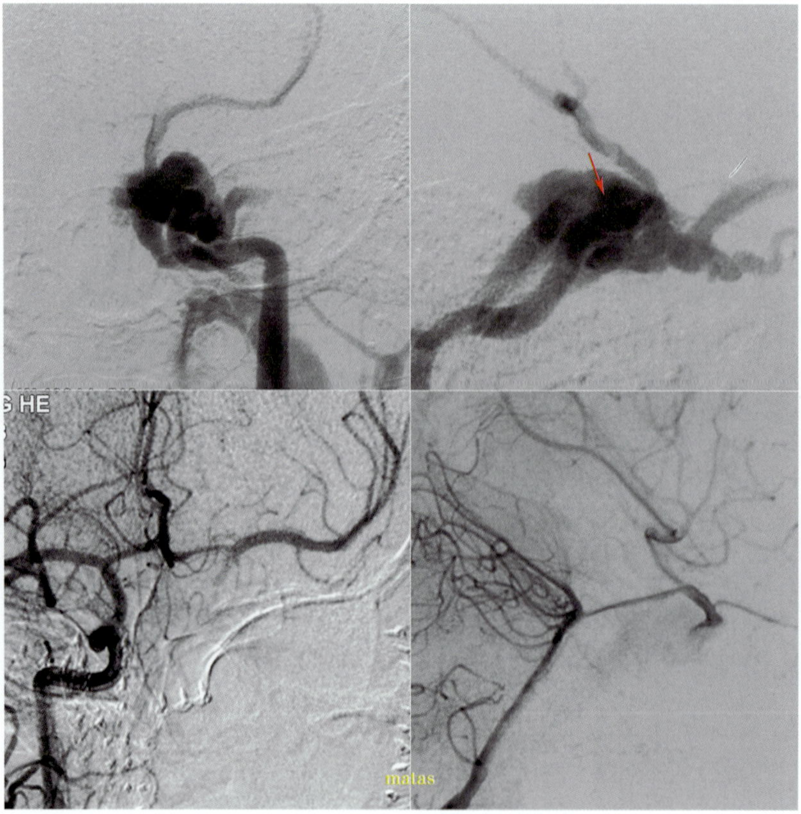

△ 图 17-6 术前 DSA 及 Matas 试验

【诊疗经过】

手术过程：全麻肝素化，准确定位后置入 Willis 支架［图 17-7（a）（b）］，术后即刻造影可见瘘口消失，观察 5min 后复查造影见瘘口再次出现［图 17-7（c）（d）］，向岩下窦引流考虑支架贴壁不佳，予以较大直径球囊进行后扩张［图 17-7（e）］，未能改善内瘘，考虑眼上静脉引流消失［图 17-7（f）（g），瘘分型降为一型，暂时中止手术。

术后患者突眼改善，球结膜水肿消失（图 17-8）。

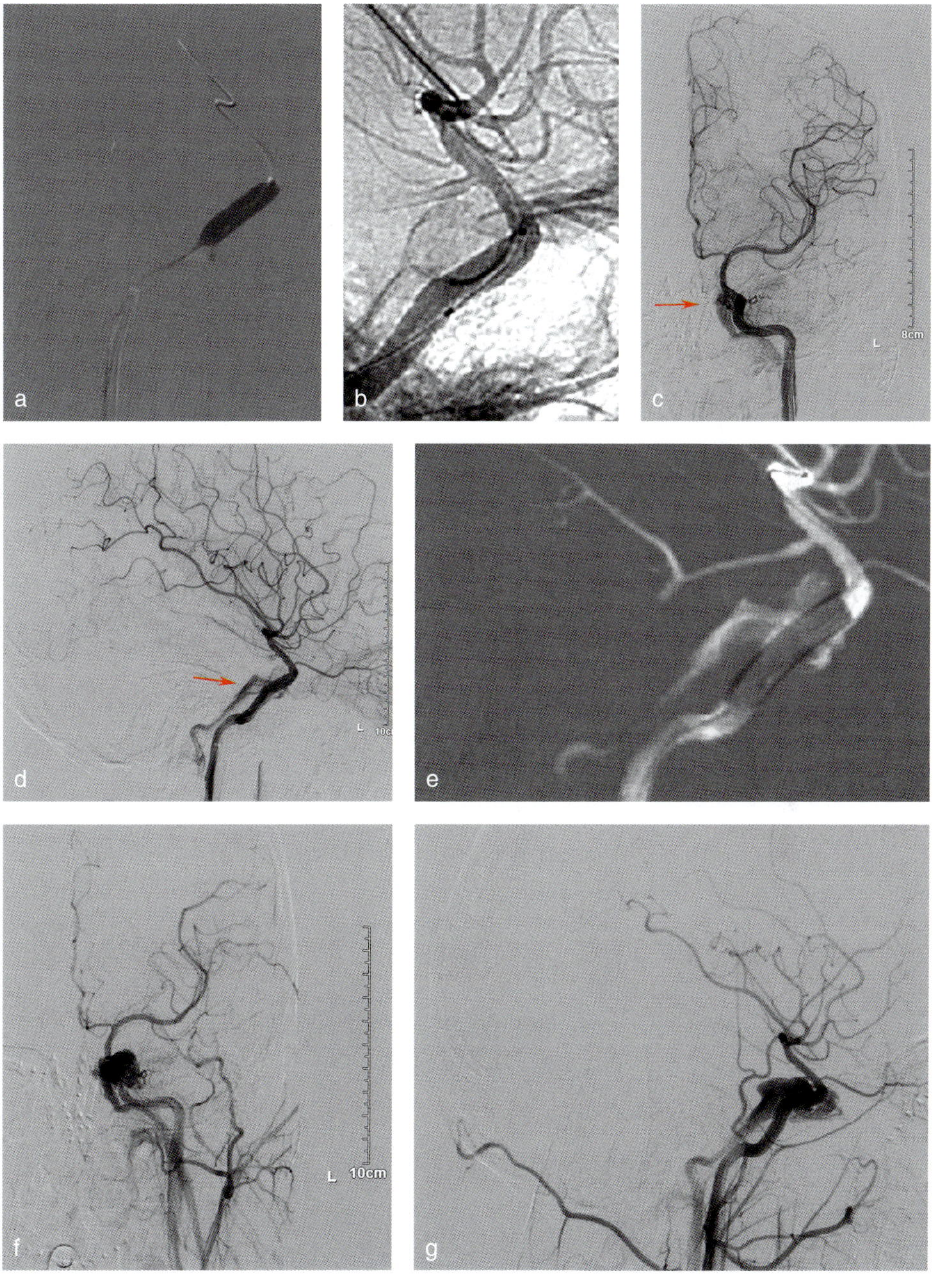

△ 图 17-7　手术操作过程及术后即刻 DSA

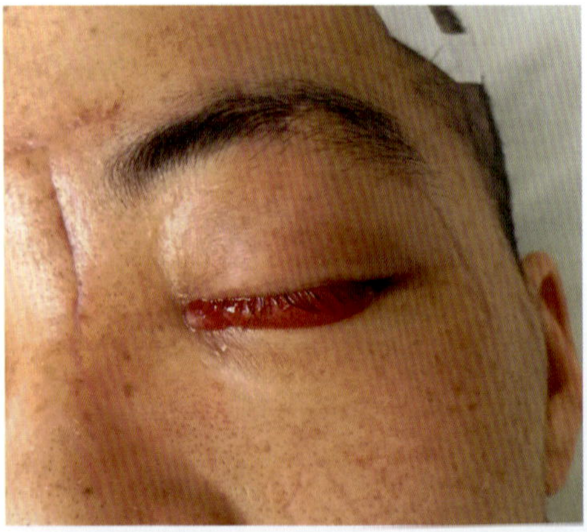
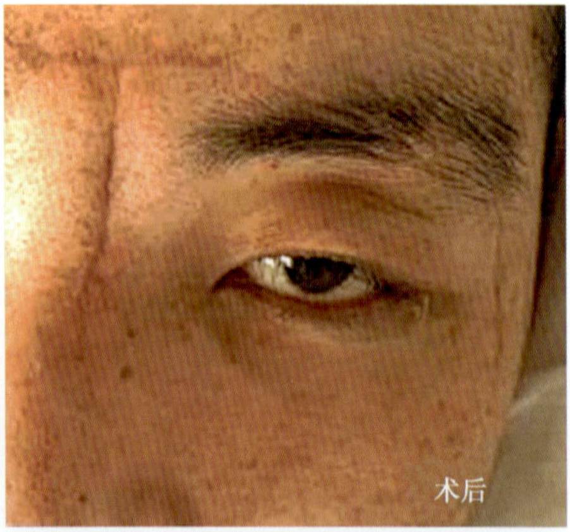

△ 图 17-8 术后球结膜水肿消失

【知识回顾与术者体会】

本文所说的 CCF 是指“高流量 CCF”（与之相对应的低流量 CCF 严格上应称为“海绵窦区硬脑膜动静脉瘘”）。高流量 CCF 又称为“外伤性 CCF”，特别容易在交通事故中伴发。其病因为颅底骨折刺破颈内动脉，动脉血流灌入海绵窦引起窦内高压，Ⅲ和Ⅵ脑神经受损引起眼球活动障碍，眼上静脉回流受阻引起球结膜水肿，严重时眼球向外突出，因此该疾病常在眼科首诊，在 DSA 问世之后，CCF 也成为介入治疗的经典病种。

早期的介入治疗方式是通过颈内动脉的破口对海绵窦进行填塞，填塞物包括早期填塞物质（非适应证的物质）、可脱球囊、弹簧圈、液体胶，这种方法通常会影响一侧海绵窦的功能，瘘口较大时甚至要闭塞同侧的颈内动脉，属于“毁损性”手术。而“重建性”手术才是上策，针对 CCF 的病因而言便是修补颈内动脉破口。使用覆膜支架和血流导向装置便属于这类方法。本文的两例病例均采用覆膜支架（Willis，上海微创）治疗，均获得良好的临床效果，但需要注意的是，Willis 支架的适应范围是颅内动脉瘤，尤其是假性动脉瘤或血泡样动脉瘤（BBA），动脉瘤没有流出道，相当于盖住了地上的一个坑，即便没有完全覆盖，动脉瘤也有可能逐步愈合；而 CCF 有高流量的血流，相当于盖住了下水口，在回心血流的抽吸下，有可能使覆膜内陷，形成内瘘（病例 2）。因此在应用覆膜支架治疗 CCF 时，应做好补充填塞以减缓血流的准备。本文的两例病例均留有静脉入路栓塞的后手。

单从数据上看，Willis 支架的外径是可以和 Echelon-10 微导管并行于 6F Neiven 中的，但在病例 1 的实操过程中得到了否定；也可能是病例 1 先预置了 Echelon 微导管，导致微导管尾端直径与支架头端不能兼容；颠倒顺序能否成功，术者还未能亲身尝试。

【他山之石】

借这个机会聊聊 Willis 覆膜支架。Willis 支架是由上海交通大学附属第六人民医院李明华老师研发的一款颅内覆膜支架系统，上市 10 多年来，Willis 支架以巧破力，为临床医生解决了很多传统方法不好处理的难题，比如血泡动脉瘤、创伤性或医源性 CCF 等，简单的释放方式往往起到化繁为简、四两拨千斤的作用。然而，作为一款以球囊扩张支架为平台的覆膜支架系统，与后面横空出世的血流导向或者扰流装置相比，设计理念显得有一些朴素，而球囊扩张支架所有的先天不足 Willis 支架都有，这也决定了其适用范围的局限和不足。

导管室冰冷的设备柜里，永远有 Willis 支架的位置。装有不同型号 Willis 支架的三四个盒子整整齐齐，静静地立在那里，也许一两个月都不会有人会碰它，但它在关键时刻的惊艳表现，足以证明自己。

正如诗中所写：“你见，或者不见我，我就在那里，不悲不喜……”

视频 17
连续 CT 断层扫描

病例 18

筚路蓝缕，栉风沐雨

困难入路椎动脉颅内段 - 基底动脉串联狭窄支架植入

【病例特点术前影像】

患者，女性，63 岁，主因“头晕 1 月余”入院。既往史：高血压病史 20 年，口服苯磺酸氨氯地平，血压波动在 120~140/80~90mmHg。神经系统查体（-）。头颅 MRA 显示：左侧椎动脉闭塞，右侧椎动脉 V4 段、基底动脉中段重度狭窄。头颅 MR 检查未见新发病灶。小脑可见脑血容量（cerebral blood volume，CBV）及脑血流量（cerebral blood flow，CBF）下降（图 18-1，图 18-2）。外院头颅 DSA 示：头臂干极度迂曲，左侧椎动脉闭塞，右侧椎动脉 V4 段、基底动脉中段重度狭窄（图 18-3~ 图 18-5）。

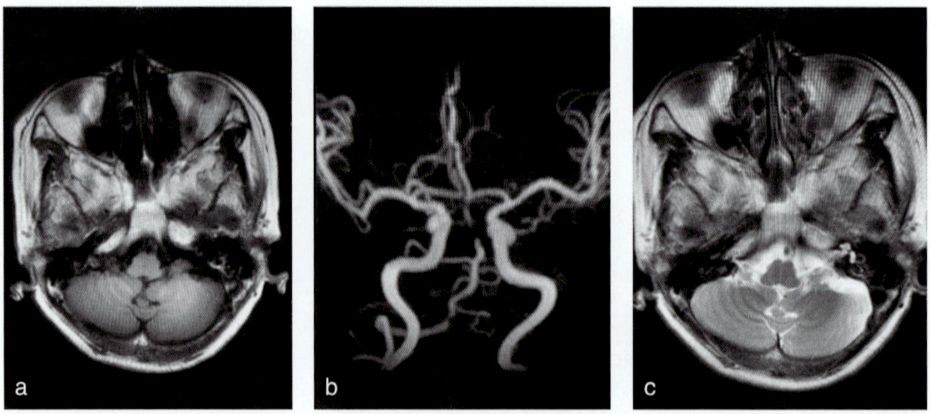

△ 图 18-1　颅脑 MR 及 MRA

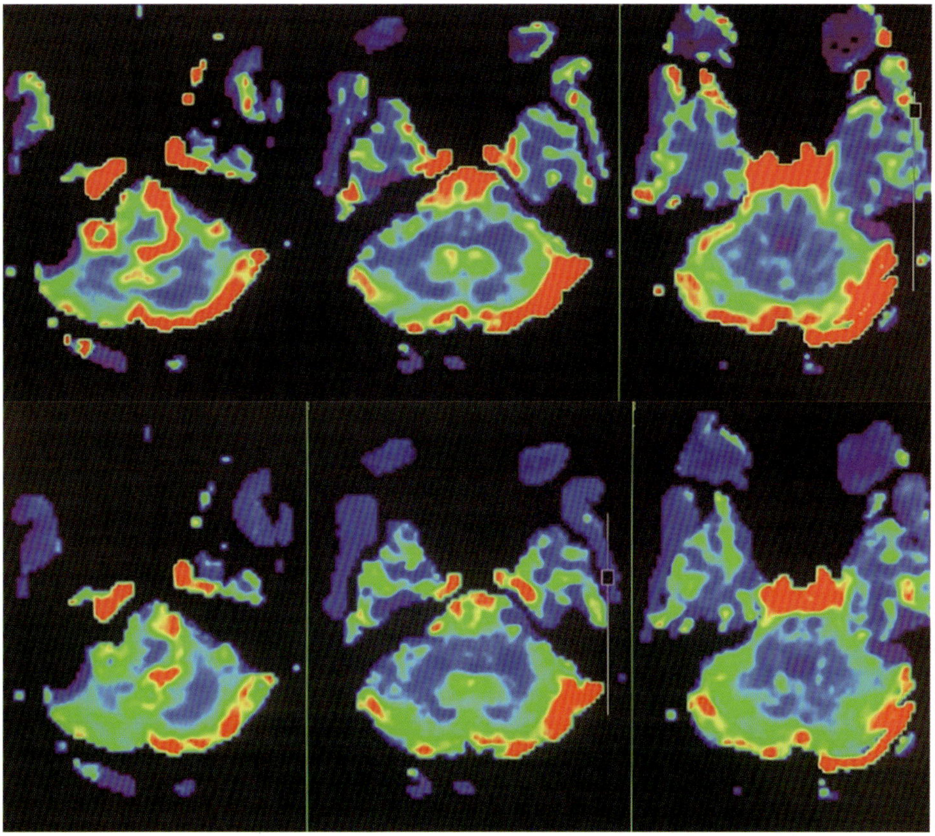

△ 图 18-2　颅脑灌注 PWI

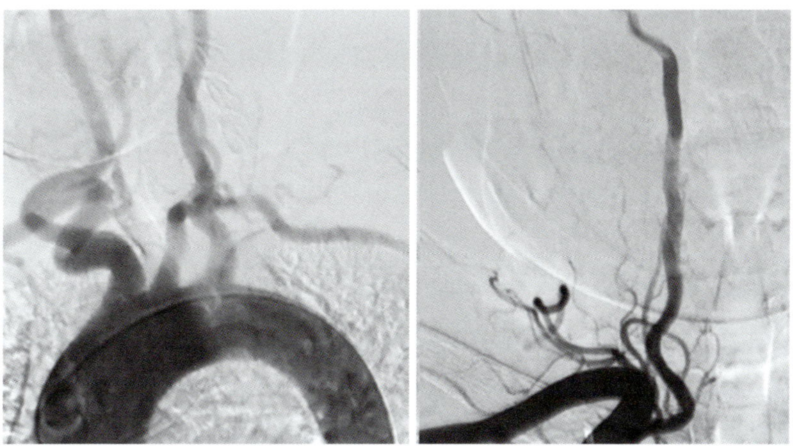

△ 图 18-3　主动脉弓及右侧锁骨下动脉 DSA

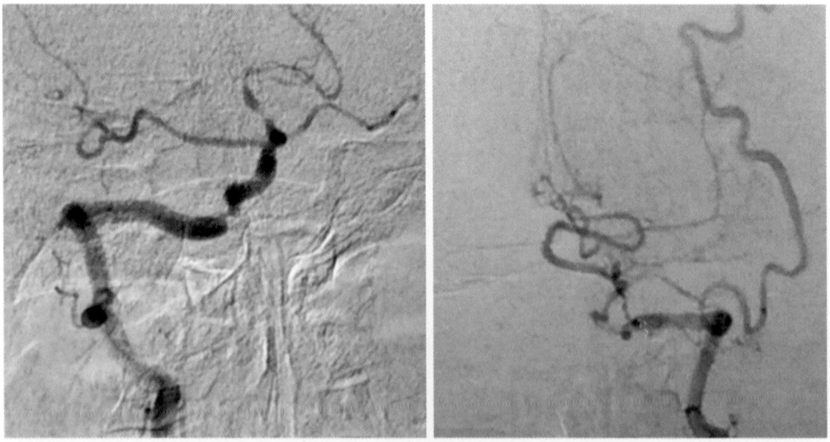

△ 图 18-4　双侧椎动脉 DSA

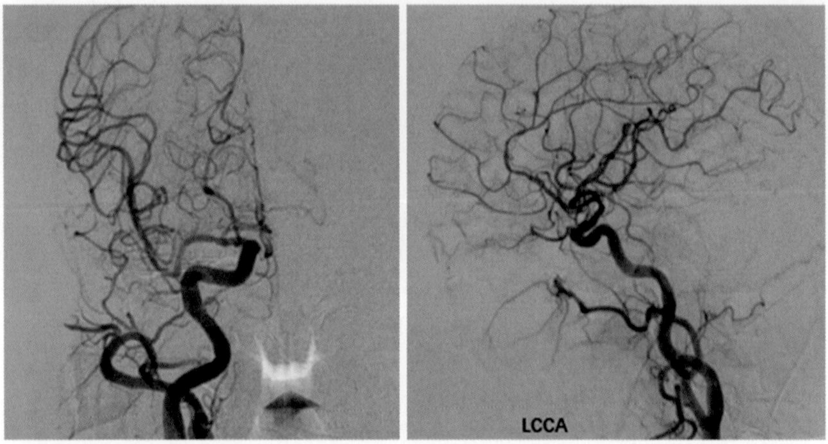

△ 图 18-5　右侧颈总动脉 DSA

【术前讨论】

1. 患者临床症状明显，磁共振灌注示小脑灌注低下。

2. 患者右侧椎动脉 V4 段及基底动脉中段串联重度狭窄。左侧椎动脉发出 PICA 后显影不佳，右侧后交通向后循环部分代偿，左侧颈内动脉无后交通动脉发出。椎动脉颅内段与基底动脉串联病变卒中发生率高，手术指征明确。

3. 患者右侧椎动脉开口与锁骨下动脉头臂干极度迂曲，股动脉入路困难。依据右侧锁骨下动脉造影可见右侧椎动脉与锁骨下动脉构成“Z”形，经桡动脉入路更为困难。

【器械方案】

① 6F 90cm Locaste 长鞘；

② 6F 115cm Skathi 中间导管；

③ 球囊 Terk 2.0-12，Gateway 3.0-19；

④ 支架 EP2 4.0-16，wingspan 4.5-15。

【操作过程】

患者于全麻下经右侧股动脉入路，在 6F 115cm Skathi 中间导管导引下将 6F 90cm Locaste 长鞘送至右侧椎动脉 V2 段，然后在 Prolwer Plus 导管导引下将 6F 115cm Skathi 中间导管置于 V4 段。经 Headway 17 微导管导入 Transend 300 导丝，分别用球囊 Terk 2.0-12 及 Gateway 3.0-19 在狭窄处扩张，然后沿 3M 导丝送入 Wingspan 4.5-15 支架，造影无异常后，经 3M 导丝送入 Prolwer Plus 导管，遂释放 EP2 4.0-16 支架。造影未见异常结束手术（视频 18-1）。患者全麻清醒后，神经系统查体无异常，术后第二天顺利出院。

术中主要节点：术前正侧位造影（图 18-6）；球囊分别扩张串联病变（图 18-7）；Wingspan 支架释放后正侧位造影（图 18-8）；EP 2 支架释放后正侧位造影（图 18-9）。

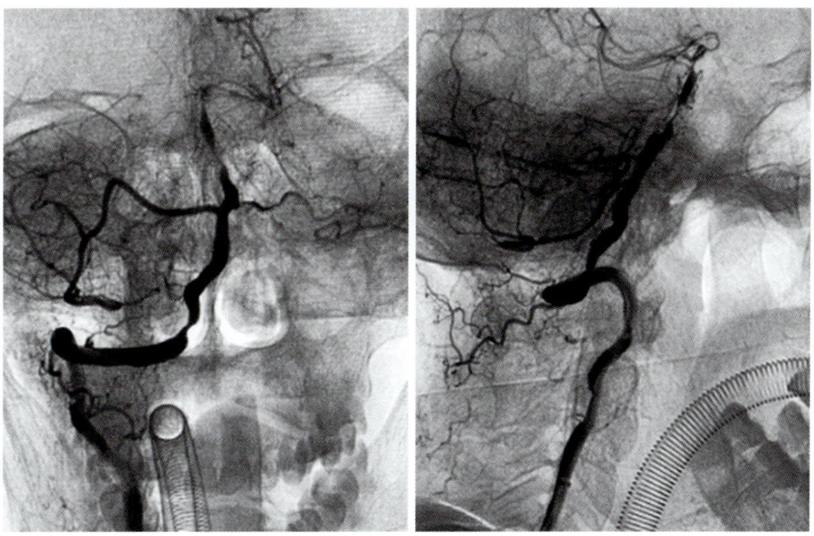

△ 图 18-6　术前 DSA

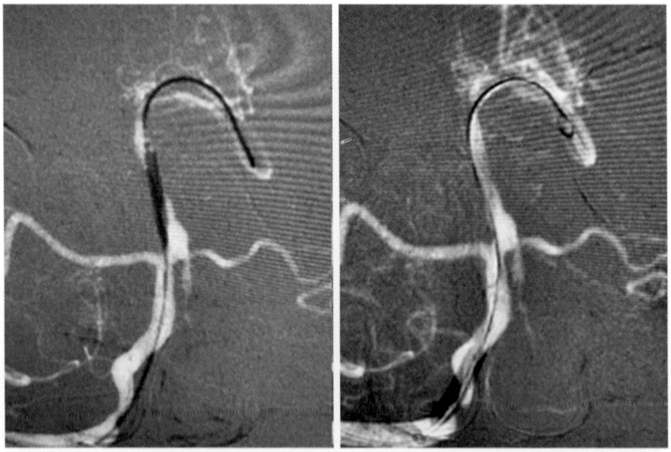

△ 图 18-7　球囊分别扩张两处狭窄

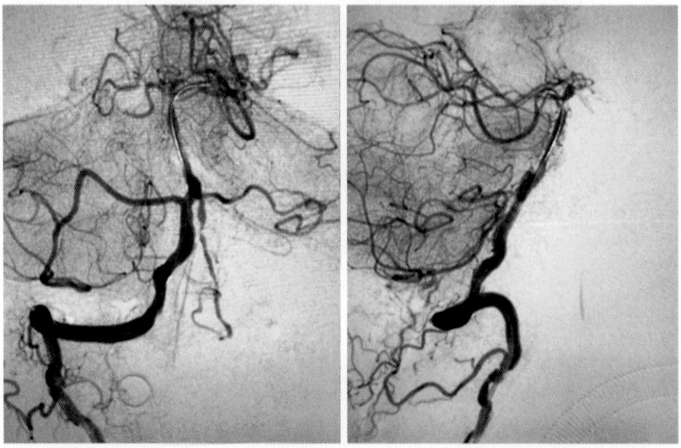

△ 图 18-8　右侧椎动脉狭窄支架术后 DSA

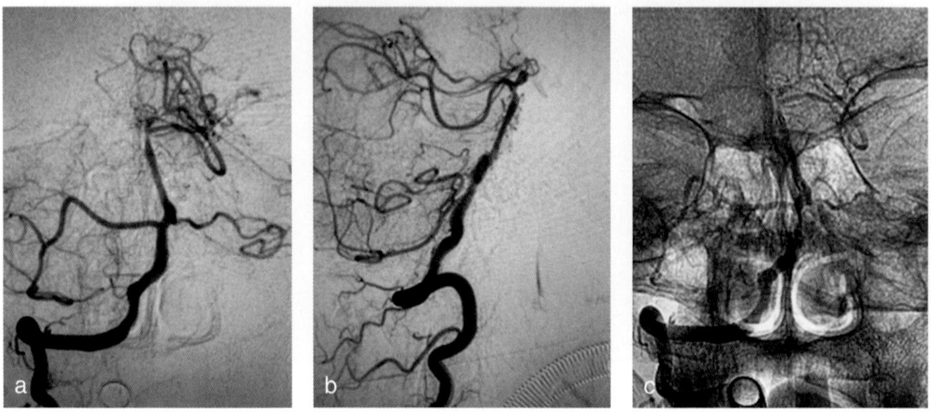

△ 图 18-9　基底动脉狭窄支架术后 DSA

【术者体会】

1. 由于远端病变较远，我们需要将通路系统远端到达右侧椎动脉 V4 段狭窄近端。在如此迂曲的血管条件下，6F 90cm 高性能长鞘和 6F 115cm 中间导管表现优异。视频中可见长鞘可以到达 V2 段末端，在弓上部分表现稳定。中间导管到达预定位置后非常稳定。

2. 支架的选择。由于远端血管纤细，基底动脉只能选择无头端支架，EP2 支架自然是最佳选择；近端狭窄两端有明显直径差的，则必然选择 Wingspan 支架。因这两种支架释放方式完全不同，释放顺序的选择就很重要。

3. 急性椎基底动脉闭塞开通可选用顺行技术和逆行技术。本例患者如果选择逆向技术，Prolwer Plus 导管到位后势必要撤掉导丝，但椎动脉扩张完毕后出现夹层，此时有近端闭塞风险。况且继续释放 Wingspan 时，导丝头端可能会影响 EP 支架造成移位。顺行释放时仅在 Prolwer Plus 导管通过 Wingspan 支架时可能出现困难。

【他山之石】

在所有的介入手术中，神经介入应该是对通路要求最高的，有时候甚至是苛刻的。对于颈段以下的部分，提供足够的支撑力是第一要务，尤其是在Ⅲ型主动脉弓和主动脉迂曲的情况下；而往后的部分，由于颅内动脉更加迂曲，通路还要求兼顾顺应性，仅仅软是不够的。刚柔并济的同时还要考虑长短及内腔的适配问题。对于经桡入路，虽然不太受弓形的影响，但也会失去长鞘的支撑，亚洲人桡动脉偏细，很难应用 6F 以上血管鞘，如果单纯使用中间导管，一定要确保高到位，通过多个弯曲处产生的摩擦力来强化支撑。

“磨刀不误砍柴工”“好的开始是成功的一半”都是对通路重要性的贴切描述。建立起优秀的通路，手术便成功了一半，这是很多术者的共识，也是通路市场异常活跃的重要原因。能够高到位的神经长鞘 + 中间导管的经典通路是前循环治疗的首选，而后循环的通路建设还需见仁见智。

视频 18　手术过程

病例 19

穹顶之上

Atlas 支架穹隆技术应用于变异豆纹动脉起始部动脉瘤

【病例特点及术前影像】

患者，男性，65 岁，因脑梗死发现颅内动脉瘤。DSA 提示右侧大脑中动脉水平段发出变异增粗的豆纹动脉，起始部可见动脉瘤（图 19-1）。

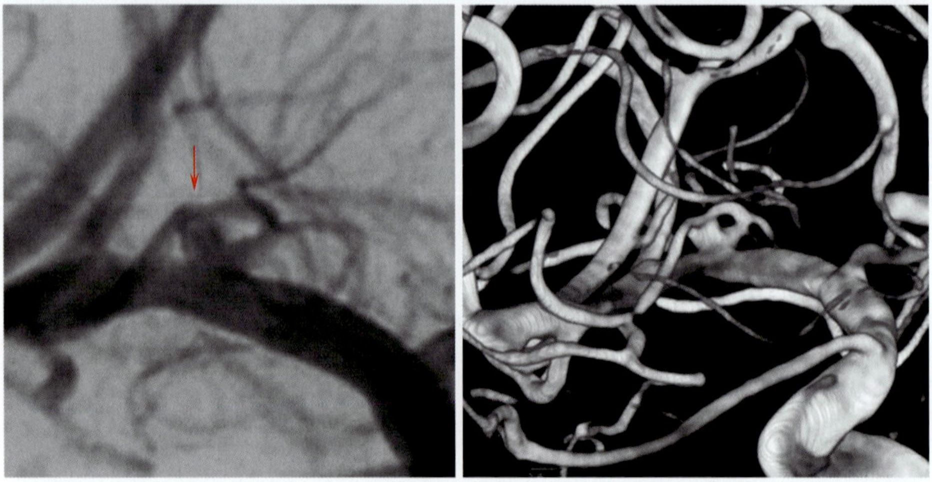

△ 图 19-1 术前 DSA

【术前讨论】

方案 A：血流导向，M1 血管偏细且较多穿支，操作及血栓风险不详；

方案 B：微导丝保护下弹簧圈栓塞，远端穿支血管细，导丝不能走远，有牵拉穿支损害及形成血栓的风险；

方案 C：Atlas 支架穹隆技术，缩小瘤颈，辅助弹簧圈栓塞；如果辅助成篮不满意，可改为方案 D，即通过植入支架的导流作用改变血流动力学，影响动脉瘤的发展（图 19-2）。

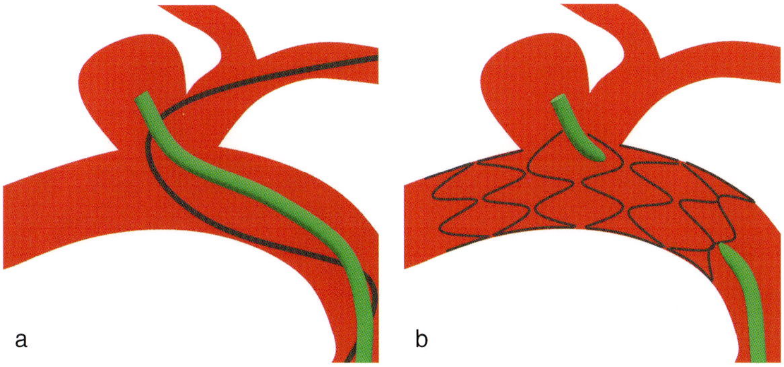

△ 图 19-2 手术方案示意图

a. 方案 B；b. 方案 C

【操作过程】

植入 Atlas 4.0mm × 15mm 支架后的 Vaso-CT 可以显示支架金属丝疝入动脉瘤内，使瘤颈缩小［图 19-3（a）］；穿网孔将塑形好的微导管轻推至瘤颈处［图 19-3（b）］；小心送入 Target 2.5mm × 4cm 弹簧圈一枚，缓慢推送成篮［图 19-3（c）］；造影显示瘤体大部不显影，豆纹动脉未受影响［图 19-3（d）］；结束栓塞，RR 分级：3A。

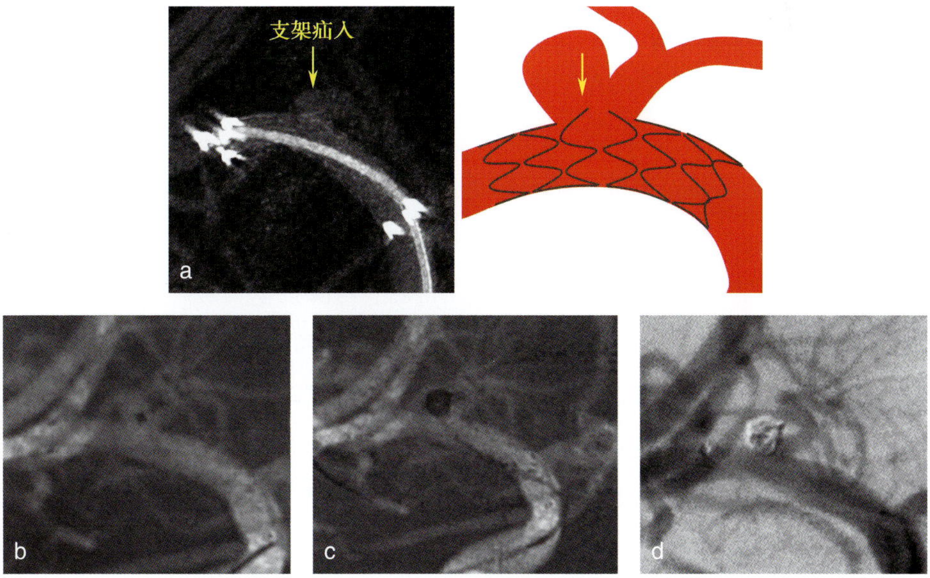

△ 图 19-3 手术操作过程

【术后管理及随访】

术后双抗治疗 3 个月，之后改为单抗治疗，至术后 13 个月，完成 DSA 随访（图 19-4）。

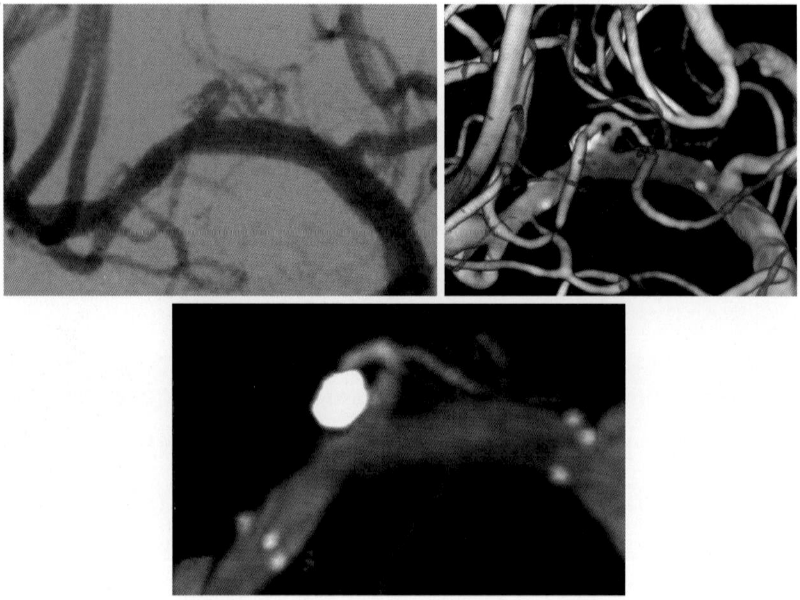

△ 图 19-4 术后 13 个月复查 DSA

【知识回顾与术者体会】

Neuroform 系列支架具有经典的“节段式”展开方式，当支架直径大于载瘤动脉时，部分节段的金属丝可疝入宽颈动脉瘤内，这一度是遭人诟病的缺陷，后来发现这一特点可以对瘤颈处发出的穿支进行保护，从而开发了其“边支保护”的技能（图 19-5）；至 Atlas 这一代，网孔间距更密，疝入瘤颈的节段更加连续，隐约有教堂穹顶的样子，始而得名“穹隆技术”。

穹隆技术的核心是“大支架，小血管”，是支架的自带属性，而不需要推挤等额外操作；支架的直径应大于边支发出点至载瘤动脉对侧内壁的距离，本病例该距离为 3.4mm，因此选择了直径 4mm 的支架（图 19-6）。在保护穿支时，“穹顶”的作用只是通过改变弹簧圈轨迹以辅助成篮，有限的外扩力不足以对成团的弹簧圈进行推挤。分支发出点过远及瘤颈较窄时，穹隆技术难以发挥作用（图 19-7）。

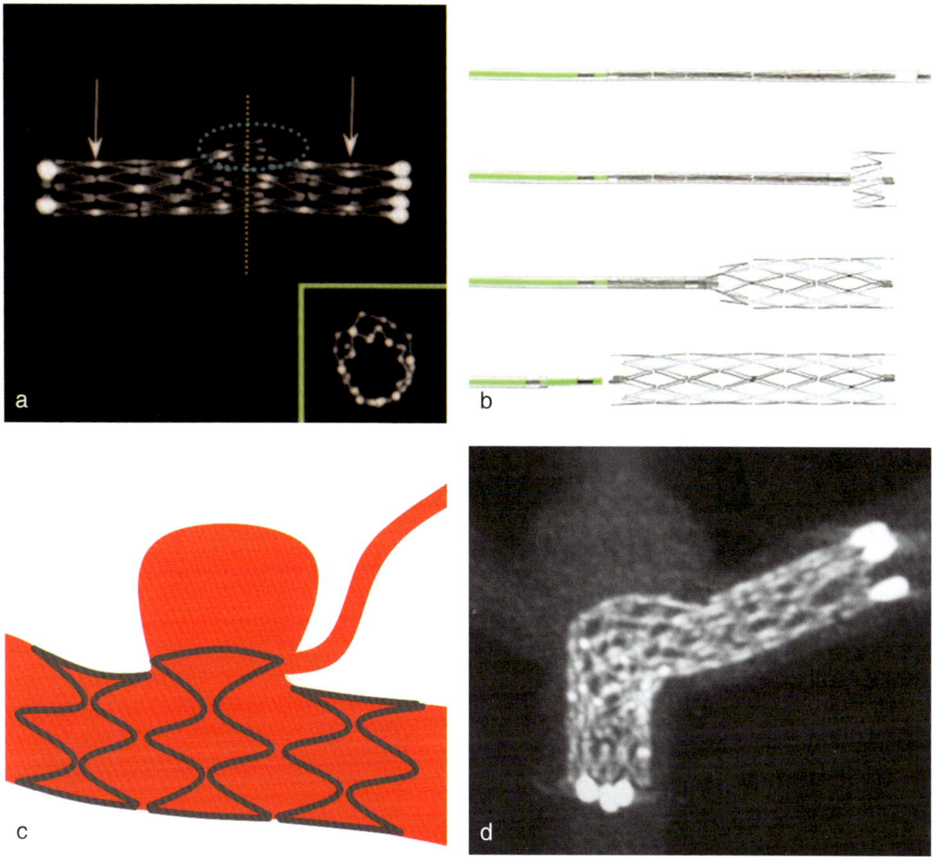

△ 图 19-5　Neuroform 系列支架特征

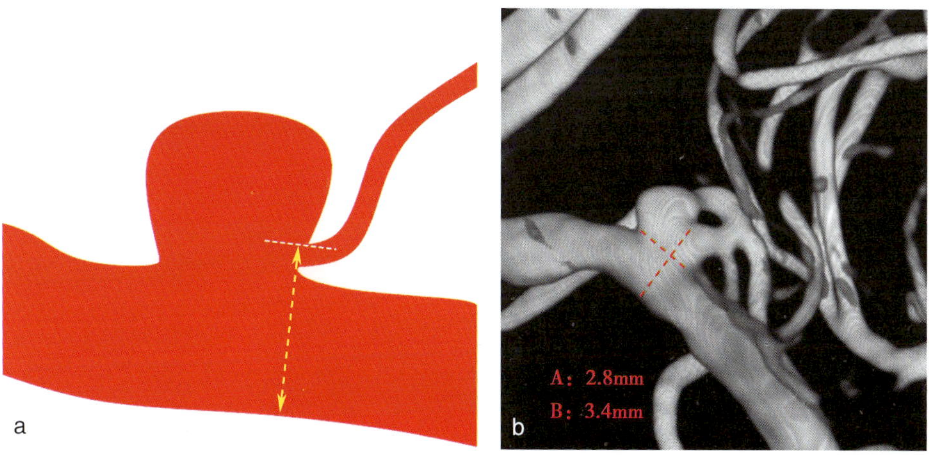

△ 图 19-6　动脉瘤及载瘤动脉测量数值

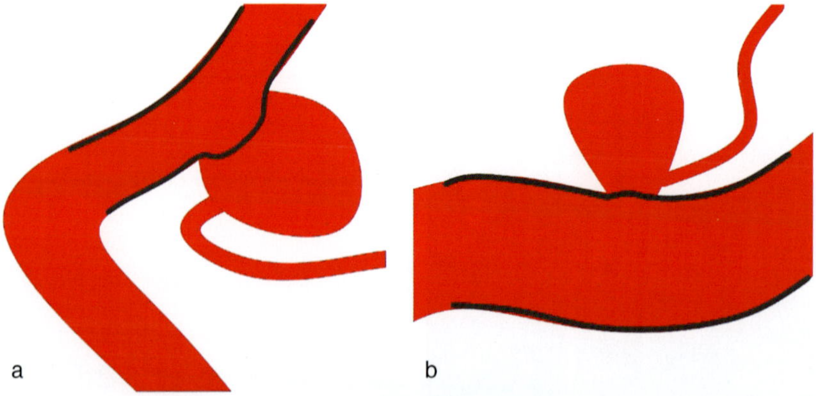

△ 图 19-7　不适合穹隆技术的情况

a. 分支过远；b. 瘤颈过窄

【他山之石】

Atlas 是希腊神话中擎天之神的名字，与本节的标题“穹顶之上”不谋而合；擎天之神虽然是泰坦族的巨人，但这款支架却是以小巧著长，可通过 0.017in 内径的导管释放，为颅内小血管动脉瘤的栓塞提供了非常大的帮助。在 FD 时代，分叉部动脉瘤和小血管动脉瘤仍是支架辅助栓塞的主战场，而“穹隆技术”的设计便是旨在保护动脉瘤颈处的分支。本病例中，术者借助支架向瘤腔突出的一根网丝辅助了弹簧圈成篮，并获得了理想的预后。实话讲，术者在本病例中对穹隆技术的应用非常巧妙，但如何确保支架的节段正好位于瘤颈处，使突出的网丝刚好只盖住瘤颈，的确也包含了一定的运气成分。虽然运气也是实力的一部分，但具有重复性和普惠性的技术才是真正优秀的。

病例 20

条条大路通罗马，远桡小道斩告捷

左侧远端桡动脉入路治疗左椎动脉颅内段闭塞

【病例特点及术前影像】

患者，男性，57 岁，8 个月前体检发现左侧椎动脉狭窄，右侧椎动脉颅内段闭塞，当时无症状，未予重视。近 1 个月出现反复头晕，伴有出汗、恶心等表现。既往高血压病史多年，未规律服药，未监测血压；长期大量吸烟及酗酒。神经系统查体未见明显异常。

当地医院行头颈部 CTA 提示左侧椎动脉优势，左椎动脉 V4 段多发狭窄 / 闭塞，较重者位于 V4 段近端，MIP 像狭窄周围未见明显钙化；右侧椎动脉纤细，V2 段以远闭塞，双侧后交通动脉开放（图 20-1，图 20-2）。

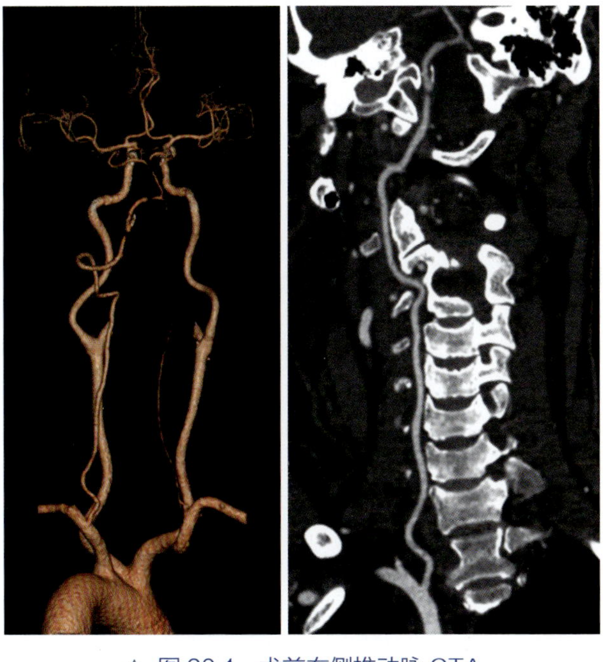

△ 图 20-1　术前右侧椎动脉 CTA

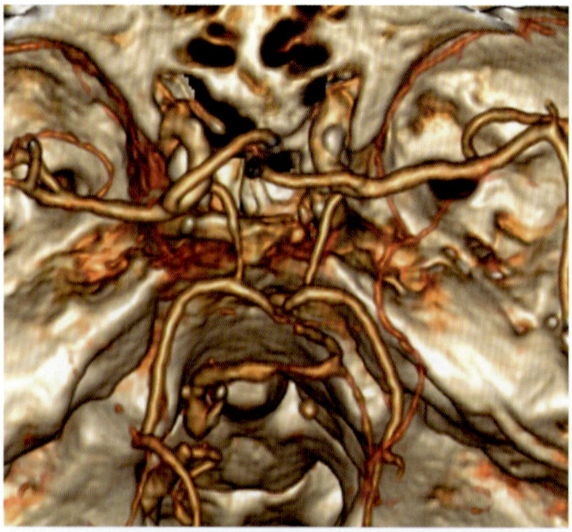

△ 图 20-2　双侧后交通动脉 CTA

双侧颈动脉造影均可见后交通动脉开放，左颈总动脉造影可见双侧大脑后动脉；双侧小脑上动脉、基底动脉中上段、右侧小脑前下动脉显影（图 20-3，图 20-4）。双侧锁骨下动脉造影显示左侧椎动脉开口未见明显异常，走行尚可，左侧椎动脉 V4 段次全闭塞，远端颅内血管未见显影；右侧椎动脉纤细，V2 段以远闭塞（图 20-5）。

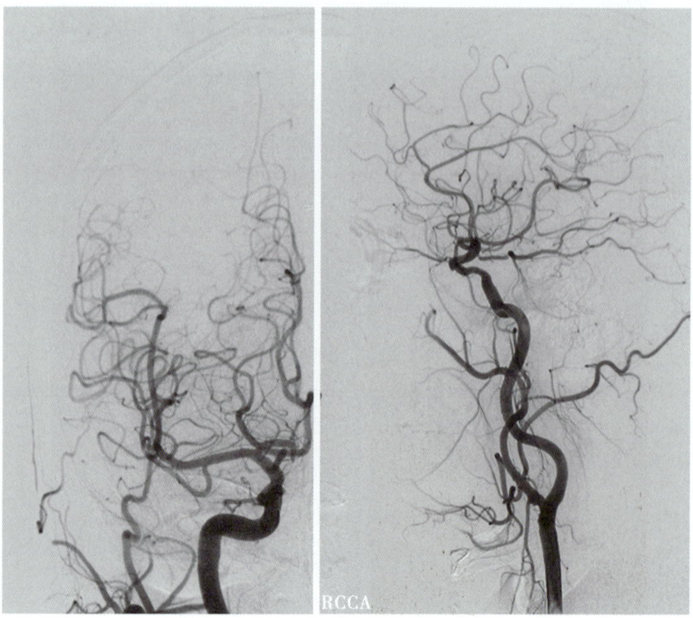

△ 图 20-3　右侧颈动脉 DSA

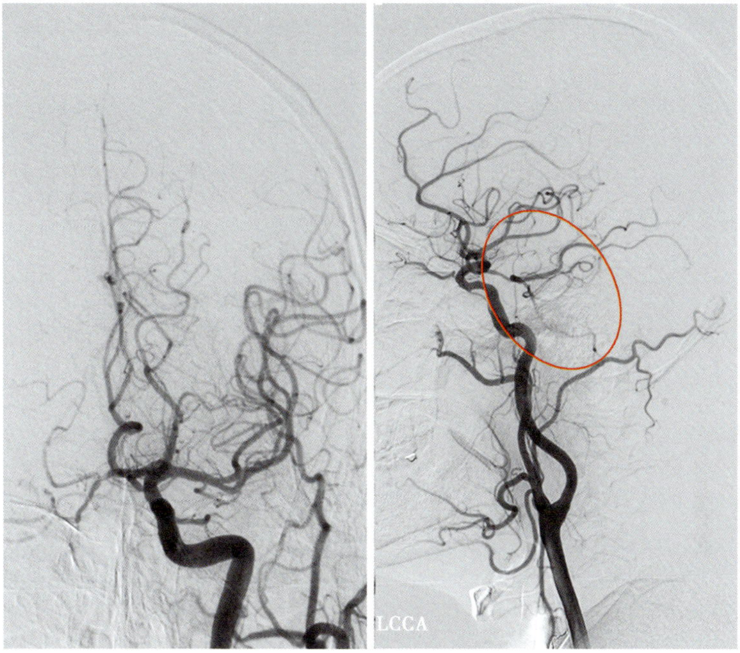

△ 图 20-4　左侧颈动脉 DSA

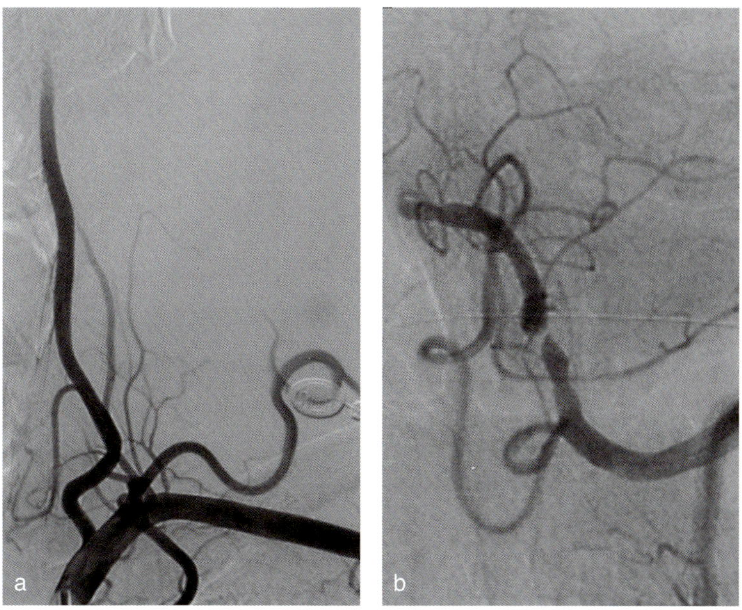

△ 图 20-5

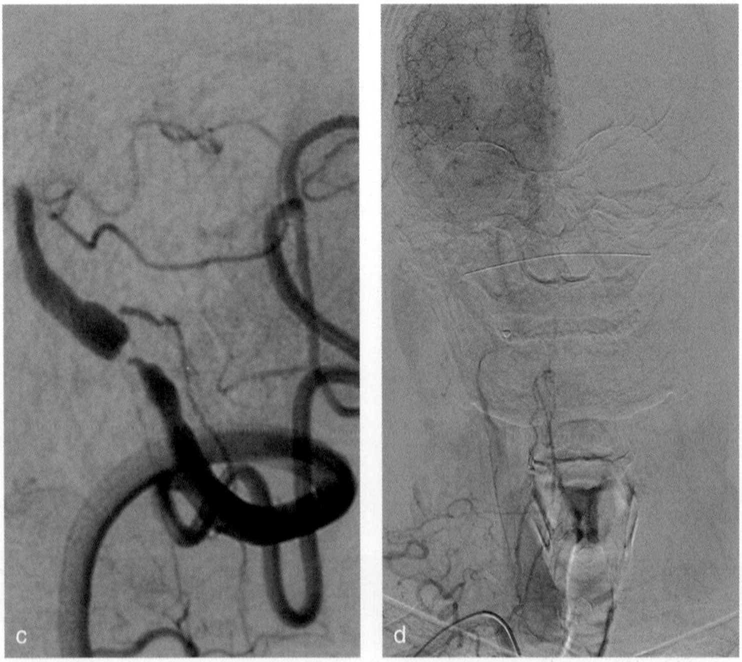

△ 图 20-5　双侧椎动脉 DSA

【术前讨论】

1. 患者 8 个月前体检时发现椎动脉狭窄，当时尚无症状，未予重视；近 1 个月出现了头晕反复发作，经过规范的内科治疗头晕仍时有发作，考虑为后循环缺血所致。

2. 患者造影见左侧椎动脉 V4 段次全闭塞，右侧椎动脉闭塞，尽管双侧后交通开放，对基底动脉中上段分支有部分代偿，但患者脑血流储备不足，如左侧椎动脉完全闭塞，可能出现反复头晕，严重时可能出现后循环低灌注梗死的情况，有介入治疗指征。

3. 患者造影见左侧椎动脉开口较高，走行未见明显迂曲成袢，拟经左侧桡动脉入路行左椎动脉支架置入术，而远端桡动脉穿刺置鞘使得术者与患者均有较为舒适的体位，是经左侧桡动脉入路手术的首选。

4. 手术器材：

① 6F Chaperon 导管；

② SL-10 微导管；

③ Synchro-14 微导丝；

④ Gateway 1.5-15 球囊导管；

⑤ Transend 300 微导丝；

⑥ SFX 2.5-12 预扩球囊；

⑦ Apollo 4.0-15 球扩支架。

【操作过程】

置鞘后予以桡动脉“鸡尾酒”（硝酸甘油注射液 100μg+ 维拉帕米注射液 3mg）防止血管痉挛，路图下送入导丝导管，发现患者左侧桡动脉高位（图 20-6）。

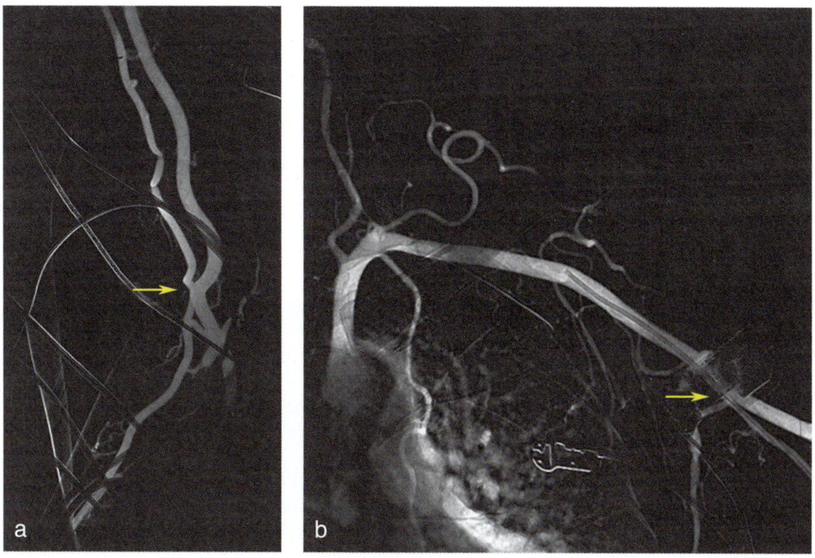

△ 图 20-6 左侧上肢动脉 DSA

a. 正常桡动脉发出点；b. 高位桡动脉发出点

泥鳅导丝超选左椎动脉后，将 6F Chaperon 导管顺利送至左侧椎动脉 V2 段远端，后行正侧位造影，可见狭窄远端发出一穿支血管（图 20-7）。Synchro-14 微导丝通过闭塞处时有明显突破感，然而侧位观察导丝紧贴血管腹侧壁走行，头端摆动不明显（图 20-8）。尝试将 SL-10 微导管跟过狭窄段，由于导丝未能走远，且近端导引导管位置较低，微导管支撑不够，未能通过狭窄段（图 20-9）。撤出微导丝后微导管“冒烟”，确认未进入夹层（图 20-10）。

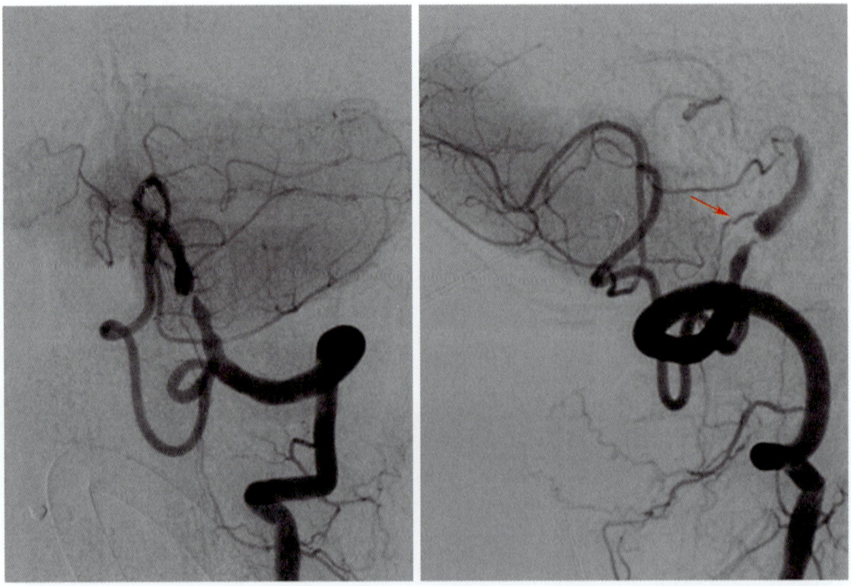

△ 图 20-7 左侧椎动脉 DSA

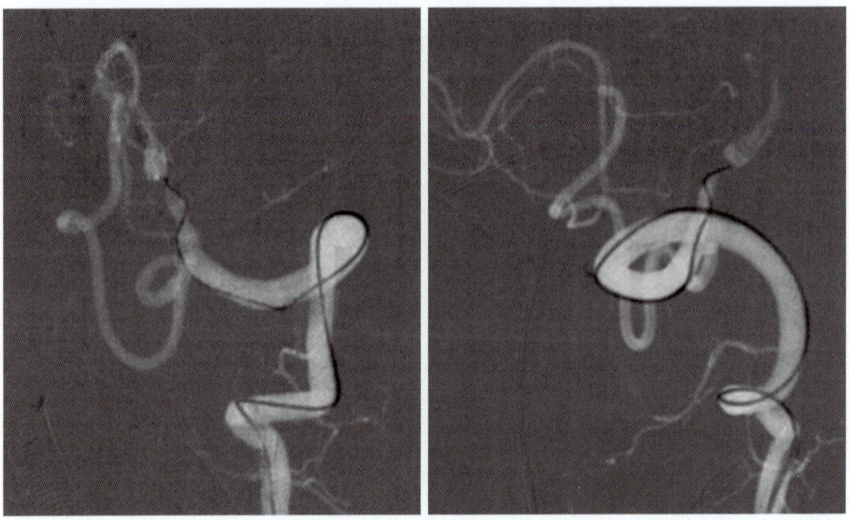

△ 图 20-8 术中微导丝操作过程

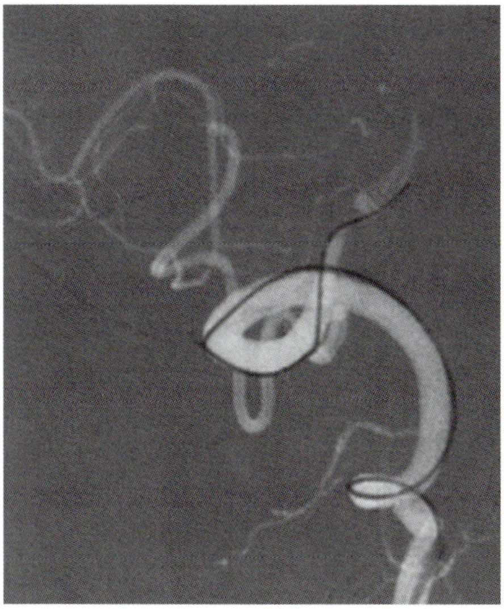

△ 图 20-9　术中微导丝通过狭窄段

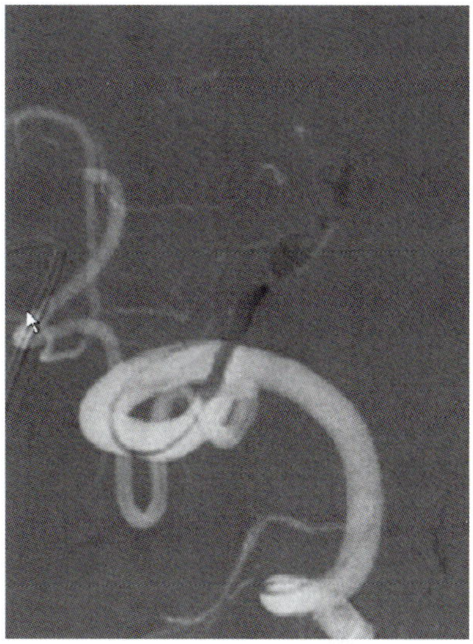

△ 图 20-10　术中微导管“冒烟”

于是转换策略，用 Synchro-14 微导丝携带 Gateway 球囊通过狭窄段，利用 Gateway 球囊的同轴设计，到达远端后既可确认是否为真腔，还能交换 Transend 300 导丝。微导丝通过狭窄段后可见导丝头端摆动良好，顺势将 Gateway 球囊（1.5-15）通过狭窄段送至左椎 V4 远端（图 20-11）。通过 Gateway 手推造影确认真腔及远端血管形态（图 20-12）。

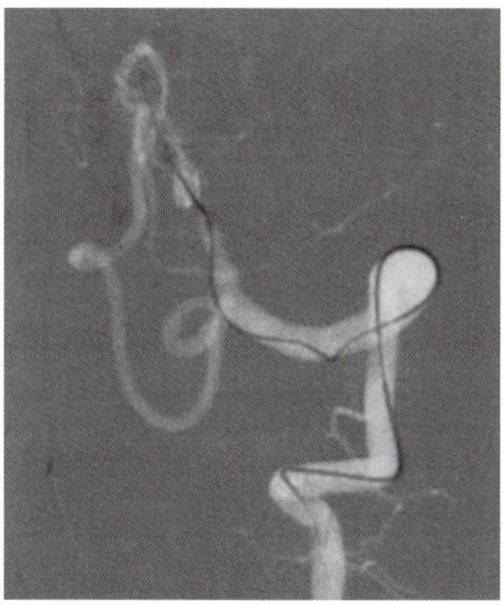

△ 图 20-11　术中 Gateway 球囊接近狭窄

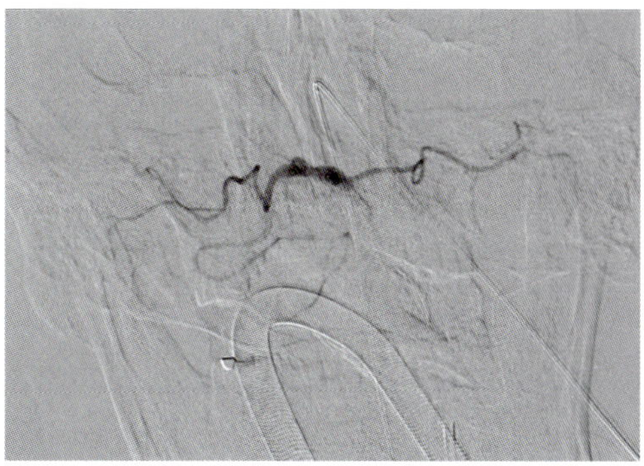

△ 图 20-12　经 Gateway 球囊造影

随后交换 Transend 300 导丝，用 Gateway 球囊（1.5-15）、SFX 2.5-12 预扩球囊序贯扩张狭窄处。球囊扩张后造影，狭窄较前明显改善，双侧小脑前下动脉、基底动脉、双侧小脑上动脉、双侧大脑后动脉恢复前向血流（图 20-13）。

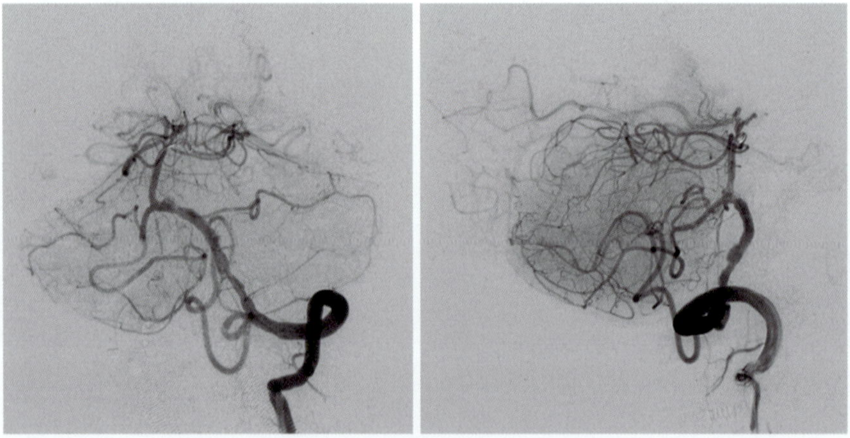

△ 图 20-13 球囊扩张后 DSA

沿 Transend 300 微导丝送入 Apollo 4.5-15 支架，准确定位后充盈球囊，释放支架。支架打开后造影，狭窄明显改善，远端灌注良好（图 20-14）。VASO-CT 示支架打开良好，远近端贴壁良好，术前发现的狭窄远端穿支未受影响（图 20-15）。

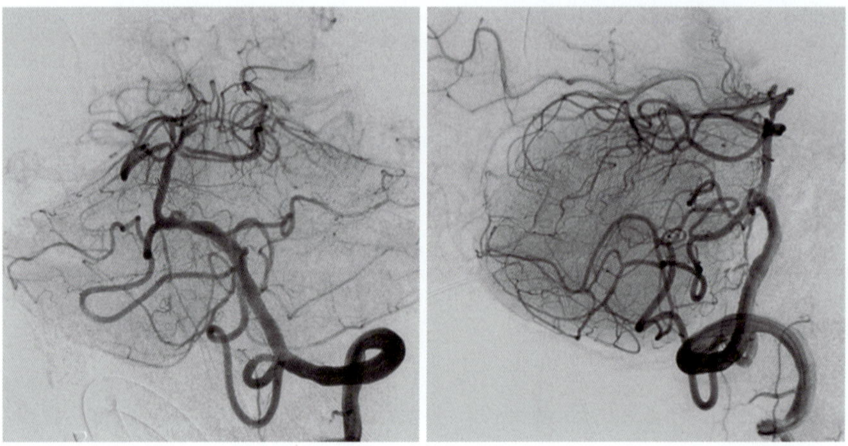

△ 图 20-14 支架置入后 DSA

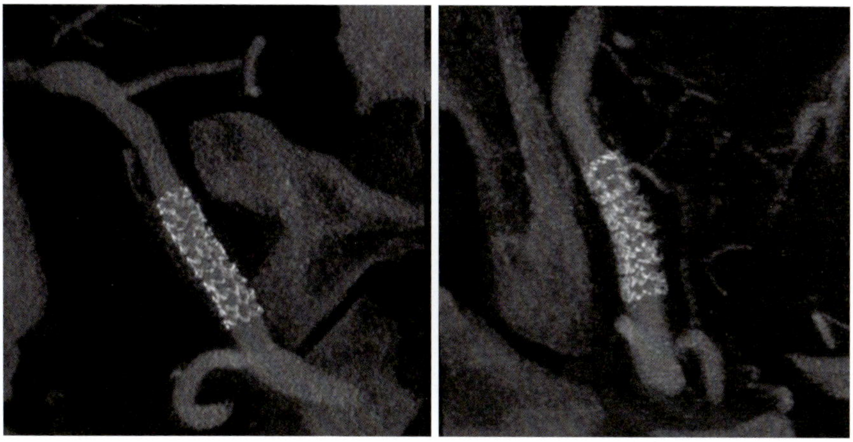

△ 图 20-15　术后即刻 VASO-CT 影像

【术者体会】

1. 关于远桡动脉入路：近年来，经桡入路逐渐由股动脉穿刺失败时的“备胎”成为神经介入的“新宠”。远端桡动脉入路（distal transradial access）相较于传统的桡动脉入路，具有桡动脉闭塞（radial artery occlusion，RAO）发生率低、术后止血时间短、手部肿胀疼痛及骨筋膜室综合征发生风险较低，患者舒适度明显提高等优势，尤其在左侧病变中更具优势：一方面，患者只需将前臂自然弯曲放于腹部，无需将前臂翻转；另一方面，术者在操作过程中无需弯腰至患者左侧，减少术者接受的辐射剂量。

远端桡动脉入路进行脑血管介入诊疗注意事项：①充分进行术前评估，可通过血管超声对穿刺血管直径进行测量。一项基于 931 例中国人的超声研究显示，右侧桡动脉平均内径为（2.38 ± 0.51）mm，左侧桡动脉平均内径为（2.38 ± 0.45）mm，理论上能置入外径 7F 的鞘组。②用微穿针穿刺后成功后置入微鞘，通过微鞘注入桡动脉“鸡尾酒”，后通过微穿鞘打路图，路图要能够显示肘部的肱动脉分叉，观察是否存在桡动脉成袢、桡动脉发育不良（管腔纤细）、桡尺动脉环、高分叉的桡动脉、肱深动脉等上肢动脉变异，避免出现血管痉挛、导丝刺破血管、导管抱死等并发症。在路图下置换适合的动脉鞘。③在支撑导管的选择上，尽量选择可以满足治疗需求的最小外径的导管进行治疗，避免导管直径过大对桡动脉造成损伤。

2. Gateway 球囊导管的应用：本例患者在治疗过程中利用 Gateway 球囊导管通过次全闭塞病变，这种利用球囊的锥形头端通过狭窄或闭塞的方式在颅外段病变中较为常用，在颅内段应用有一定风险，毕竟颅内血管管壁更加薄弱，球囊导管头端明显硬于微导管头端，有扎破血管的风险。本例患者之所以应用 Gateway 球囊通过病变，有以下三点考虑：一是导引导管位置较低，微导管缺乏足够的支撑通过狭窄；二是微导丝第二次通过狭窄后头端摆动较好，可确认导丝远端在血管真腔；三是 Gateway 球囊为同轴设计，通过狭窄后可通过球囊导管腔打路图交换 3m 导丝，进而继续进行球囊扩张和支架置入。本病例中 Gateway 球囊果然“不负众望”，顺利通过了狭窄，使得手术成功进行。但 Gateway 球囊导管的一大短板就是长度，只有 136cm，在处理颅内缺血病变时需要考虑能否与中间导管长度适配，如预计中间导管不能高到位时需提前剪短中间导管，避免送入体内后“最后 1cm”难以到位的情况发生。

【他山之石】

本病例经左桡动脉入路进左侧椎动脉，通路建立非常合理。如今很多中心都在开展经桡入路神经介入诊疗，但说神经介入已进入“经桡入路时代”为时尚早。经桡之优势主要在于解除了经股动脉穿刺给患者带来的不便；劣势是无法使用粗导管带来的支撑不足，术后容易发生桡动脉闭塞。因此，笔者认为目前经桡治疗的开展应本着“桡优则桡，股优则股”的原则，而不应采取“能桡尽桡”态度盲目开展。本病例的另一个亮点在于 Gateway 球囊导管的使用，作为双腔同轴球囊，它是真正意义上的“球囊扩张导管”，是球囊，也是导管。除了可以“冒烟”做路图以外，还可释放诸如 Atlas 这样的小支架；如果能够增加一个距头端 3cm 的 mark，推送弹簧圈也不是不可以。

病例 21

直击要害，绝处逢生

复杂后交通动脉瘤破裂伴子瘤的栓塞

【病例特点及术前影像】

患者，男性，78 岁，SAH，HH：2~3 级；CTA 提示右侧后交通动脉瘤（图 21-1）。右侧颈内动脉交通段动脉瘤，形体不规则，可见 2 个子瘤［图 21-2（a）（b）］；胚胎型大脑后动脉自瘤体中部发出，发出点距离颈内动脉 2.6mm，起始部狭窄明显箭头示［图 21-2（c）］，后循环造影未见右侧 P1［图 21-2（d）］。

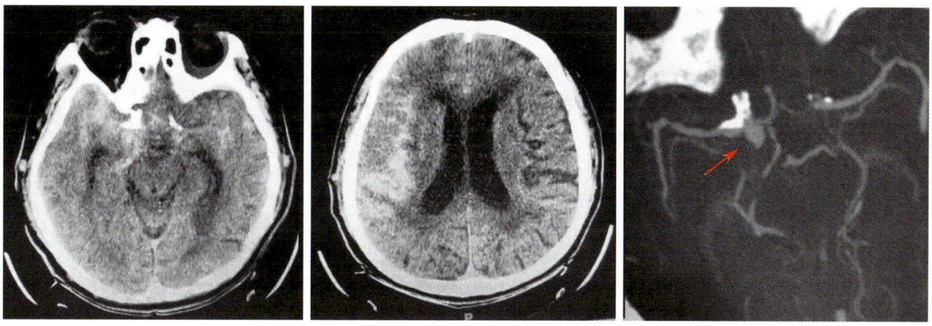

△ 图 21-1　术前 CT 及 CTA

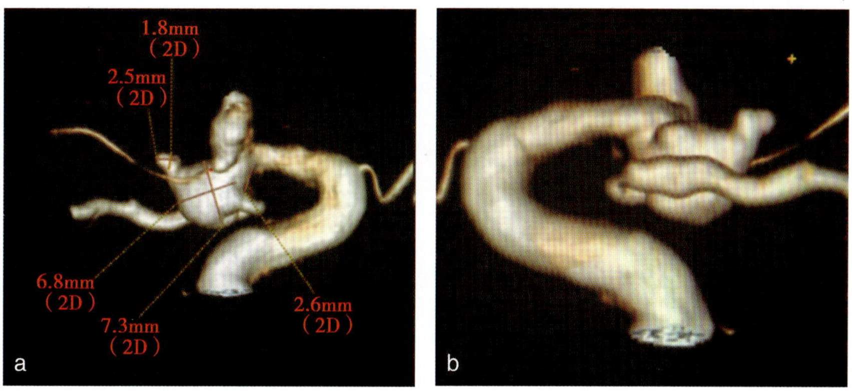

△ 图 21-2

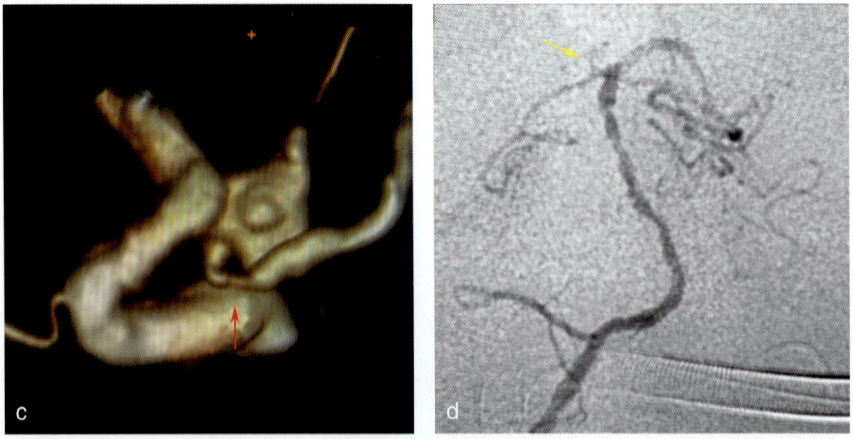

△ 图 21-2　术前 DSA

【术前讨论】

1. 破裂动脉瘤该做，怎么做？

医生：单纯栓塞吧？

患者：不能影响我的胚胎型大脑后动脉，必须保住！

医生：EZ 边支保护或是灯笼技术保护？

患者：我大脑后动脉离颈内八丈远，鞭长莫及！

医生：后交通里放个支架？

患者：我后交通重度狭窄，支架打不开！

医生：那你去开刀吧？

患者：我高血压，冠心病，虚岁 79 岁！

2. 分期处理，一期双导管栓塞，达到止血目的即可。微导管 1（绿色）头端不塑形，送至破裂子瘤开口处，微导管 2（蓝色）头端塑“C”形，送至瘤体中部，尽量避开后交通动脉侧成篮（图 21-3）。

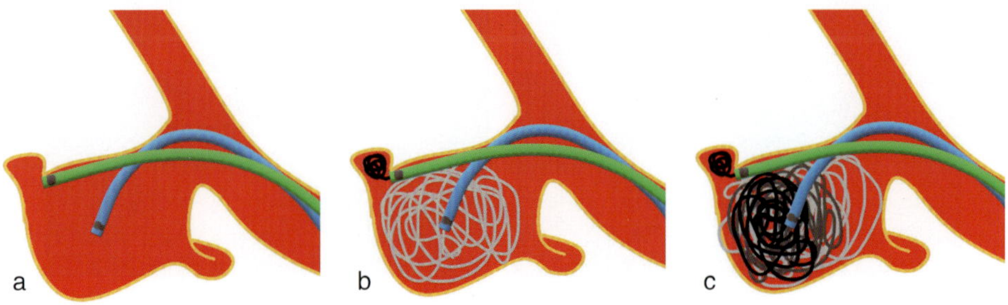

△ 图 21-3　手术方案示意图

【操作过程】

选取可显示子瘤和后交通动脉开口的工作角度［图 21-4（a）］；经微导管 1 送 2-4 柔软 2D 填塞圈填入子瘤，暂不解脱；经微导管 2 送入 8-30 成篮圈，通过反复调整导管张力及深浅（大概尝试 10 余次），使弹簧圈尽量避开后交通动脉发出侧成篮，保留大脑后动脉血流［图 21-4（b）］；在不影响大脑后动脉血流的前提下，适当增加动脉瘤后部的填塞密度［图 21-4（c）］；至子瘤及瘤体大部不显影后结束栓塞［图 21-4（d）］。

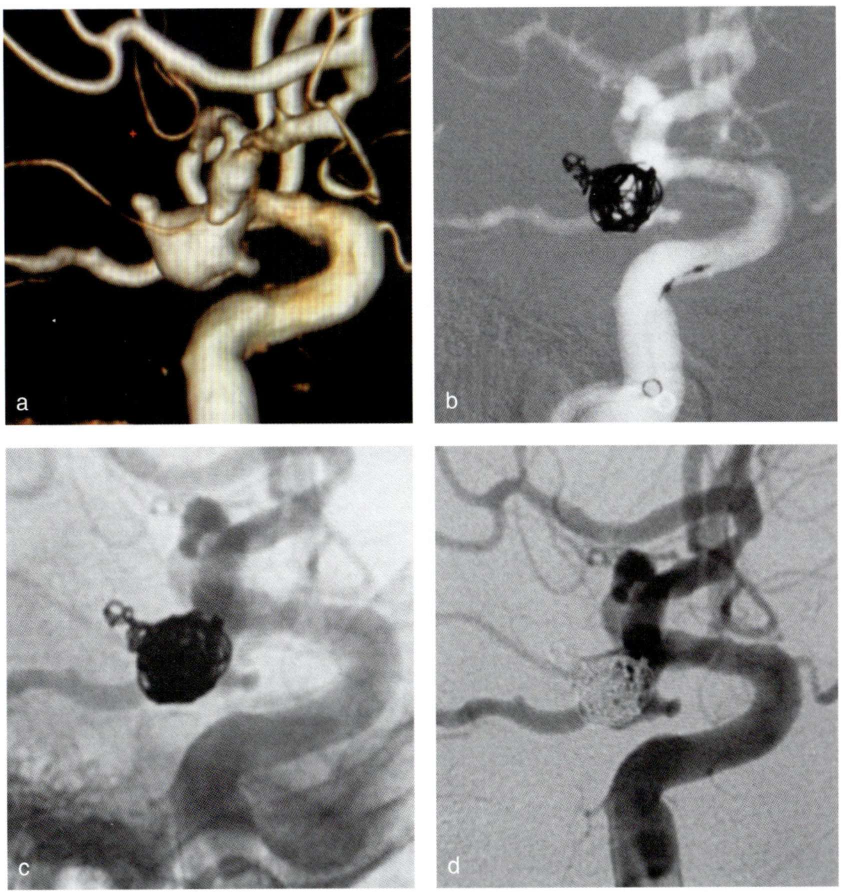

△ 图 21-4 手术操作过程

术后造影显示脑血流未受影响，RR 分级：3A 级（图 21-5）。

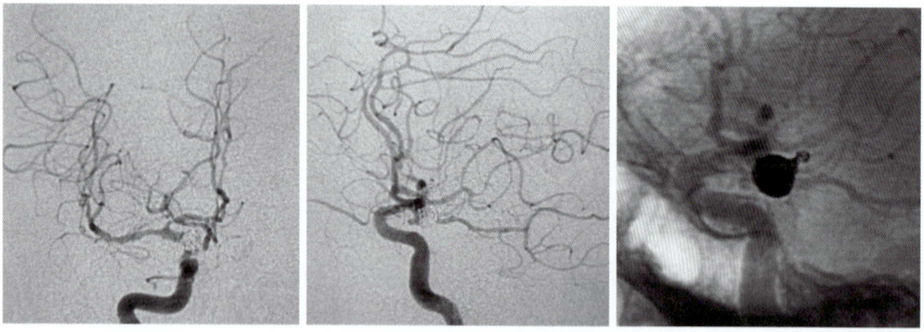

△ 图 21-5 术后即刻 DSA

【知识回顾与术者体会】

“后交通动脉瘤”较为严谨的说法应该称之为“后交通动脉相关性动脉瘤”，大体分为以下三类（图 21-6），A 型是真正意义上的后交通动脉瘤，由后交通动脉发出，临床上比较少见，B 型和 C 型属于颈内动脉交通段动脉瘤，B 型后交通动脉与瘤颈相邻，C 型后交通动脉自瘤颈或近端瘤体发出。

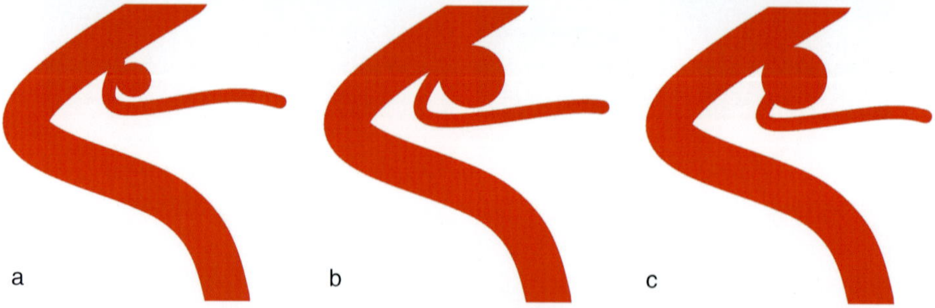

△ 图 21-6 后交通动脉瘤分型

a. A 型后交通动脉瘤；b. B 型后交通动脉瘤；c. C 型后交通动脉瘤

对于需要保留后交通动脉的动脉瘤来说，A 型比较少见，可当作侧壁动脉瘤来处理，通常需要应用较小的支架辅助；B 型最为多见，裸栓或者多种简单方法（导丝导管保护、灯笼技术、穹隆技术等）即可；对于发出点距离 ICA 较远的 C 型，处理起来比较复杂。未破裂动脉瘤可在后交通动脉内置入支架。如果不想或者不能使用支架，则需要严格控制弹簧圈的分布，可注意以下几点：①首圈要大（可按长径选），可实现弹簧圈的不规则分布，避开后交通动脉区域；②塑形要准，万一发生踢管随时可以跟进微导管；③耐心要足，推圈时要不断调整微导管深浅，观察弹簧圈的分布，如累及后交通动脉区域，要撤出再来。

材料学的发展让神经介入手术变得简单而有效，但总有一些“冥顽不灵”的病变，偏偏要把所有安全可靠的道路统统堵死，而这时候，唯一能够信赖的也只有技术了。

【他山之石】

子囊要不要填？这在动脉瘤的栓塞手术过程中是一个老生常谈的话题，我们要多维度地去分析：是否是破裂动脉瘤，瘤体能不能致密填塞，子瘤的大小形态如何，等等。具体到这个病例，子囊是一定要填的，即使要冒很大风险。原因是母瘤瘤体无法致密填塞，后交通动脉是个“烫手的山芋”。现在，请诸位考虑这样一个问题，假设这是个未破裂动脉瘤，处理方式还会是这样吗？假设变了，“要害”就变了，要解决的主要矛盾也就变了，这正是所谓的“具体问题具体分析”。

病例 22

不愠不火，事半功倍

2 例单纯球囊扩张大脑中动脉狭窄的长期随访

病例 1

【病例特点及术前影像】

患者男性，35 岁，痛风病史 10 年，1 个月前左侧内分水岭梗死，NIHSS：3 分。外院 DSA 显示左侧 M1 重度狭窄（图 22-1），予以双抗及强化降脂治疗 3 个月。

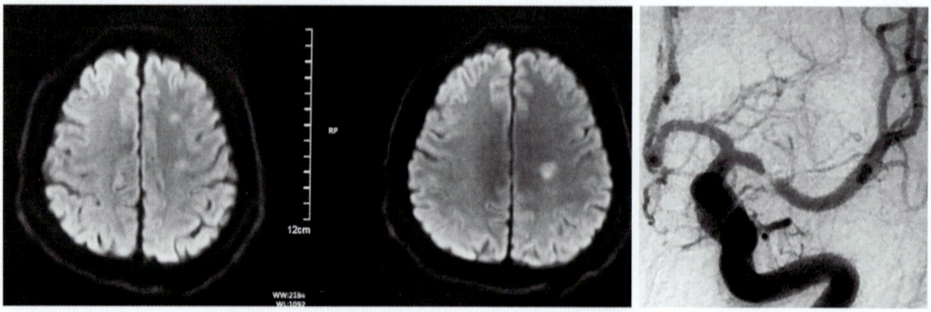

△ 图 22-1　术前 DWI 影像及 DSA

复查多模 MR，MRA 显示左侧 M1 重度狭窄［图 22-2（a）］；PWI 显示左侧半球循环时间稍延长［图 22-2（b）］；高分辨显示病变呈偏心性表现，可被强化［图 22-2（c）］。

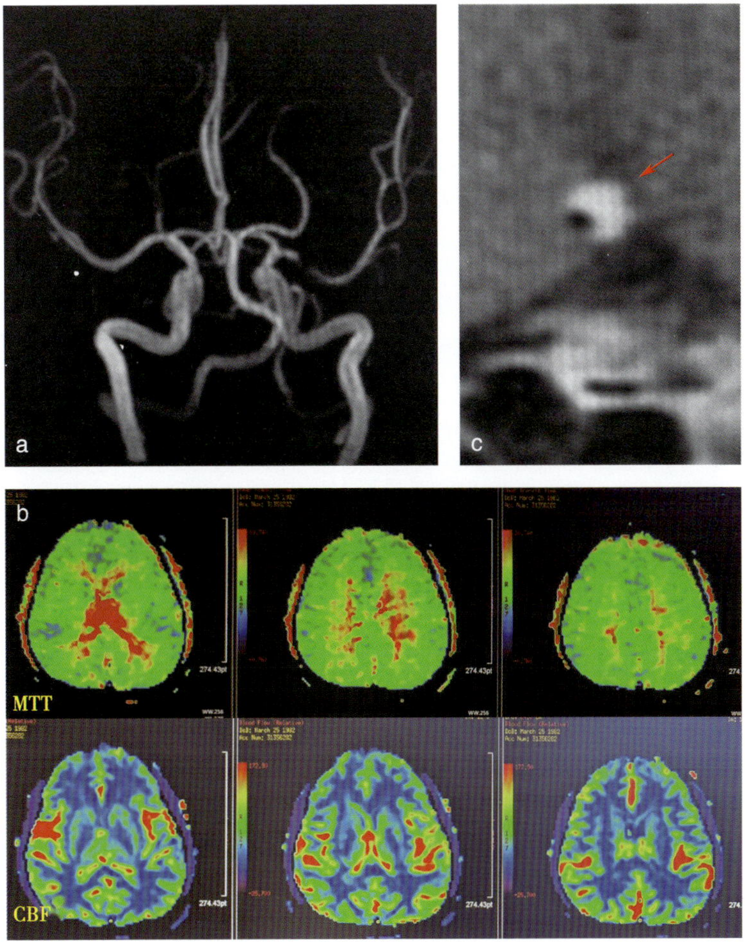

△ 图 22-2　术前多模 MR 影像

a. MRA 影像；b. PWI 影像；c. 高分辨影像

【诊疗经过】

考虑药物治疗后病情未能改善，但目前动脉粥样硬化危险因素不足，故考虑单纯球囊扩张，尽量不植入支架。

手术过程：全麻下予以球囊（赛诺 2.0-10mm）缓慢扩张（1atm/30s），观察 10min，前向血流良好，残余狭窄 <20%，术后造影显示血流明显改善（图 22-3）。

术后复查 MR：左侧边缘叶新发小卒中［图 22-4（a）］，MRA 提示狭窄较前明显改善，高分辨提示病灶强化消失［图 22-4（b）（c）］。予以继续双抗治疗 3 个月后改为单抗，他汀治疗维持 LDL-C<1.8mmol/L。

因疫情原因患者未能再次复查 DSA，长期 MRA 及 CTA 随访。最近一次复查（术后 3 年）CTA+CTP 显示管腔基本正常（图 22-5），予以停用阿司匹林及他汀治疗。

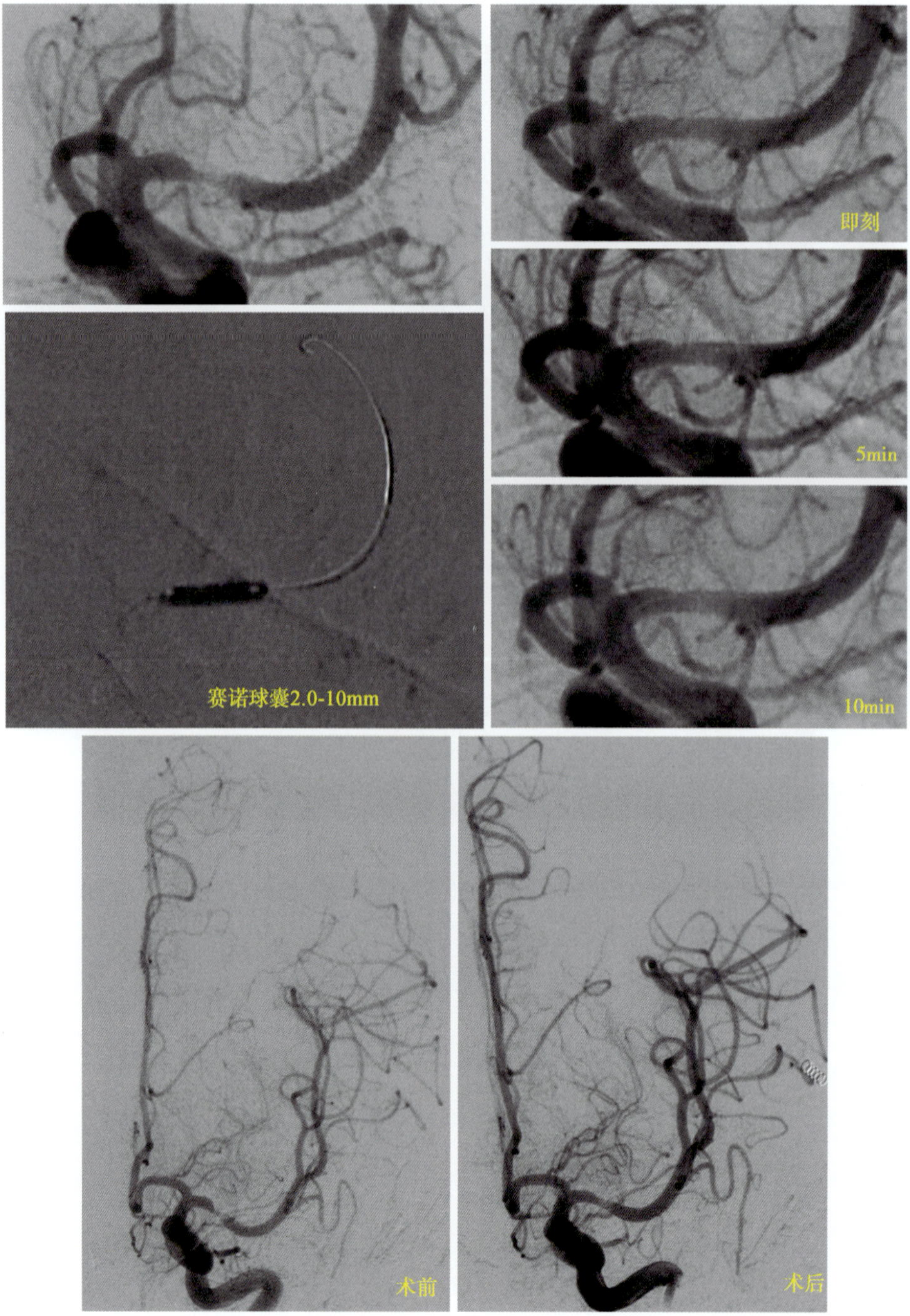

△ 图 22-3　术前、术中及术后即刻 DSA

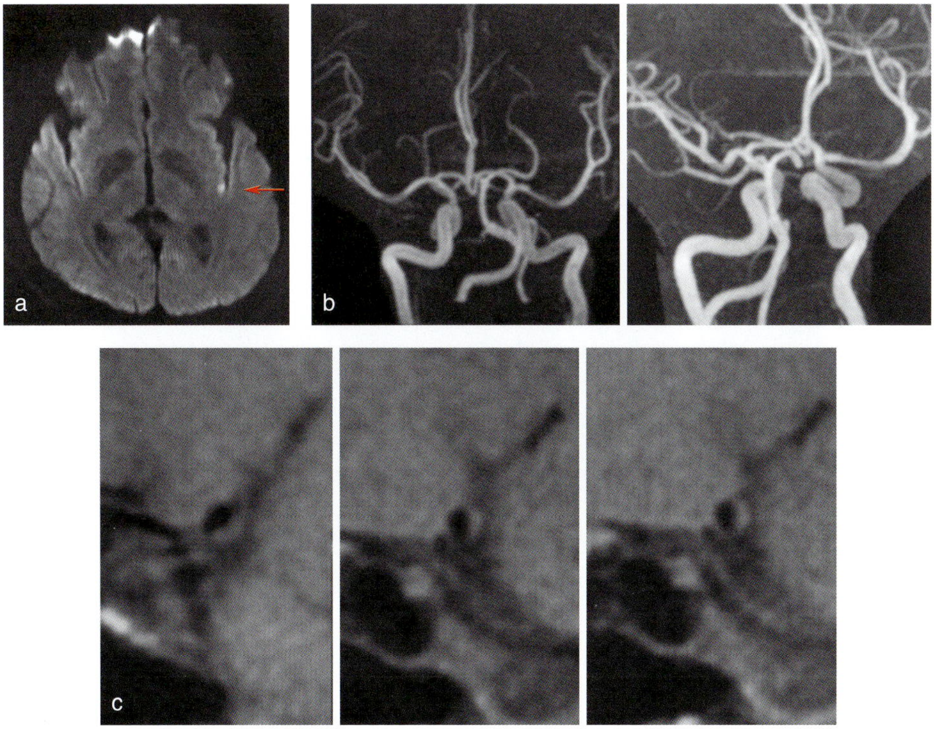

△ 图 22-4　术后多模 MR 影像

a. 新发小卒中；b. 狭窄改善；c. 病灶强化消失

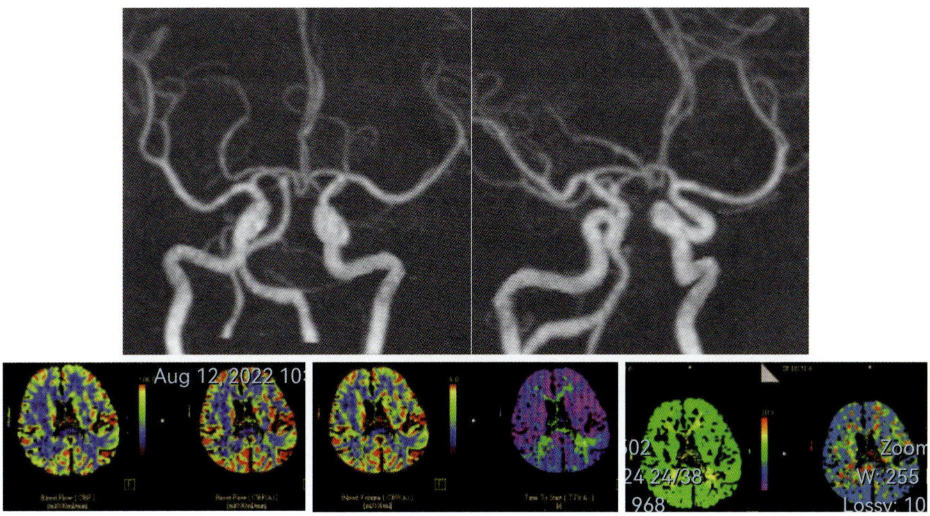

△ 图 22-5　术后 3 年复查 CTA 及 CTP

病例 2

【病例特点】

患者男性，36 岁，言语欠流利，NIHSS：1 分。无慢性病史。核磁影像提示：左侧半球后分水岭梗死，MRA：左侧大脑中动脉 M1 段重度狭窄（图 22-6）。

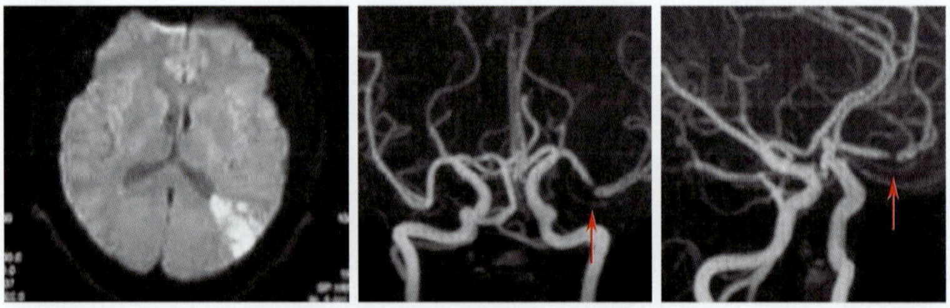

△ 图 22-6　术前 DWI 及 MRA

【术前评估】

DSA 提示左侧 M1 末端重度狭窄，PWI 提示左侧半球循环时间延长，左侧后分水岭区血流量下降，高分辨显示偏心性病变，可被强化（图 22-7）。

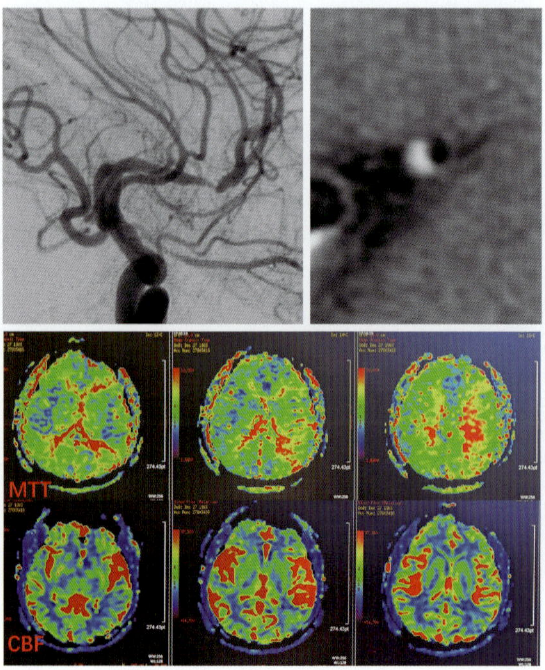

△ 图 22-7　术前 DSA 及多模 MR

【诊疗经过】

患者年轻，手术顾虑较大，予以强化药物治疗。3 个月后复查 MRA+CTP 提示药物治疗无改善（图 22-8）。后予以全麻下行球囊扩张术（具体方案同前），术后造影提示前向血流改善，残余狭窄 <20%。术后复查 PWI 提示循环时间正常（图 22-9）。

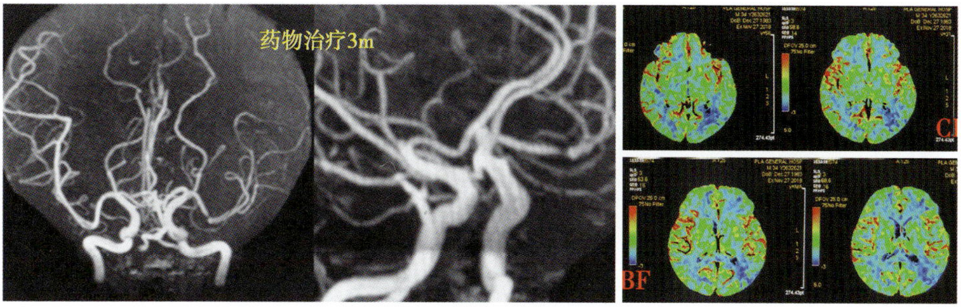

△ 图 22-8　药物治疗后 MRA 及 CTP

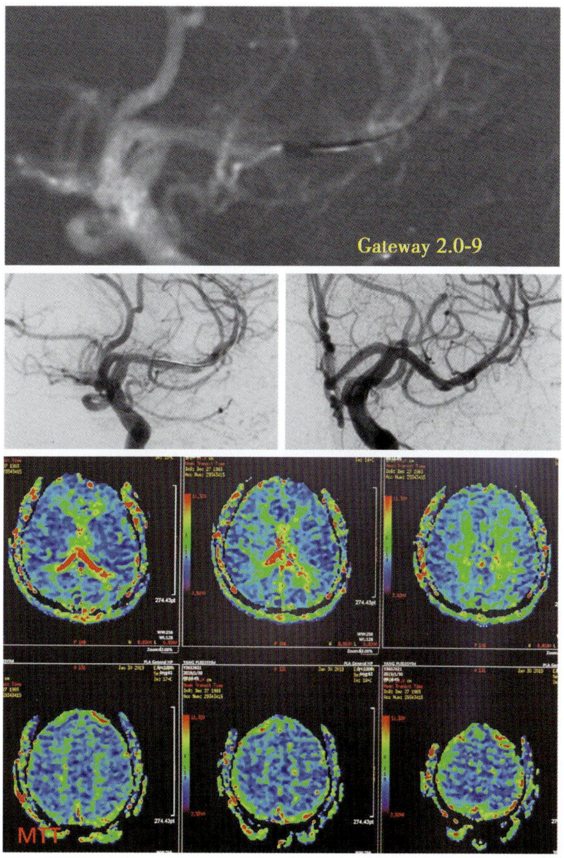

◁ 图 22-9　手术操作过程及术后 PWI

术后双抗治疗 3 个月后改为单抗，口服他汀控制 LDL-C<1.8mmol/L；术后 8 个月复查 DSA 提示血管愈合良好（箭头所示）；术后 30 个月复查 CTA 提示血管基本正常（图 22-10）。

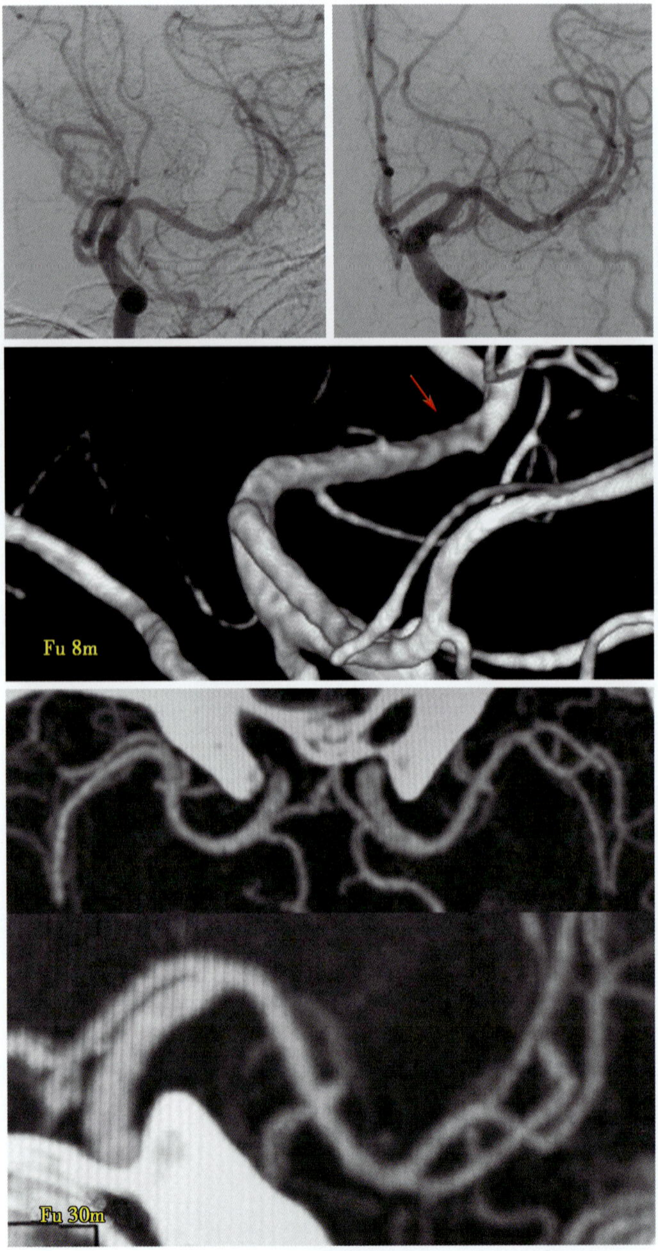

△ 图 22-10　术后 8 个月 DSA 及 30 个月 CTA

【知识回顾与术者体会】

这是两个相对完整的成功病例，病患和病变、治疗和转归都非常相似，所以放在一起讨论。无论从患者的年龄还是从基础疾病来看，这两个病例狭窄的原因都不是典型的动脉粥样硬化。通过对高分辨磁共振的分析，偏心型的强化病变虽然可能是不稳定的斑块，但也有可能是颅内动脉的夹层，病例 1 术后的高分辨提示强化信号消失，也是夹层闭塞的表现。自发性颅内动脉夹层的病因尚不清楚，发病诱因也多种多样，临床报道较少，多出自日韩两国，提示可能好发于东方人。形态上表现为动脉瘤的比表现为狭窄的更多见，且后循环明显多于前循环。非限制血流性夹层可予以观察，有缺血症状应予以药物治疗；而对于限制血流性夹层如何处理，目前尚无定论。病例 1 和病例 2 的狭窄程度都超过 70%，循环时间延长，属于限制血流性夹层，且病例 2 药物治疗 3 个月后未能改善；尽管两个病例短期内都没有再发卒中，但靠药物恢复正常管腔似乎机会渺茫，长期服药带来的未知风险与反复复查带来的心理压力都将降低患者的生活质量。因此，如果这种损害已经超过了介入治疗的风险，不妨放手一搏。

单纯球囊扩张是治疗 ICAS 病变的早期方法，由于材料的限制，效果不佳，后来补充了支架技术；SAMMPRIS 研究之后又重出江湖，并且拓展出了药物球囊技术。但如果考虑夹层性病变，球囊扩张术的原则是闭塞假腔，应尽可能接近原始管腔，但在富穿支的部位也可遵循亚满意扩张（≤ 80% 原始管腔）的原则，术后观察 10~20min，如果无限制血流的趋势，则可不予以植入支架(但要有植入支架的准备)。

如今说起颅内动脉狭窄，就不可避免地要提及 CASSISS 研究，先不说该研究对黄种人颅内动脉狭窄治疗的深远影响，单看其在 *JAMA* 杂志 157 分的影响因子就足够让人心生羡慕了，研究团队的“十年磨一剑”着实厉害。尽管遭遇了 SAMMPRIS“滑铁卢”，但颅内动脉狭窄介入治疗在国内从未有过丝毫的迟滞，国内的神经介入医生并不认可该研究 14.7% 并发症率的结果。CASSISS 研究显示了国内的数据，在经验丰富的中心，围术期并发症率不足 4.3%；尽管在预防卒中方面，介入治疗没有显示出优势，但至少证明了这一治疗的安全性，也许在经过适应证细化后，终会有阳性结果的一天。

【他山之石】

阳性结果来了。由缪中荣教授发起的一项探索单纯球囊扩张联合强化药物治疗是否优于强化药物治疗症状性颅内动脉狭窄的临床研究前不久在 *JAMA* 上发表了其阳性结果。BASIS 是迄今唯一一项证实血管内治疗优于强化内科治疗症状性颅内动脉狭窄的多中心随机对照研究。BASIS 研究使用的技术是老技术，球囊是裸球囊，为什么能够取得阳性结果呢？研究团队做出了解释，其中包括：亚满意扩张，适应证的细化，手术时机的选择。这两个病例是在 BASIS 结果出来之前发表在“燕山介影”上的，我们用实在的临床病例印证了 BASIS 的可行性和可信度。“成功不必在我，而功力必不唐捐。”

病例 23

力从地起，拳由心发

导丝悬吊技术治疗弓上动脉起始部狭窄

【病例特点及术前影像】

患者男性，71 岁，反复头晕 1 年余，加重 1 个月。术前 DSA 影像显示。右侧锁骨下动脉起始部重度狭窄，右侧椎动脉起始部闭塞；左侧椎动脉自主动脉弓发出，起始部狭窄；左侧后交通开放（图 23-1）。

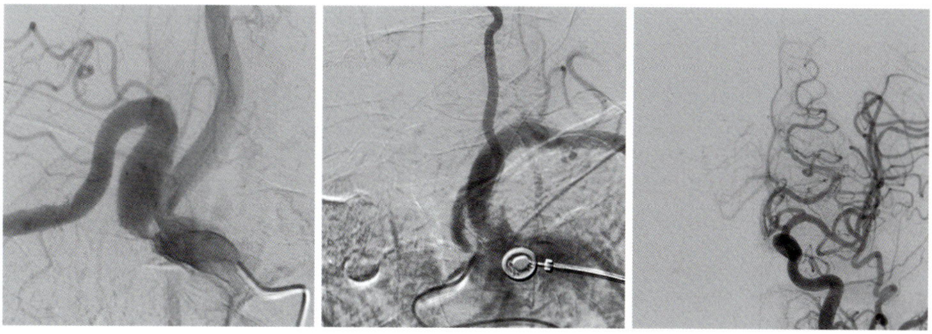

△ 图 23-1　术前 DSA

【术前讨论】

1. LV1 重度狭窄为责任病灶，有介入治疗指征；右侧锁骨下动脉虽然有狭窄，但 RV1 闭塞，右上肢无缺血症状，可暂不处理，临床及影像随访。

2. LV 起自主动脉弓，导引导管在主动脉弓上无稳定支持，可予以导丝悬吊辅助（图 23-2）。

3. 悬吊导丝选择 V-18 导丝，并行 SD 5-15mm 支架需使用 8F 导引导管内腔。

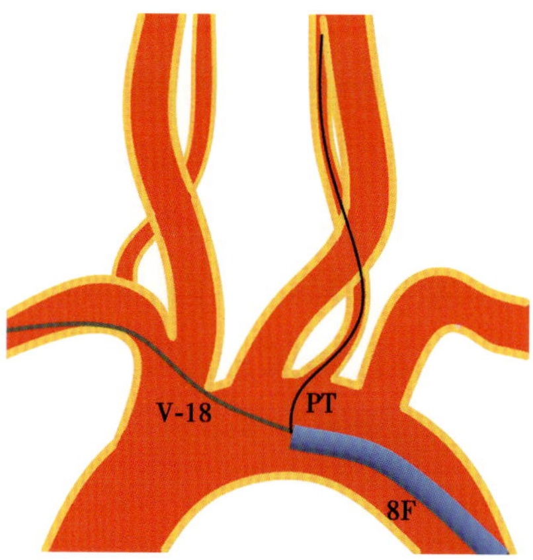

△ 图 23-2　手术方案示意图

【操作过程】

以 V-18 导丝置于右侧腋动脉稳定导引导管［图 23-3（a）］，PT 导丝塑形后超选左侧椎动脉，路图及“冒烟”联合确定狭窄位置后予以 2.5-15mm 预扩张［图 23-3（b）］，后置入 SD 5-15mm 支架，准确定位后释放，造影提示支架位置良好，远端血流通畅［图 23-3（c）（d）］。

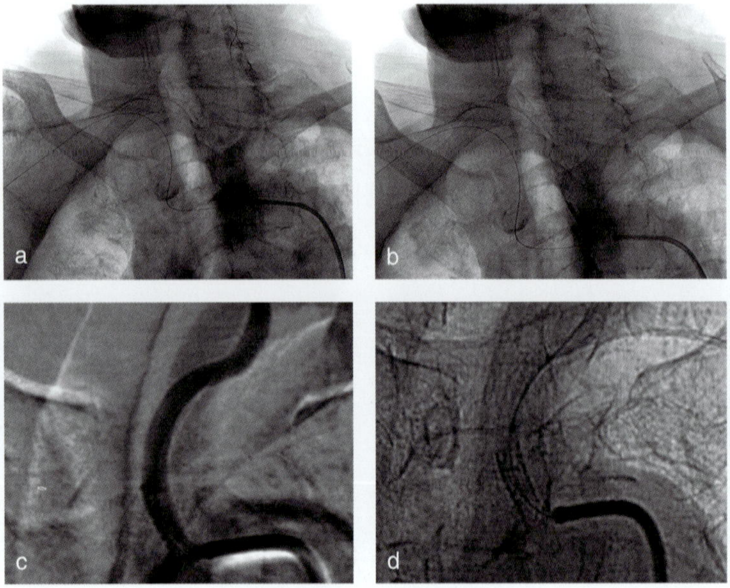

△ 图 23-3　手术操作过程

【知识回顾与术者体会】

主动脉弓上方发出动脉起始部狭窄并不多见，在这些方面可能血管外科的医生更有经验（胸主动脉覆膜支架常常会覆盖弓上血管）。大多数神经介入医生的培养都是从上导引导管开始的，如何找到一个稳定的支撑是所有治疗的开始。除了提供支撑，实时推注造影剂提供定位，也是使用导引导管的主要目的。将一根导丝旷置于安全的锁骨下动脉或颈外动脉，可以使停留在主动脉弓或是较低位置的导引导管更加稳定，用以应对颈总动脉起始部狭窄和单发椎的处理（图 23-4）。

导丝悬吊技术是加强导引导管稳定性的一种常用方法，其实并没有什么技术含量，但一些初学者往往缺乏这方面的意识。类似这样的细节并不少见，比如在没有多功能导管的情况下使用两根泥鳅导丝代替；在低位导引导管做

CAS 时，将一根泥鳅导丝置于颈外动脉以获得较高的支撑（视频 23-1），等到球囊扩张完毕后提升导引导管，在支架置入前予以撤出。两根导丝的方向不一致，有时也会适得其反，比如图 23-4 左，导引导管被悬吊导丝牵引后，会远离 RV1，在扩张释放支架时，导引导管无法接近椎开口予以支撑，有可能导致支架下坐进锁骨下动脉；可在支架到位后，撤下悬吊导丝，恢复锁骨下动脉原有的解剖形态，跟进导引导管顶住支架。

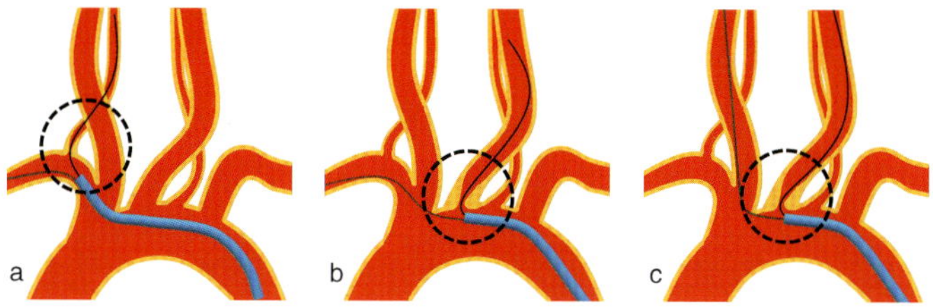

△ 图 23-4　导丝悬吊方法示意图

何时增加导丝，何时撤下导丝，要做到灵活运用、举一反三，除了经验的积累之外，各种耗材的基本参数，如内径、外径、长度等也应该了然于胸。

【他山之石】

又是悬吊。文章介绍了 V-18 导丝腋动脉悬吊导引导管治疗左侧单发椎开口狭窄的过程和方法，相对少见。其实，我们更常用的是 V-18 导丝颈外动脉悬吊导引导管治疗同侧颈动脉狭窄。一根不行用两根，两根 V-18 导丝都可以并行颈动脉支架在 8F 导引导管内。悬吊技术是稳定导引导管以处理复杂弓上病变的不二法门，是神经介入大夫必须掌握的一项技术。作者把标题定为“力从地起”，强调的应该是导引导管的支撑力，与文章主题讲的是同一件事；而“拳由心发”，可能强调的是术者的专注力吧。

视频 23

泥鳅导丝悬吊病例

病例 24

寸积铢累，千里易举

慢性颈内动脉闭塞的开通

【病例特点及术前影像】

患者，男性，52 岁，2 个多月前无明显诱因出现左侧口角歪斜，无肢体活动不利，无右眼黑蒙、视物模糊等，无头面部及肢体麻木。就诊于当地医院，行头颅 MR，提示右侧侧脑室旁、右侧额顶叶急性梗死灶。头颅 CTA 提示右侧颈内动脉闭塞。予以抗血小板、他汀及改善循环等治疗后症状缓解。既往有高血压、长期大量吸烟史，1 年前体检查颈部血管超声未见异常。

外院造影，提示右侧颈内动脉起始部闭塞，右侧颈外动脉通过眼动脉向右侧颈内动脉颅内段代偿［图 24-1（a）］；右侧后交通动脉开放，后循环通过右侧后交通动脉向右侧大脑中动脉供血区代偿供血［图 24-1（b）］；前交通动脉开放，通过前交通动脉向右侧大脑前动脉代偿供血［图 24-1（c）］。

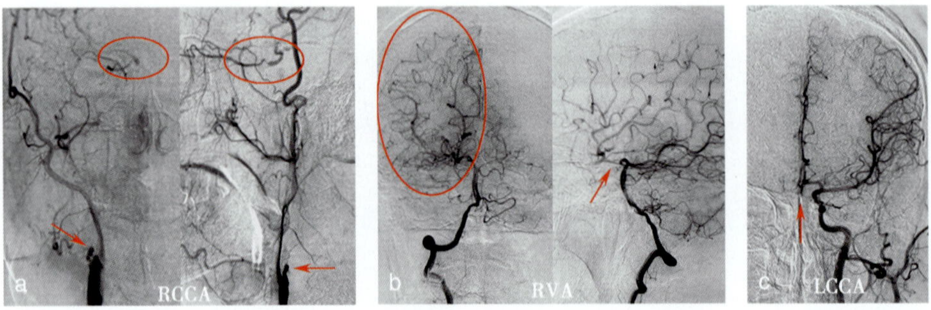

△ 图 24-1 术前 DSA

a. 右侧颈动脉造影；b. 椎动脉造影；c. 左侧颈动脉造影

入院后复查头颅磁共振平扫 + 灌注，显示右侧侧脑室旁亚急性梗死，右侧大脑半球 CBF 大致正常，CBV 轻度升高，MTT、TTP 明显延长，提示代偿不足（图 24-2）。右侧颈内动脉高分辨率磁共振成像显示：患者右侧颈内动脉床突段存在重度狭窄，而闭塞段主要在颈段，其他节段管腔内为慢血流

（图 24-3，视频 24-1）。

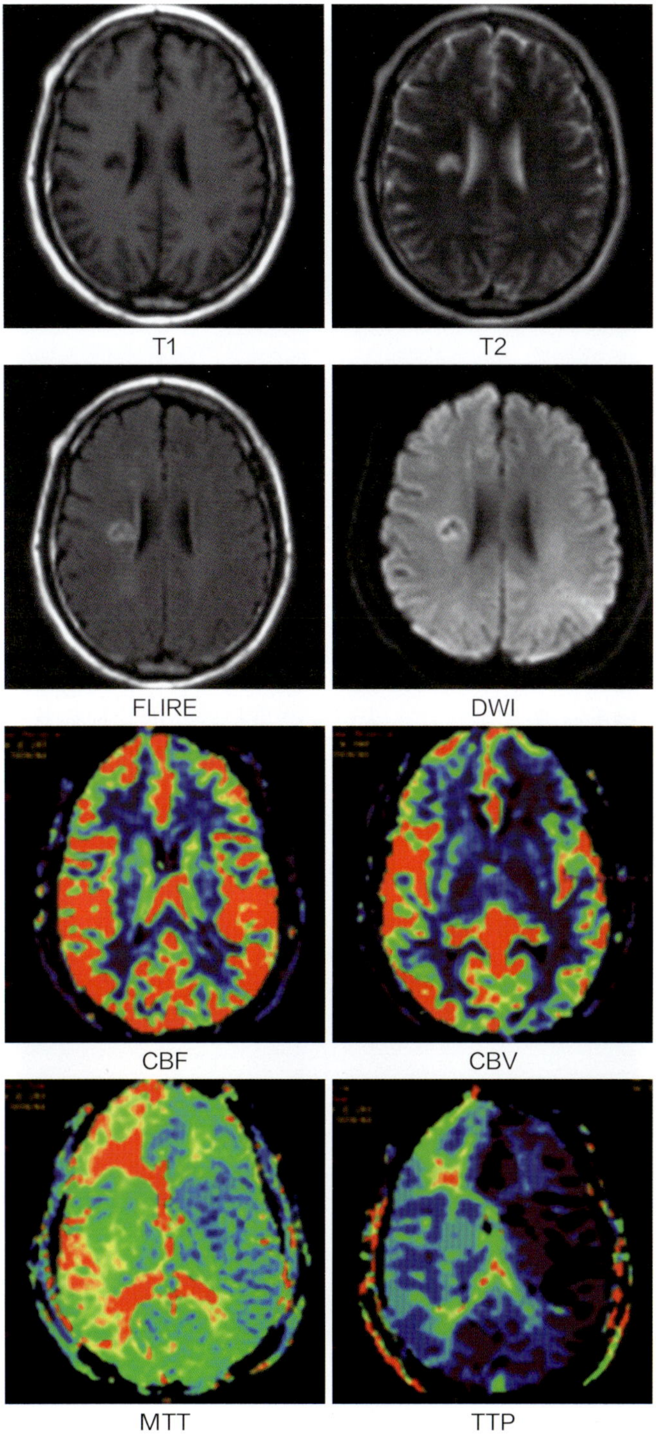

△ 图 24-2　术前多模 MR

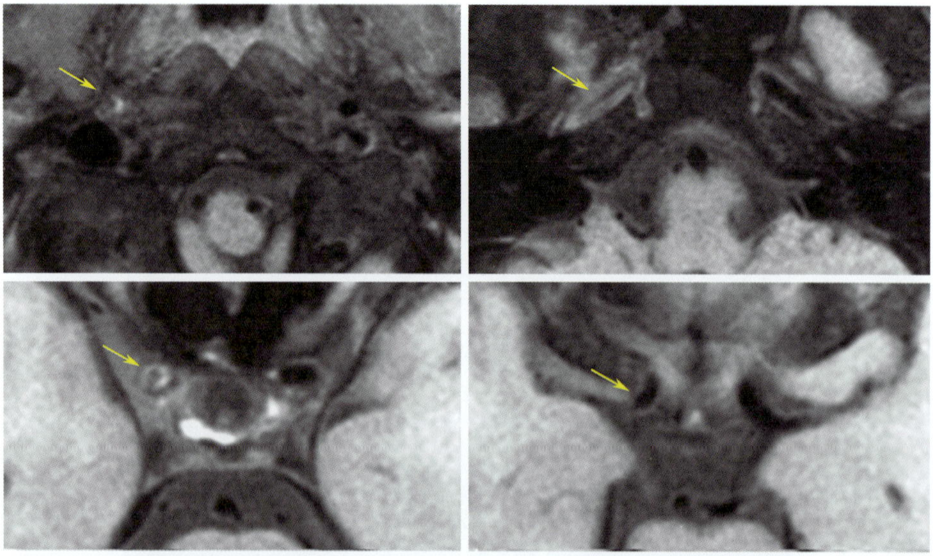

△ 图 24-3 术前高分辨 MR

【术前讨论】

1. 患者右侧颈内动脉闭塞，右侧大脑中动脉供血区出现新发梗死，由于患者存在 Willis 环、眼动脉代偿，未引起严重神经功能缺损症状；然而脑灌注磁共振提示右侧颈内动脉供血区灌注时间明显延长，提示存在灌注不良，有手术指征。

2. 患者 1 年前颈动脉超声未见异常，考虑闭塞时间在 1 年内，结合患者近 2 个月出现症状，考虑闭塞出现在 2 个月左右，结合患者高分辨磁共振，该患者存在 2 处病变，一处位于颈段，是主要引起闭塞的病变；另一处位于床突段，为重度狭窄，均需介入干预。

手术器材：

泥鳅导丝；

8F 导引导管；

4F MPA 导管；

V-18 导丝；

Renegade 微导管；

PT-2 导丝；

Spider 保护伞；

6F Navien 中间导管；

Headway 17 微导管；

Synchro-14 微导丝；

Transend 300 微导丝；

球囊：Trek 2.5-20、Invatec 4.0-30、Gateway 2.0-15；

支架：Wallstent 7.0-50、Wingspan 3.5-15、Apollo 3.0-15、Apollo 4.0-15。

【操作过程】

1. 将 8F 导引导管置于右侧颈内动脉进闭塞处支撑，先后用泥鳅导丝 +4F MPA 导管、PT-2 导丝 +Renegade 微导管 +4F MPA 导管尝试开通，均未成功，颈内动脉起始部斑块较硬。后更换 V-18 导丝，通过 8F 导引导管 +4F MPA 导管 +Renegade 微导管 +V-18 导丝组合，终于成功通过颈段闭塞处，沿 V-18 导丝将 Renegade 微导管送至右侧颈内动脉海绵窦段造影（图 24-4）。

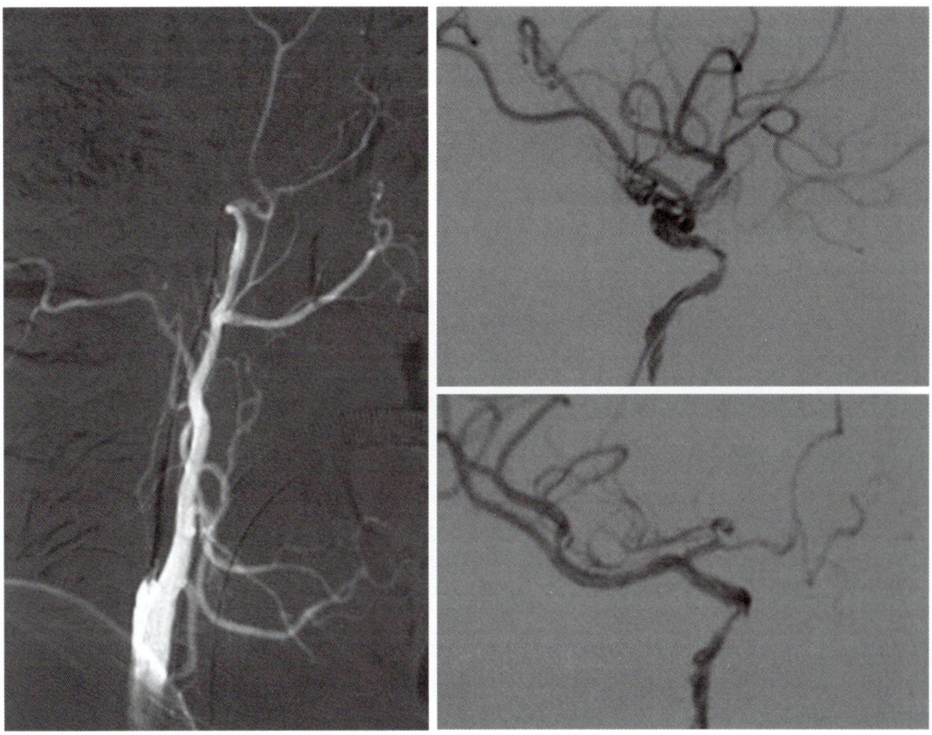

△ 图 24-4　术中通过 C1 段后 DSA

2. 沿 Renegade 微导管交换 Transend 300 导丝后，先用 Trek 2.5-20 球囊对颈段闭塞处进行预扩，后置入 Spider 保护伞于岩骨段，沿保护伞导丝送入 Invatec 4.0-30 球囊分段对颈内动脉颈段进行扩张（图 24-5）。

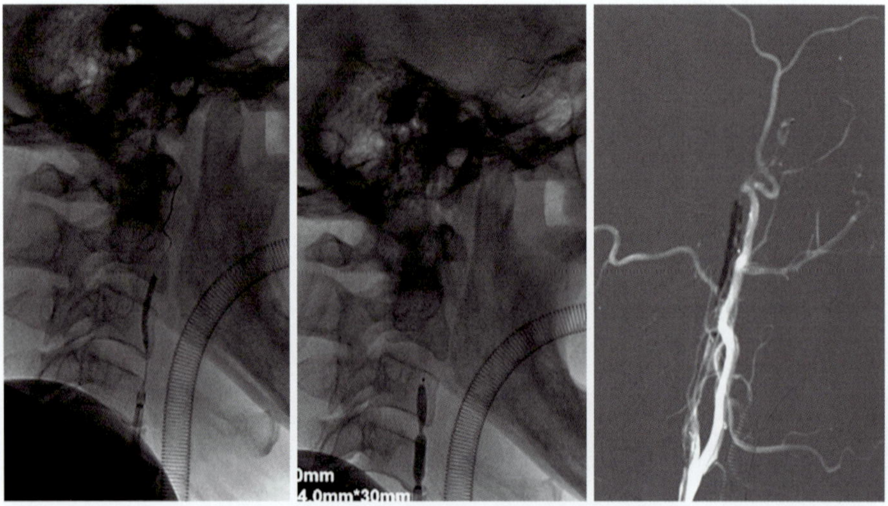

△ 图 24-5 植入保护伞后球囊扩张

3. 扩张后复查造影，闭塞段仍未显影，沿保护伞导丝送入 6F Navien 中间导管至岩骨段，通过 Navien 造影远端无明显正向血流，遂置入 Wallstent 7.0-50 支架于右侧颈内动脉（图 24-6）。

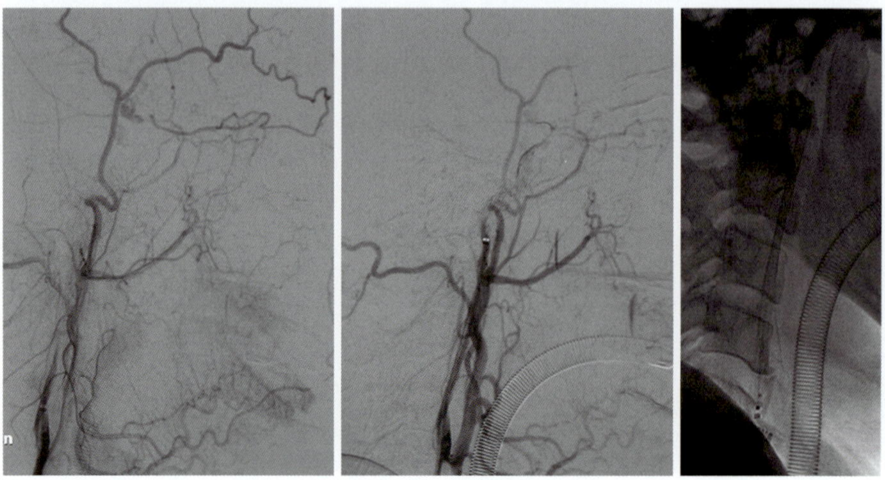

△ 图 24-6 扩张后植入支架

4. 颈段支架置入后造影，远端颈内动脉仍未见显影，沿保护伞导丝置入 6F Navien 中间导管通过支架后造影，可见支架远端颈动脉夹层，床突段重度狭窄（图 24-7）。

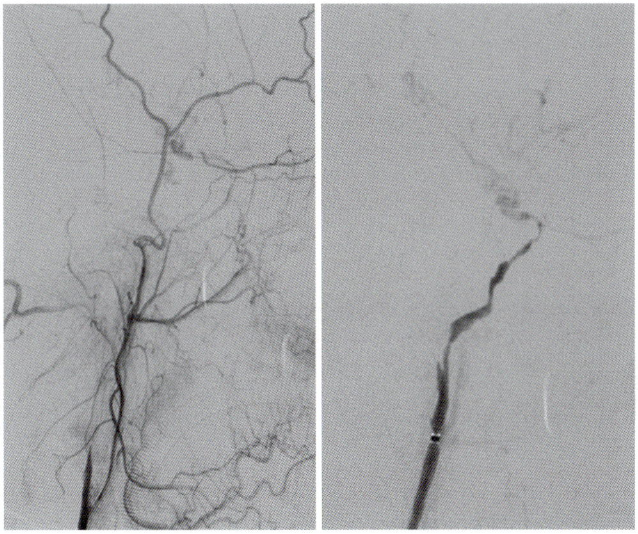

△ 图 24-7　支架远端狭窄 DSA

5. 沿 Navien 导管回收保护伞，在 Synchro-14 微导丝引导下将 Headway 17 微导管置于右侧大脑中动脉 M2 远端，交换 Transend 300 微导丝后，常规操作，Gateway 2.0-15 预扩张床突段狭窄处，由远及近依次置入 Wingspan 3.5-15、Apollo 3.0-15、Apollo 4.0-15 三枚支架（图 24-8）。

6. 术后复查造影及 VASCO CT，支架位置良好，支架内管腔通畅，远端灌注良好，右侧大脑前动脉显影，右侧眼动脉血流恢复正向（图 24-9）。

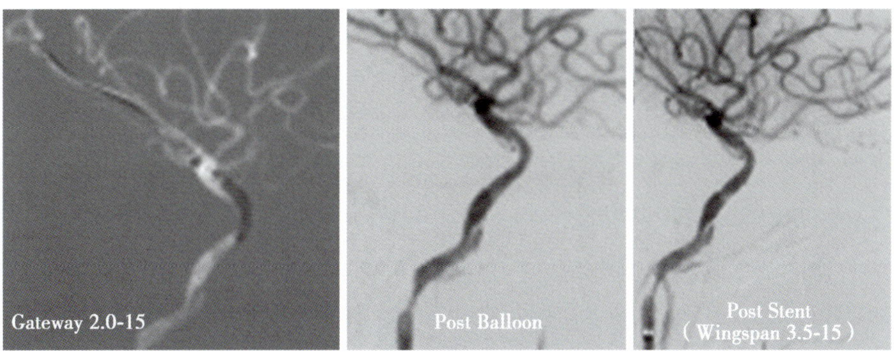

△ 图 24-8

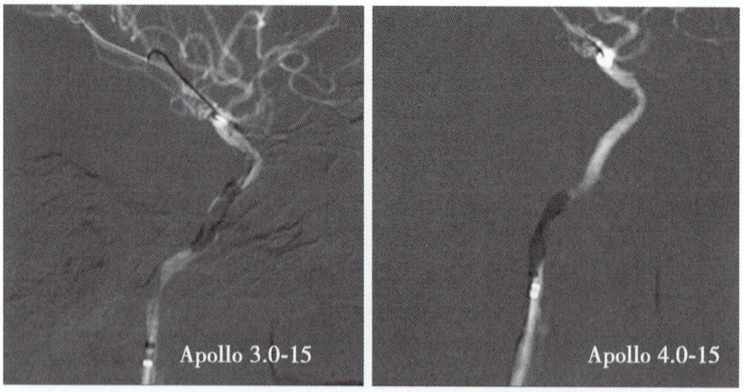

△ 图 24-8　序贯植入多枚支架过程

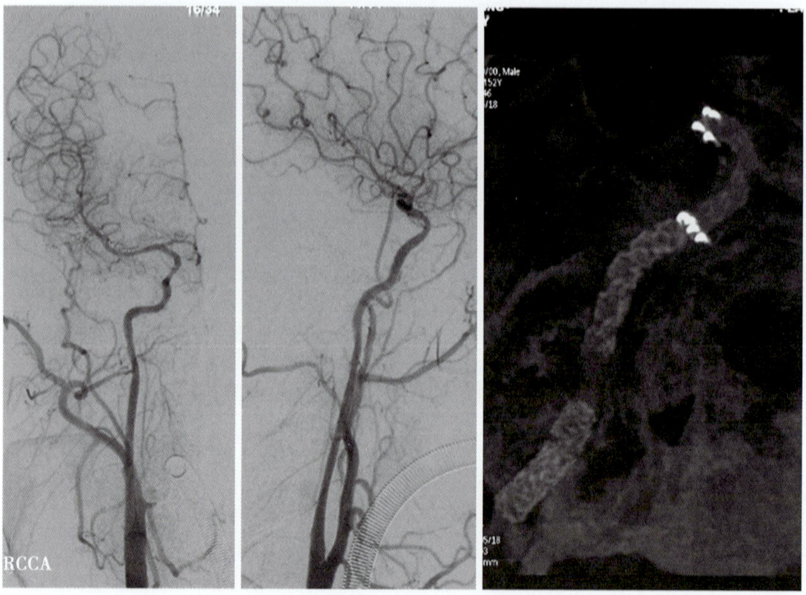

△ 图 24-9　术后即刻 DSA 及 Vaso CT

【术者体会】

颈内动脉闭塞（internal carotid artery occlusion，ICAO）是引起缺血性卒中的主要原因之一，通常认为闭塞时间超过 4 周的称为慢性颈内动脉闭塞（chronic internal carotid artery occlusion，CICAO），无症状的 CICAO 卒中复发率低，有短暂性脑缺血发作（transient ischemic attack，TIA）或者轻型卒中者的年复发风险为 5%~6%，如果存在血流动力学障碍，发生卒中的风险可能更高。

1. 根据术前造影及高分辨率磁共振成像结果，考虑患者存在 2 处病变，颈段病变是造成闭塞的主要原因。拟先行颅外段支架置入术，如颅外段支架置入后前向血流恢复，则二期行床突段血管成形术，既能够改善患者灌注，又可在远端狭窄处适当阻挡血流，防止术后过度灌注出现。如近端支架术后前向血流仍不能恢复，用中间导管回收保护伞，通过近端支架完成颅内血管成形术。

2. 该患者颈段闭塞处斑块较硬，在普通导丝尝试通过闭塞病变失败后，更换为 V-18 导丝，但 V-18 导丝较硬，颅内操作损伤血管的风险大，所以通过病变后可沿微导管交换较软的微导丝置于病变远端进行下一步操作。开通近端闭塞时，使用“导引导管 + 多功能 + 微导管 + 微导丝”的金字塔形结构能提供更好的支撑。

3. 颈内动脉慢性闭塞多数存在 2 个“堵点”，术前的高分辨磁共振能很好地鉴别闭塞段管腔内的原位狭窄、慢血流或血栓成分，本例患者狭窄点主要在床突段和颈段，之间管腔通畅，操作中也发现微导丝、微导管在通过颈内动脉起始部闭塞后，前进无明显阻力，可轻松将微导管送至海绵窦段，通过微导管造影也证实了从岩骨段至海绵窦段管腔通畅，是由于近端闭塞而导致管腔塌陷。由此确定了先行颈段支架置入、再处理颅内段狭窄的治疗策略。

【他山之石】

在介入领域流传这样一句话：搞神经介入，方向永远比力量重要。在慢闭开通的手术中，这句话不仅仅指寻找真腔、不要误入夹层的问题，还指的是适应证的问题。该做的病变没做成功固然遗憾，但不该做的病变一旦失误，有可能成为事故。回顾动脉狭窄的介入治疗史，狭窄率从 50% 拓宽到 100%，但是适应证的范围却越来越窄；我们不怕砥砺前行，只怕违背“预防卒中”的初心。颈动脉慢闭开通的难度要远高于 CAS，术者须具备较为丰富的治疗经验，术前的影像评估应多多益善，不可全靠临场随机应变。成功的经验千篇一律，失败的原因五花八门。

视频 24
高分辨磁共振
冠状位扫描

病例 25

谋定而后动

球囊闭塞试验指导下的右侧大脑中动脉（额顶升分支）蛇形动脉瘤弹簧圈闭塞术

【病例特点及术前影像】

患者，男性，74 岁，外院行冠脉支架治疗期间发现右侧大脑中动脉动脉瘤，经 DSA 检查可见右侧 MCA 分支梭形扩张，考虑大脑中动脉 M2 段蛇形动脉瘤，未予特殊诊治（图 25-1）。

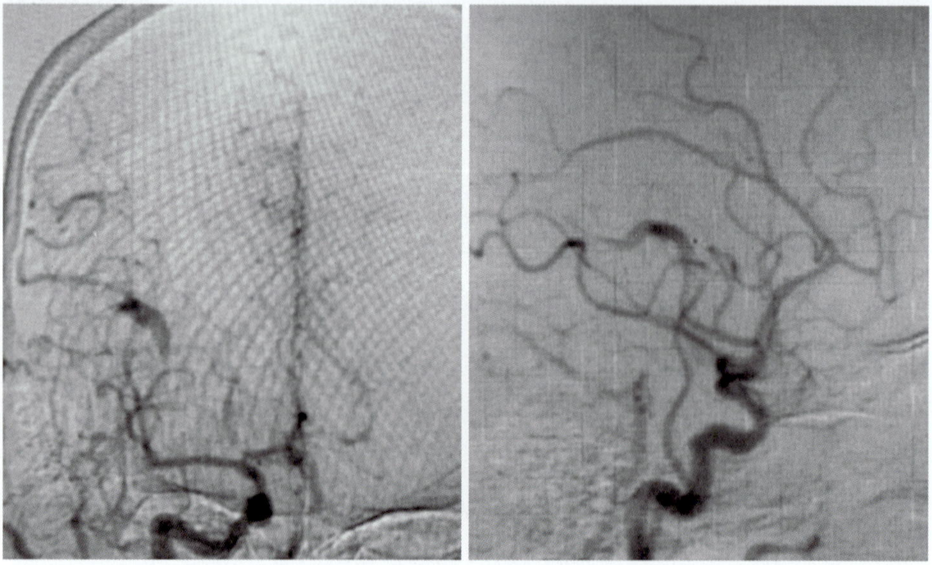

△ 图 25-1　术前右侧颈内动脉 DSA

术前 MR 提示右侧侧裂内占位，其内可见血栓信号（图 25-2）。复查 DSA 提示右侧大脑中动脉（额顶升分支）蛇形动脉瘤，与之前外院对比动脉瘤较前变化明显，静脉期滞留显著（图 25-3）。

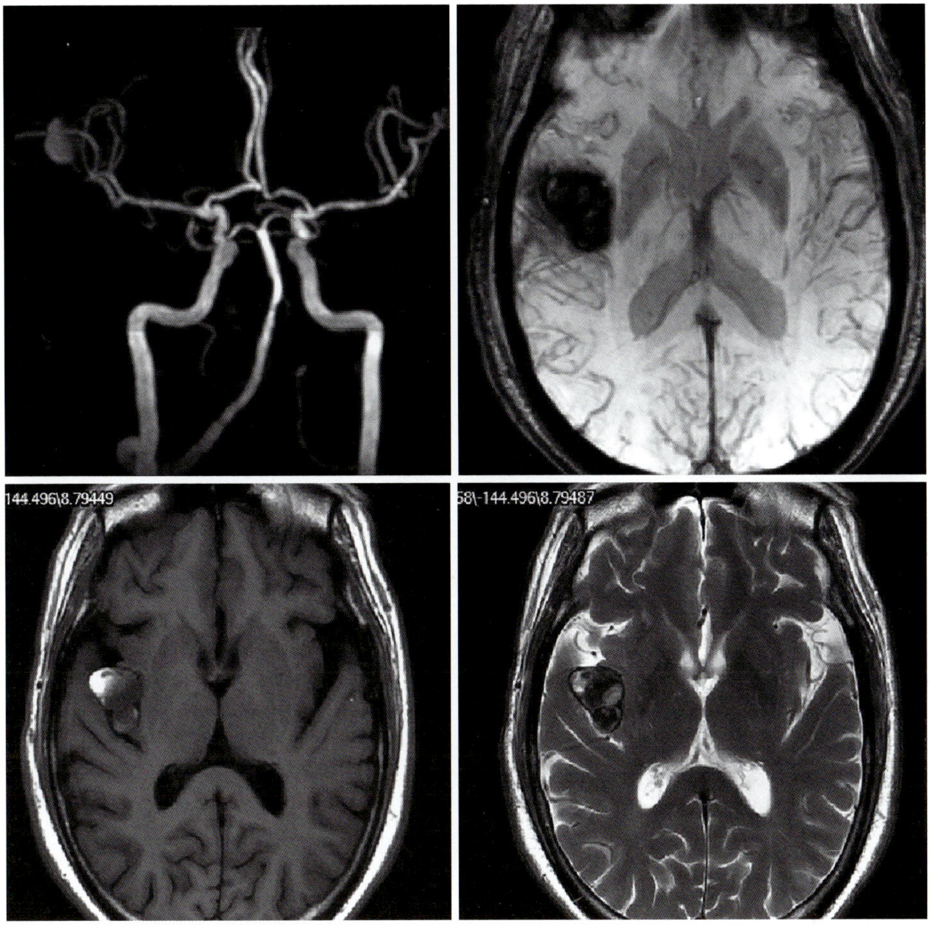

△ 图 25-2 术前 MR

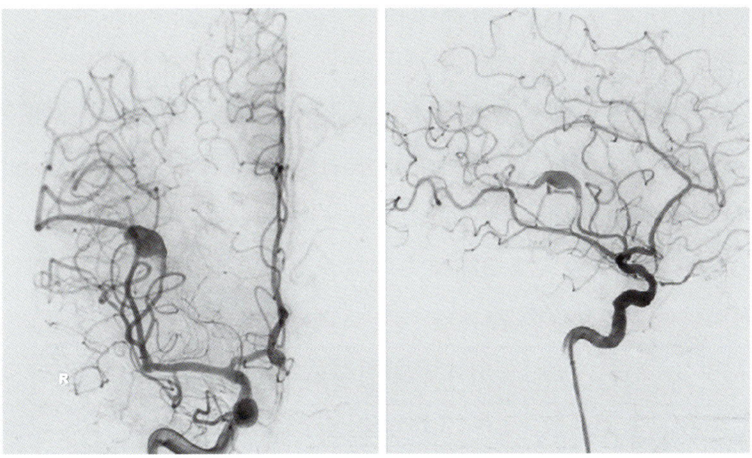

△ 图 25-3

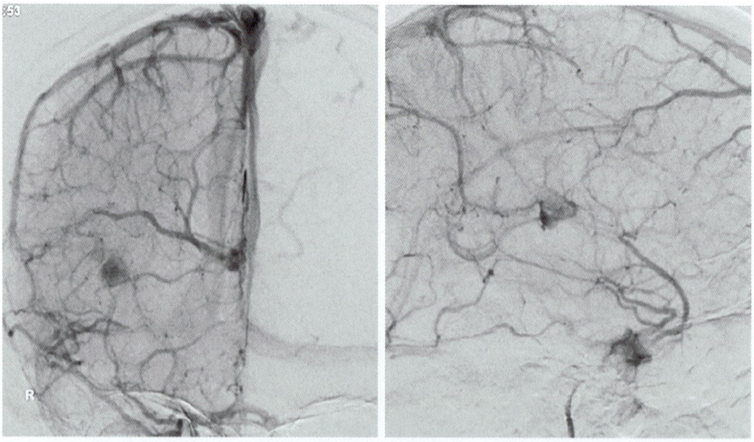

△ 图 25-3　复查右侧颈内动脉 DSA

【术前讨论】

1. 闭塞瘤腔　对于蛇形动脉瘤介入治疗，最为确切的方式是闭塞瘤腔及载瘤动脉，但本例患者为无症状性病变，且载瘤动脉位于大脑中动脉额顶升分支，闭塞动脉有可能造成永久性神经功能缺损，因此应在球囊闭塞试验（balloon occlusion test，BOT）阴性的情况下实施。

2. 支架辅助弹簧圈栓塞　在 BOT 阳性时，需要保留该动脉的供血，需要支架辅助，但由于瘤腔巨大，可能出现支架内陷的情况，可能需要串联两个支架，首选编织型 LEO baby 支架。

【操作过程】

球囊闭塞加强试验：在患者局麻清醒状态下将球囊（Scepter C 4.0mm × 10mm）置于右侧大脑中动脉（额顶升分支）蛇形动脉瘤开口处，缓慢充盈球囊封堵蛇形动脉瘤开口，行球囊闭塞试验，造影见蛇形动脉瘤未显影，10min 后观察患者无明显神经系统功能缺失体征，将收缩压由 150mmHg 降至 120mmHg，封堵观察 30min，其间患者曾出现一过性言语欠流利，但无明显肢体活动不灵等其他神经系统功能缺失体征，复查造影见蛇形动脉瘤封堵确切，远端供血可见侧支循环（图 25-4）。

由于 BOT 阴性，决定采用弹簧圈闭塞载瘤动脉。由于患者配合良好，全程采用基础麻醉，维持收缩压在 130mmHg 左右，填塞弹簧圈直至动脉瘤及载瘤动脉远端无显影，远端血供存在侧支循环部分代偿，结束手术。患者术中未出现明显神经系统功能缺失体征（图 25-5）。

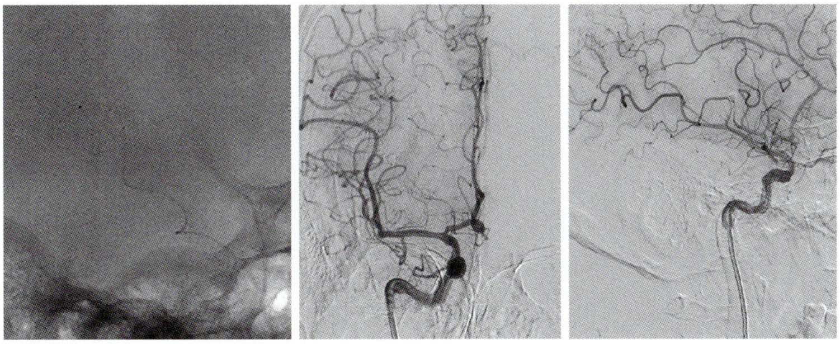

△ 图 25-4 BOT 实验过程

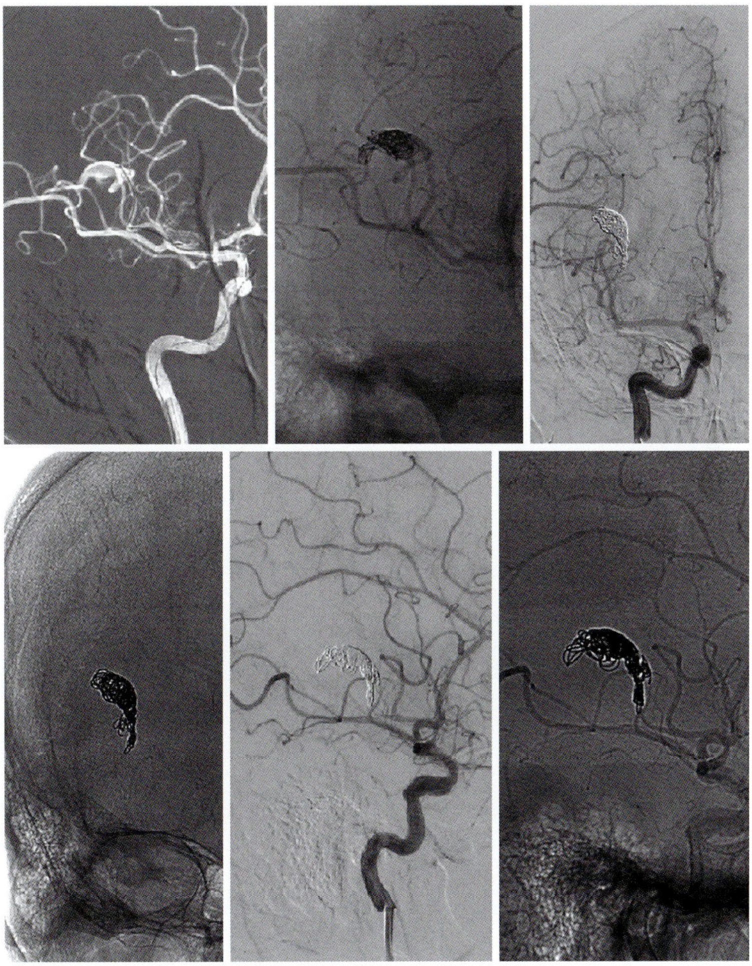

△ 图 25-5 手术操作过程

【术后及随访】

术后 24h 复查 CT，未见闭塞动脉区域内的梗死病灶（图 25-6）。

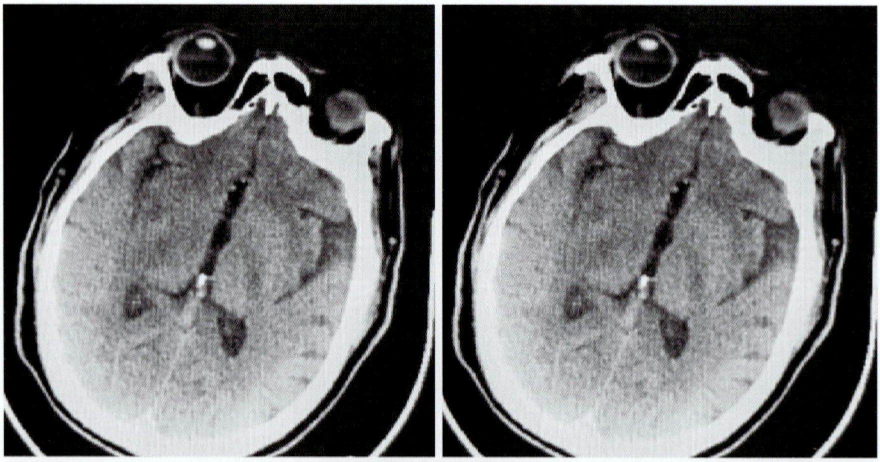

△ 图 25-6 术后 CT

8 个月后复查造影，未见动脉瘤复发，患者无任何不适（图 25-7）。

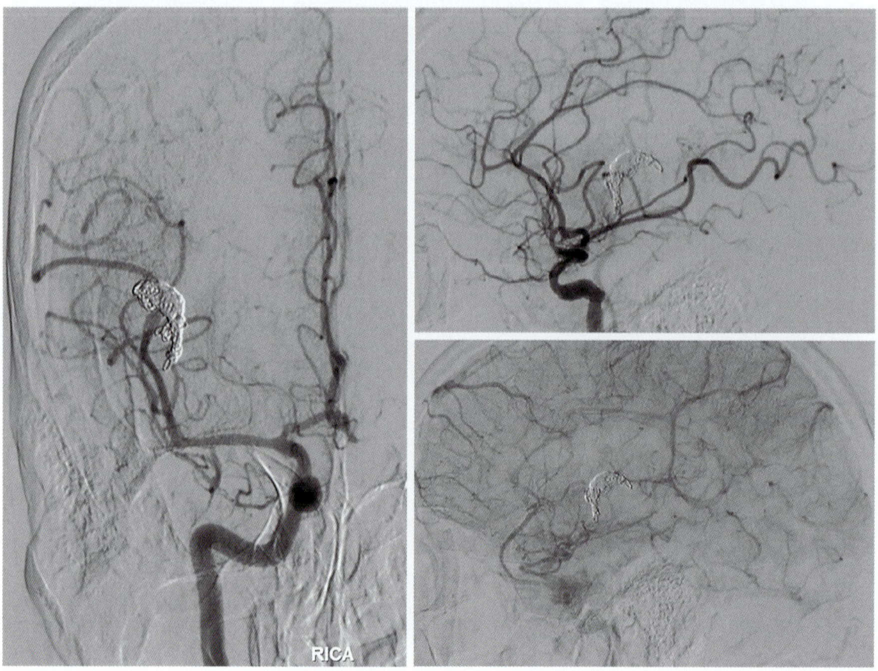

△ 图 25-7 术后 8 个月复查 DSA

【知识回顾及术者体会】

蛇形动脉瘤一般指瘤腔内有血栓形成的巨大延长扩张型动脉瘤，可能是内弹力层碎裂引起的渐进性病变。闭塞载瘤动脉为蛇形动脉瘤的首选处理方法，为了避免闭塞载瘤动脉后出现供血部位神经组织缺血性损害和永久功能缺失，应在患者清醒状态下行球囊闭塞试验。临时闭塞血管以观察功能变化的想法最早由美国外科医生 Rudolph Matas 在 20 世纪初期提出，所以闭塞试验有时被称为 Matas 试验。使用血管内球囊可以在可控的情况下可逆性地闭塞血管。球囊闭塞试验一般在血管外科闭塞大动脉处理动脉瘤、肿瘤或其他外科问题的手术前进行。必须满足两个条件才能保证闭塞试验结果的可靠性：①拟闭塞的血管必须处于适当的位置或水平，能模拟预期的永久性闭塞。②试验必须准确地评价血管闭塞后的神经功能变化。颈动脉闭塞试验比较常用，经验表明该试验确有较强的预判性。对 254 例颈内动脉未做试验性闭塞就永久栓塞或夹闭的患者进行系统性回顾研究发现，这些患者中卒中的平均发生率为 26%，死亡率为 12%；而在 262 例颈内动脉在完成闭塞试验后进行永久性闭塞患者的系统性回顾研究中，患者的卒中平均发生率为 13%，死亡率为 3%。两者相比，卒中率及死亡率差异有显著统计学意义。即便在闭塞试验的基础上施行了颈内动脉闭塞，也仍有部分患者发生卒中，表明闭塞试验并不完美，有一定的假阴性率。可以结合辅助评估技术来评估神经功能，以降低闭塞试验的假阴性率。神经功能的辅助试验包括：低血压试验、神经心理测验、脑电图、体感诱发电位、脑血氧含量测定。

本例患者采用了低血压的加强试验。在血压降低期间曾有一过性言语欠流利，但随后症状消失，至试验结束未出现明显神经系统功能损害体征，考虑患者虽然出现了一过性言语功能障碍，但是无明显残障，右侧脑半球又非语言功能半球，试验期间也可观察到软膜支向闭塞动脉代偿供血，手术获益大于损害风险，所以选择弹簧圈闭塞载瘤动脉。

【他山之石】

从操作难度的角度出发，损毁性手术虽然比重建性手术简单些，但往往具有更大的挑战。早期的动脉瘤介入治疗由于材料匮乏，不得不通过闭塞载瘤动脉的方式来消除动脉瘤，考虑到代偿的限制，这些动脉瘤的部位通常位于 Willis 环之前，BOT 的部位也基本位于颅外，操作和风险相对较低，主要是评估 Willis 环的代偿。而本例的 BOT 则考验了软脑膜动脉的代偿，之所以能出现阴性的结果，除了右侧脑半球非优势半球的因素之外，蛇形动脉瘤的慢血流状态也给侧支循环的建立赢得了时间。不管怎样，“谋定而后动”应是我们对待复杂病变的基本方针。

病例 26

路漫漫其修远兮，吾将上下而求索

经静脉途径栓塞海绵窦区硬脑膜动静脉瘘

【病例特点及术前影像】

患者，女性，58 岁，1 个月前无明显诱因出现头痛，前额部胀痛，半月前出现双眼胀痛，视物模糊。既往体健。查体：双眼球轻度突出，球结膜充血水肿，左眼眼睑下垂，眼球各向运动明显受限。

术前头颅核磁 T2 像可见双侧眼上静脉明显扩张增粗；MRA 提示海绵窦区硬脑膜动静脉瘘（图 26-1）。DSA 显示患者双侧海绵窦区可见硬脑膜动静脉瘘样染色。供血动脉为双侧颈外动脉上颌动脉分支（视频 26-1~ 视频 26-4），双侧颈内动脉脑膜垂体干分支（视频 26-5~ 视频 26-8），均为细小分支供血；引流静脉为双侧眼上静脉和侧裂静脉，可见眼上静脉明显扩张增粗，双侧岩下窦未见显影；海绵间窦通畅。右侧供血流量较大。

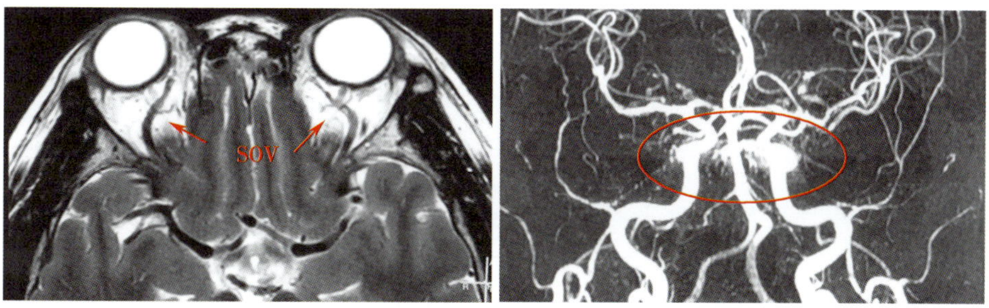

△ 图 26-1　术前 MR

【术前讨论】

1. 患者海绵窦区硬脑膜动静脉瘘的供血动脉均为细小的终末支，动脉途径栓塞难度大且难以完全栓塞，考虑经静脉途径进行栓塞。

2. 尽管患者双侧岩下窦造影未见显影，但开通可能性较大，且患者海绵间窦通畅，首选开通右侧岩下窦，经右侧岩下窦将微导管分别置于双侧海绵窦内，应用弹簧圈 +Onyx 栓塞胶的“钢筋混凝土”结构对瘘口进行栓塞。

3. 如岩下窦开通失败，则通过内眦静脉逆行通过眼上静脉至双侧海绵窦进行栓塞，缺点是入路路程较远，微导管到位可能存在一定难度。

手术器材：

6F 导引导管；

Renegade 微导管；

Transend 300 微导丝；

PT-2 微导丝；

Echelon-10 微导管（2 个）；

Onyx 栓塞胶；

Jasper 10-30 弹簧圈、Jasper 9-40 弹簧圈各 1 枚。

【手术过程】

6F 导引导管 +4F 多功能导管 +Renegade 微导管开通右侧岩下窦，微导管冒烟确认右侧岩下窦与海绵窦连通（图 26-2）。

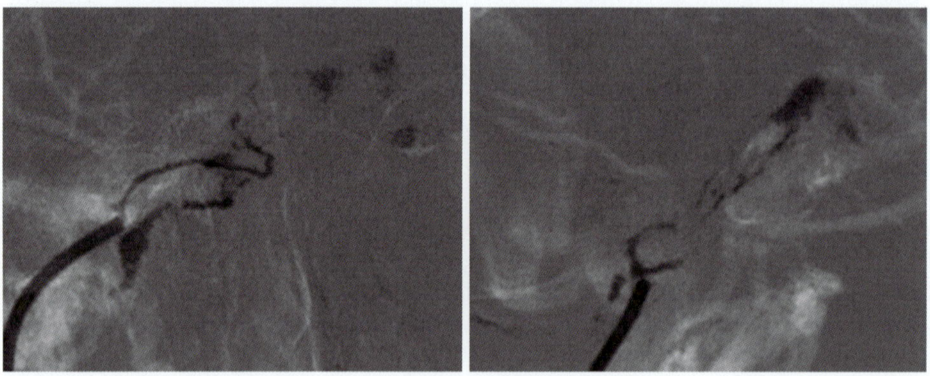

△ 图 26-2　右侧岩下窦

Renegade 微导管继续前进困难，不能通过岩下窦狭窄处，遂沿微导管送入 Transend 300 微导丝至右侧海绵窦内（图 26-3）。交换 Echelon-10 微导管顺利进入右侧海绵窦内，冒烟确认位置（图 26-4）。

再次用 PT-2 微导丝携带第二根 Echelon-10 微导管通过海绵间窦置入左侧海绵窦内（图 26-5）。

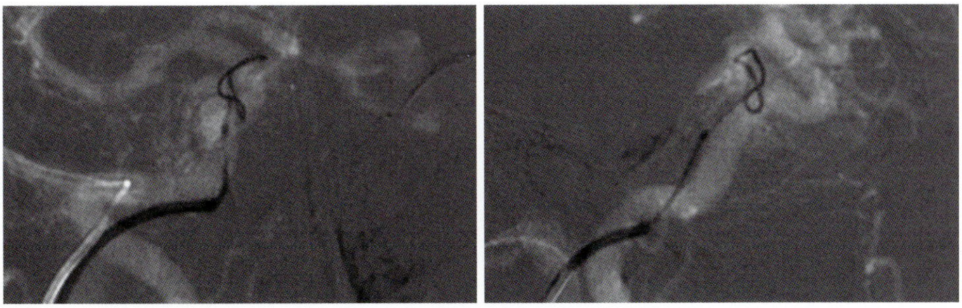

△ 图 26-3 导丝进入右侧海绵窦

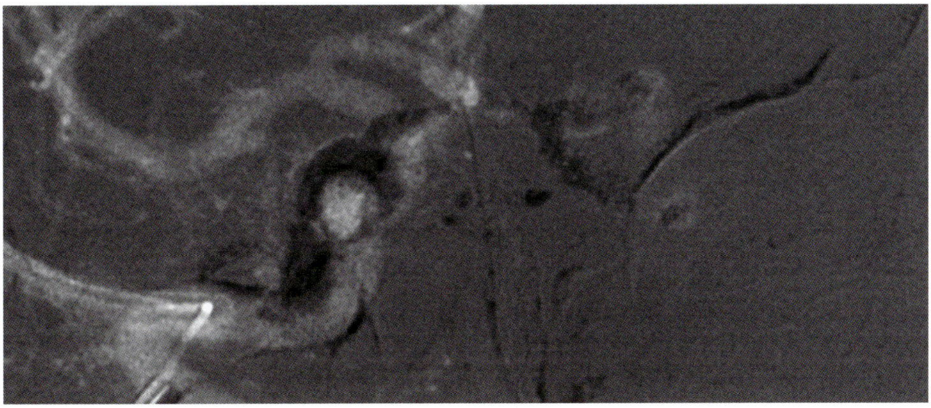

△ 图 26-4 右侧海绵窦

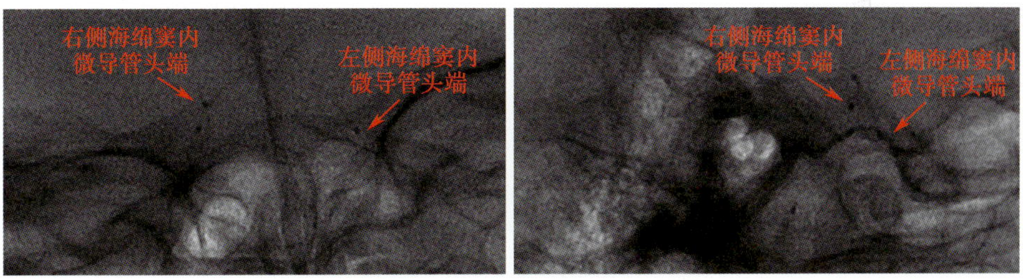

△ 图 26-5 术中微导管进入海绵窦

先通过位于左侧的微导管置入 Jasper 9-40 弹簧圈，经过调整主要将弹簧圈置于左侧海绵窦前下侧眼下静脉开口附近。这样做一方面是通过弹簧圈将栓塞胶大部分控制在海绵窦后、内侧；另一方面可以防止栓塞胶弥散至眼静脉，造成流出道阻塞，增大出血风险（图 26-6）。

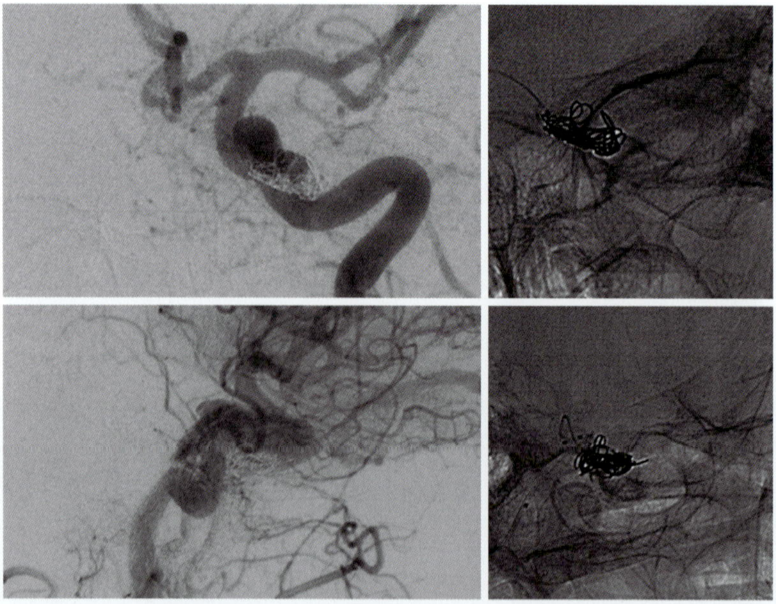

△ 图 26-6　术中在左侧海绵窦内填塞弹簧圈

分次注入 Onyx 栓塞胶。起初窦内血流量较大，微导管头端位置较深，栓塞胶大部分弥散至海绵窦后外侧、前下内侧，少部分弥散至后内侧壁，复查造影仍可见瘘样染色（图 26-7）。

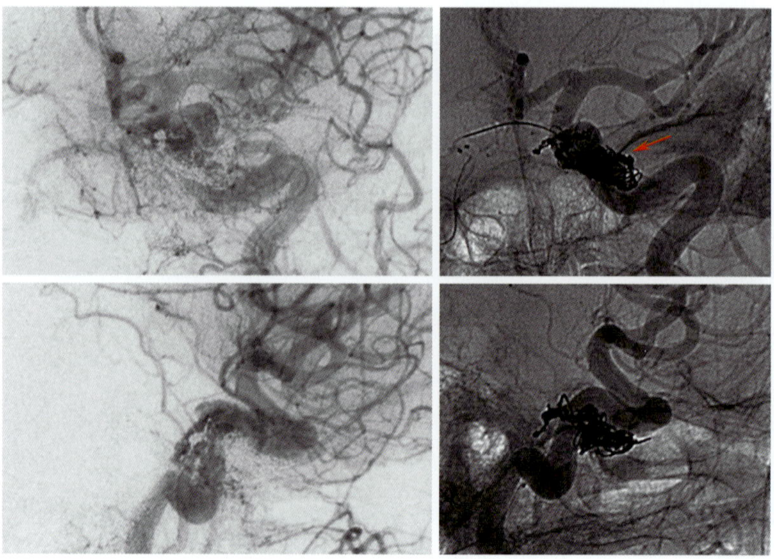

△ 图 26-7　在左侧海绵窦内注胶

逐步后撤微导管接近海绵间窦处，继续注胶，此时大部分栓塞胶弥散至海绵窦后内侧壁，复查造影见瘘样染色明显减少（图 26-8）。

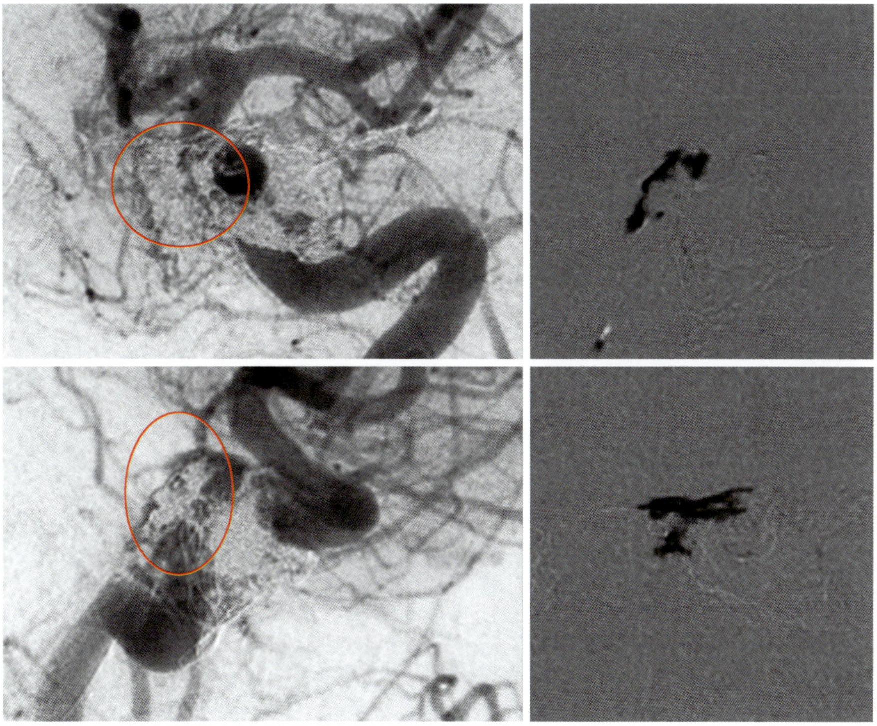

△ 图 26-8　注胶过程

通过右侧 Echelon-10 微导管送入 Jasper 10-30 弹簧圈，通过调整使其部分位于右侧眼静脉开口附近，部分位于右侧海绵窦内侧壁控制栓塞胶的弥散，之后边后撤微导管至海绵间窦边进行注胶，可见栓塞胶弥散至瘘口（图 26-9），复查造影见瘘样染色完全消失（图 26-10）。结束手术。

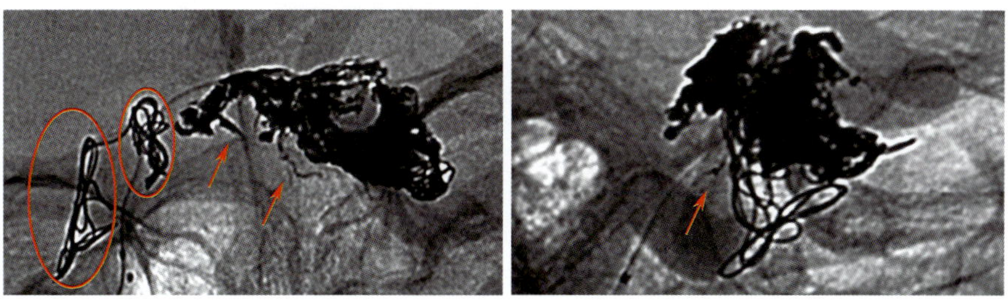

△ 图 26-9　在右侧海绵窦内填塞弹簧圈及注胶

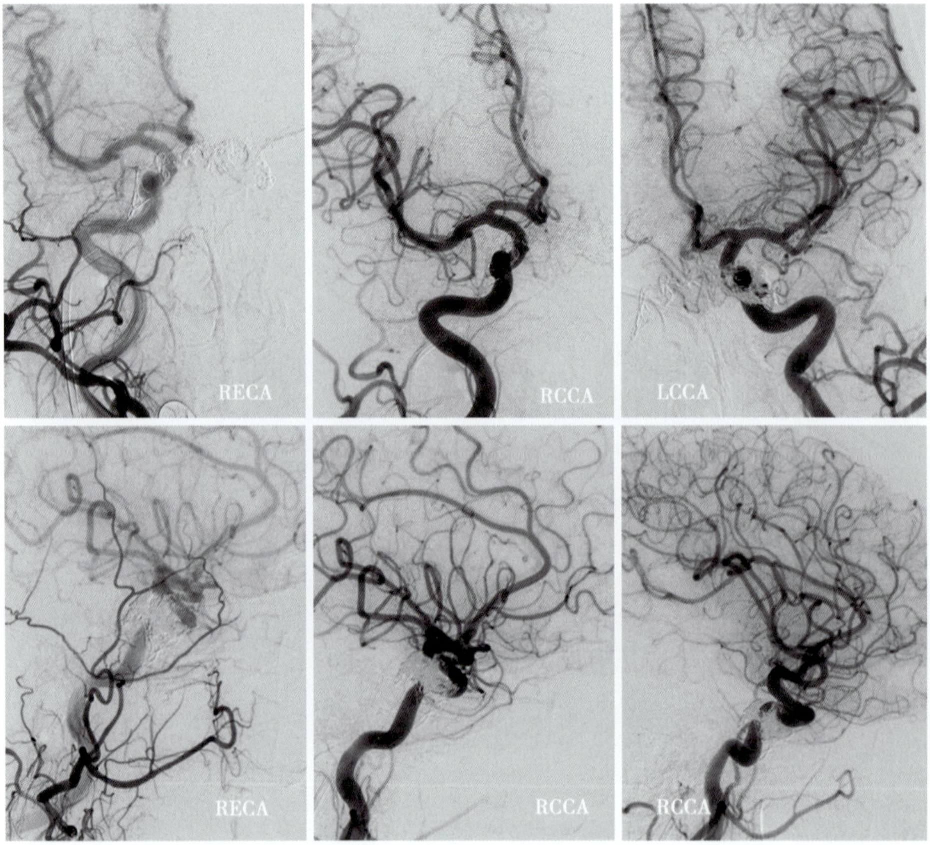

△ 图 26-10　术后即刻 DSA

术后患者头痛、眼胀等不适症状明显减轻，术后第 3 天查体：患者双眼无突出，无球结膜充血，双眼睑无明显下垂，双眼各向运动基本恢复正常（图 26-11）。

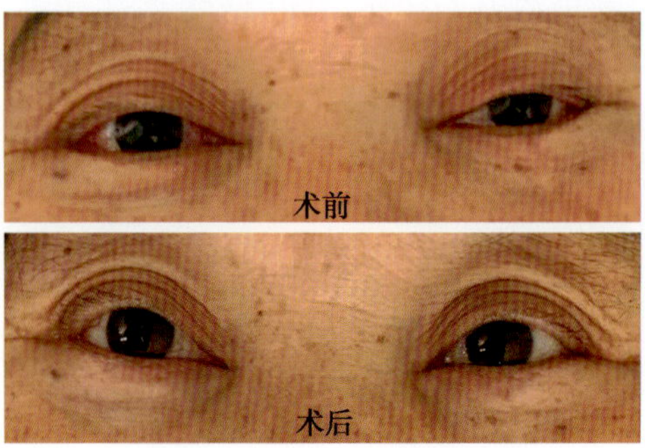

△ 图 26-11　手术前后眼部体征对比

【术者体会】

1. 海绵窦区硬脑膜动静脉瘘（cavernous sinus dural arteriovenous fistula，CS-DAVF）是颈内动脉和 / 或颈外动脉的硬脑膜分支与海绵窦的异常动静脉交通，约占 DAVF 的 35%，中老年女性多见。根据 1985 年的 Barrow 分型（图 26-12），患者双侧颈内、颈外动脉脑膜分支均有供血，应为 Barrow D 型。尽管患者无皮质静脉引流，其病灶的出血风险相对较低，但有明显眼眶引流，长期的海绵窦内高压可能有视力逐渐丧失和 / 或动眼神经功能障碍的风险，患者目前已出现相应症状，手术指征明确。Wenderoth 等学者在 Cognard 分类的基础上，通过了解单侧或双侧动静脉分流情况、同侧 / 对侧 / 双侧静脉引流、岩下窦通畅度、逆行性软脑膜静脉引流的存在情况，明确其形态学和血流动力学状态，促进 CS-DAVF 分类的改进（图 26-13）。

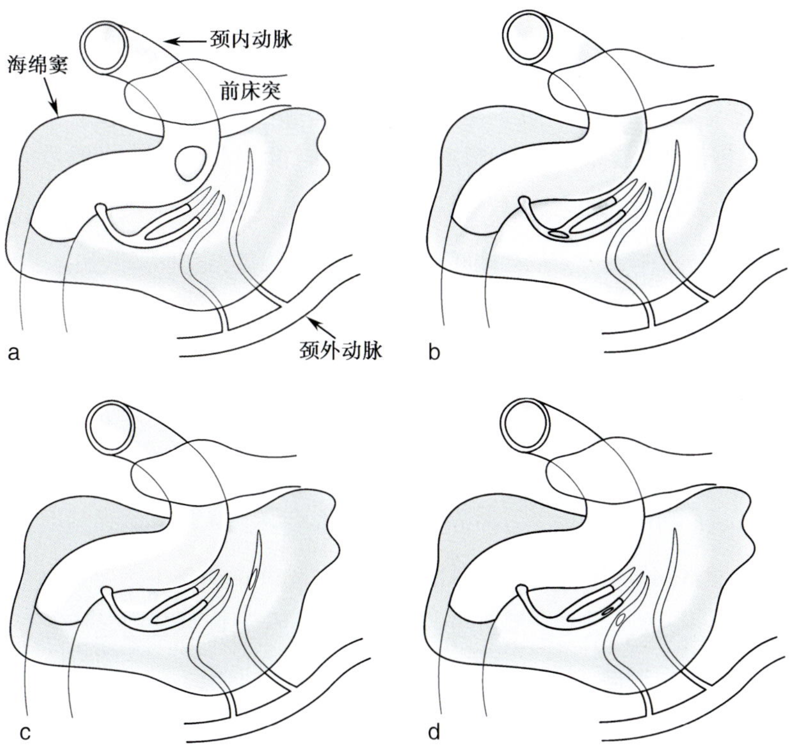

△ 图 26-12　Barrow 分型

a. Barrow A 型；b. Barrow B 型；c. Barrow C 型；d. Barrow D 型

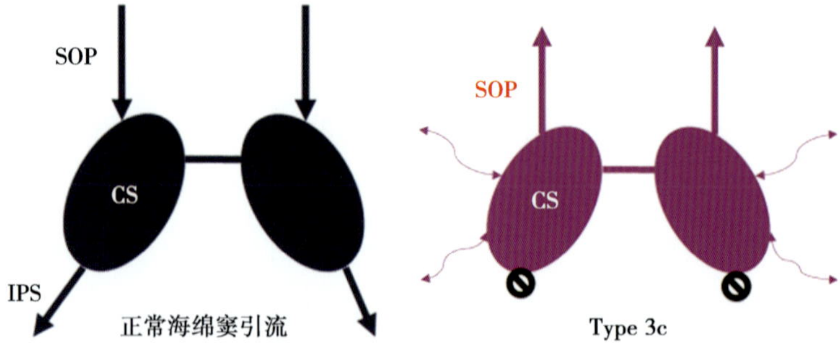

△ 图 26-13　Wenderoth 改进分型

2. 本例患者动静脉瘘的供血动脉均为细小分支，故首选静脉途径栓塞。通过对造影的仔细分析，术者认为患者右侧岩下窦有开通的可能，故首选开通右侧岩下窦，备选内眦静脉入路。术中也证明，患者岩下窦的确存在潜在的腔隙可供微导丝及微导管通过。同时支撑很重要，在开通岩下窦时，同时用到了 6F 导引导管、4F 多功能导管、Renegade 微导管及微导丝同轴进行塔形支撑，在 Renegade 微导管前进困难时，通过向海绵窦内送入 3M 导丝，交换 0.017inch 的 Echelon-10 微导管，顺利地进入海绵窦。

3. 术者认为，对硬脑膜动静脉瘘进行栓塞的主要目的是对瘘口的充分栓塞，故而选择了弹簧圈 + 栓塞胶的“钢筋混凝土”结构，通过使用弹簧圈降低海绵窦内血流速度，为 Onyx 栓塞胶提供附着点，防止其弥散至引流静脉内，同时避免 Onyx 栓塞胶逆流进入颅内动脉引起缺血事件。在弹簧圈的选择上，仅需要疏松地进行栓塞起到部分减流作用，不需致密地栓塞完全堵塞眼上、眼下静脉的流出道。一方面，本例患者双侧岩下窦均不通畅，主要通过眼上、眼下静脉引流，一旦眼静脉的流出道被阻塞，很可能出现向颅内的深部静脉逆流，大大增加了出血风险；另一方面，在海绵窦内置入过多的弹簧圈，有可能对窦内走行的神经产生压迫，造成眼球运动神经的损伤。本例患者仅在双侧海绵窦内各置入一枚弹簧圈，术后患者眼球突出消失，眼球各向运动未受影响。

4. 通过术后回顾，本例患者最终使得瘘完全消失的 Onyx 栓塞胶主要集中在双侧海绵窦后内侧壁及海绵间窦，前期在左侧海绵窦内前内侧、后外侧弥散的胶并未起到栓塞瘘口的作用，但一部分胶可能占据了左侧海绵窦的部分空间，也起到了部分减流的作用。

【他山之石】

海绵窦区硬脑膜动静脉瘘也被称为“自发性海绵窦瘘”，与外伤性海绵窦瘘相比，虽然也表现为眼部症状，但病因有极大不同，前者的命名方式则更为准确，直接指出了病变所在——硬脑膜。因此栓塞海绵窦不是目的，栓塞硬脑膜上的瘘样血管网才是正道。认清了这一点，栓塞才能有的放矢：无论是动脉入路还是静脉入路，一定要把栓塞胶弥散到血管网中。由于这类病变供血动脉多且迂曲，动脉入路时一定要选择固有的穿骨动脉（如脑膜中动脉）注胶；而那些看似有较多供血的非穿骨支（如枕动脉），即便使用“高压锅”技术，有时也会鞭长莫及。静脉入路更易接近瘘口，但是逆血流注胶往往需填塞大部分海绵窦才能实现，而且当静脉流出道被堵塞后，更要确保栓塞的彻底性，否则残余供血动脉虽少，但只进不出，终会酿成祸患。

视频 26-1 右侧颈外动脉造影正位

视频 26-2 右侧颈外动脉造影侧位

视频 26-3 左侧颈外动脉造影正位

视频 26-4 左侧颈外动脉造影侧位

视频 26-5 右侧颈内动脉造影正位

视频 26-6 右侧颈内动脉造影侧位

视频 26-7 左侧颈内动脉造影正位

视频 26-8 左侧颈内动脉造影侧位

病例 27

能将一箭落“三”雕，万里胡尘当日销

开环支架穹隆技术辅助栓塞基底动脉顶端动脉瘤

【病例特点及术前影像】

患者女性，26 岁，因头晕至医院查体，行头颅 MRA 提示：基底动脉末段血管瘤可能大，左侧胚胎型大脑后动脉。既往体健。未婚未育。查体无明显阳性体征（图 27-1）。

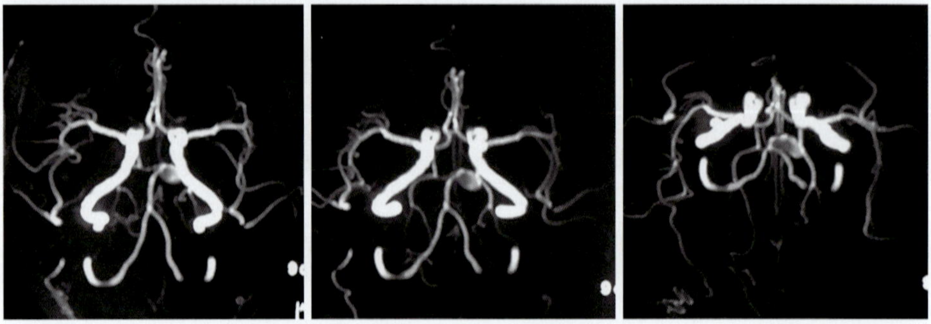

△ 图 27-1 术前 MRA

患者入院后行脑血管造影，显示双侧颈内动脉系统未见明显异常，双侧后交通动脉开放（图 27-2）。椎动脉造影可见基底动脉顶端大动脉瘤，瘤体朝向后外，大小约 11.27mm × 8.20mm，载瘤动脉近端为基底动脉，直径约 2.32mm，远端累及双侧小脑上动脉及右侧大脑后动脉，右侧大脑后动脉直径约 1.61mm，左侧为胚胎型大脑后动脉。瘤内可见明显射流。右侧大脑后动脉 P1 段发出 Percheron 动脉（图 27-3，视频 27-1、视频 27-2）。

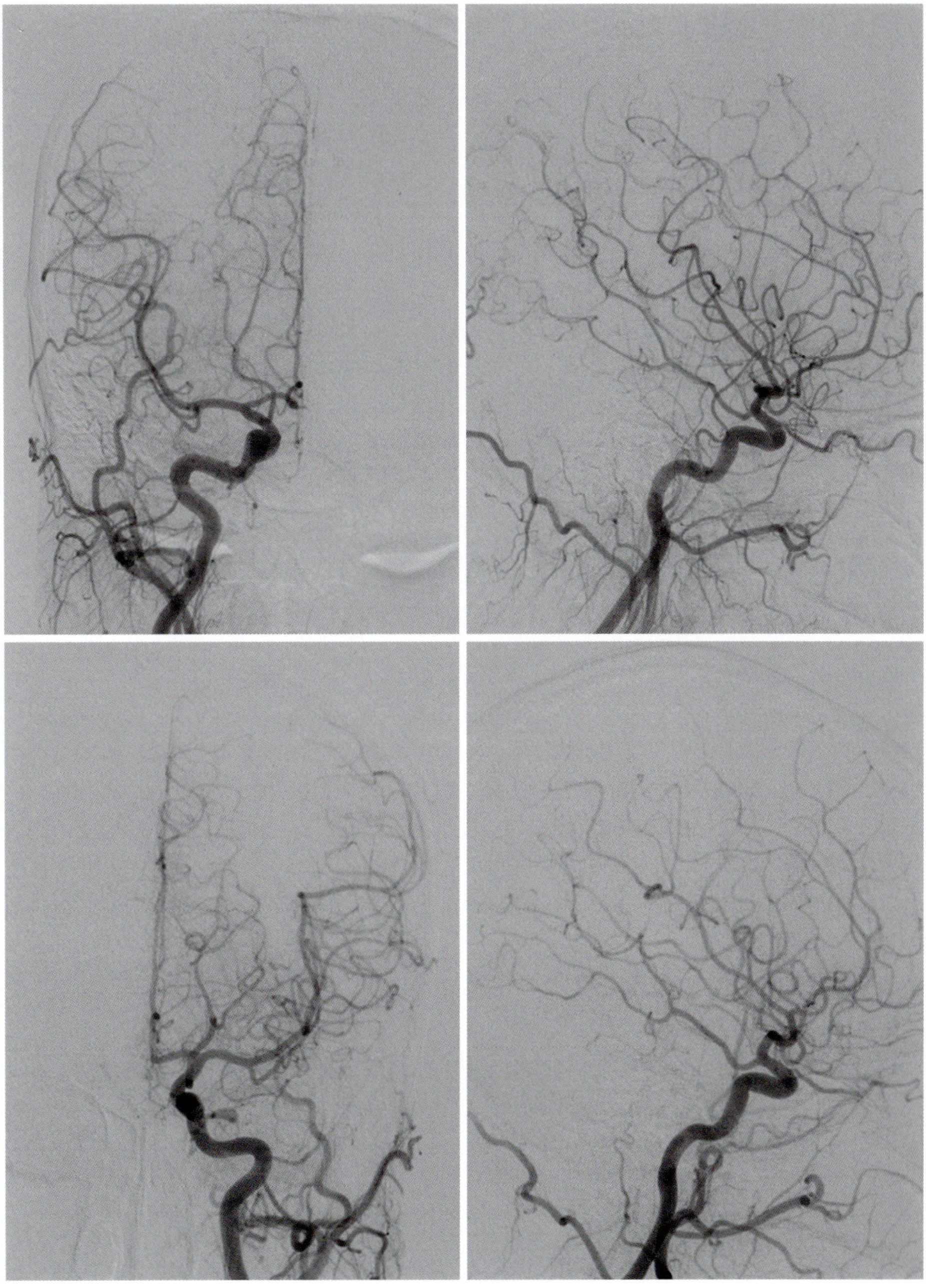

△ 图 27-2　术前双侧颈动脉 DSA

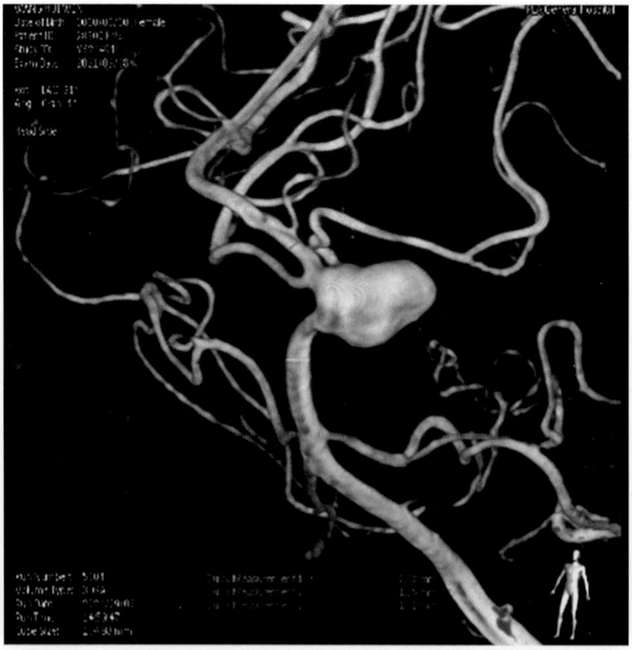

△ 图 27-3　术前基底动脉瘤 3D 图像

【术前讨论】

患者为基底动脉顶端未破裂大动脉瘤，具备介入手术适应证，拟全麻下行基底动脉顶端动脉瘤支架辅助栓塞术。

术前药物准备：阿司匹林 100mg 口服，qd；替格瑞洛 45mg 口服，q12h。血小板聚集功能达标：AA 1.8%；ADP 39.8%。

手术设计：

本例患者双侧小脑上动脉、右侧大脑后动脉均由瘤体发出，且右侧大脑后动脉 P1 段发出 Percheron 动脉，任何一支动脉闭塞均会导致严重的并发症，如何在栓塞动脉瘤的同时保护三支血管是手术的重点及难点。

右侧大脑后动脉及右侧小脑上动脉可通过支架轻松保护，而左侧小脑上动脉开口距离右侧大脑后动脉较远，选择开环支架的“穹隆”技术或编织支架的“灯笼”技术，均存在无法完全保护血管、导致血管闭塞的风险，所以同时预置一根微导管于左侧小脑后下动脉内，对其进行保护。而瘤腔内需要置入第三根微导管进行栓塞（图 27-4）。

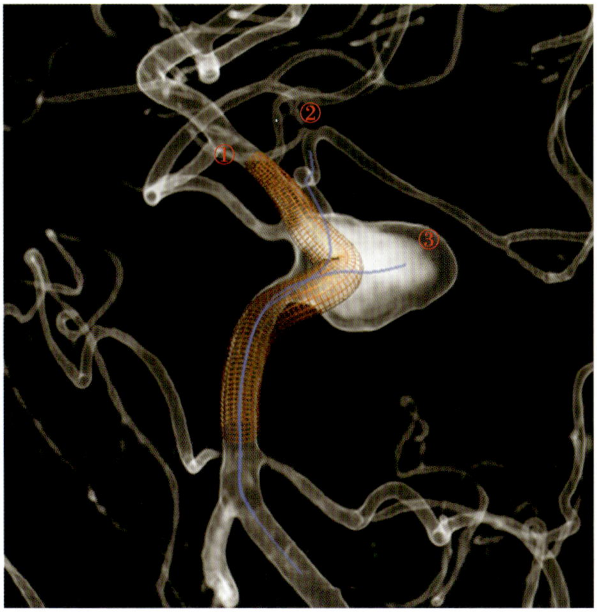

△ 图 27-4　手术方案示意图

【手术过程】

通路选择 6F 导引导管，其内可同时置入 1 根 SL-10 和 2 根 Echelon-10 微导管。在泥鳅导丝及多功能导管导引下将 6F 导引导管头端置于左侧椎动脉 V2 段远端。SL-10 微导管置于右侧大脑后动脉 P2 段远端；一根 Echelon-10 微导管置于左侧小脑上动脉；另一根 Echelon-10 微导管置于动脉瘤瘤腔内（图 27-5，视频 27-3~ 视频 27-5）。

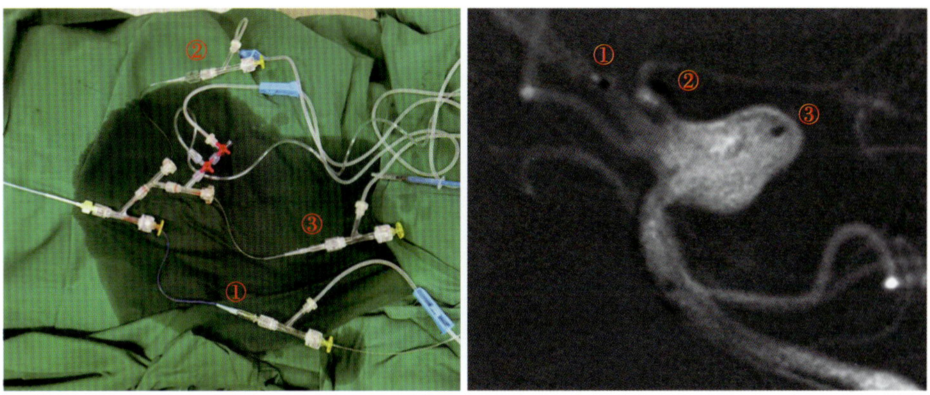

△ 图 27-5　微导管到位

三套管路到位后，首先释放 Atlas 4.5mm × 30mm 支架（图 27-6）。利用支架输送杆将 SL-10 微导管穿支架网眼置于瘤腔内（视频 27-6）。

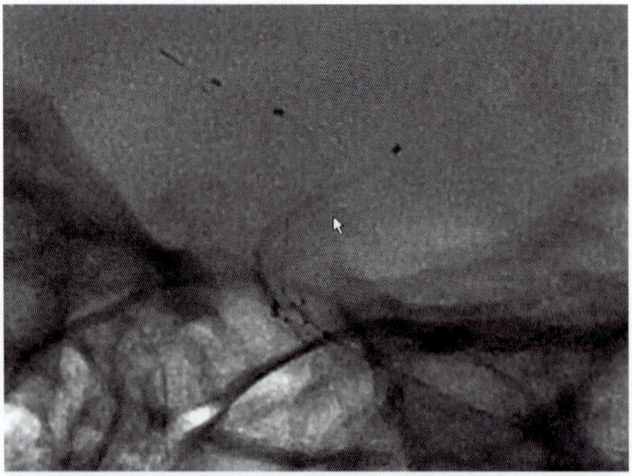

△ 图 27-6　术中支架释放后影像

首圈选择 Axium 12mm × 40cm 成篮。对于瘤体形态不规则的动脉瘤，Axium 的随机拐点设计使弹簧圈在成篮时可覆盖瘤体各个部位，同时可见支架穹隆对于左侧小脑上动脉保护，弹簧圈右侧边界有明显切迹（视频 27-7）。

沿瘤腔内的 Echelon-10 微导管依次送入 Axium 6-20、5-15、3-8、2-6、2-4、2-4 弹簧圈，可见瘤体栓塞相对致密，瘤颈上角及下角弹簧圈仍较疏松。整个栓塞过程中，置于左侧小脑上动脉进行保护的 Echelon-10 微导管十分稳定，可见支架穹隆的边支保护效果良好。在送入第 8 枚弹簧圈（Axium 2-3）时，可见有袢疝入支架内，此时微导管头端已基本退至支架附近，于是回收弹簧圈，撤出了平行置于瘤腔内的 Echelon-10 微导管（图 27-7）。

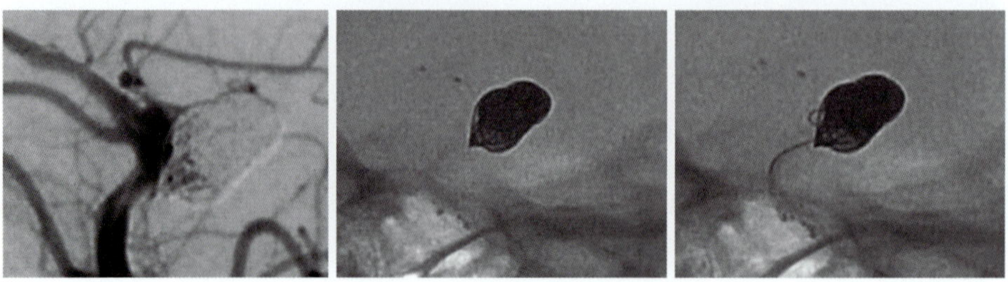

△ 图 27-7　填塞大部分动脉瘤

此前穿支架网眼置于瘤腔内的 SL-10 微导管头端在瘤颈上角附近，于是将 Axium 2-3 弹簧圈沿微导管送入，空白路图下可见弹簧圈位于瘤颈上角（图 27-8）。

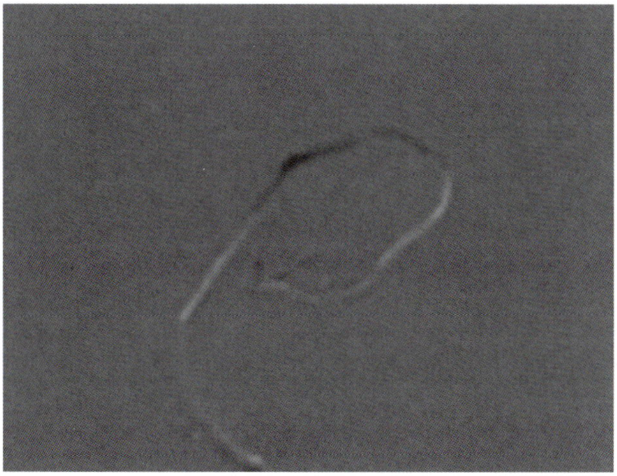

△ 图 27-8 区域填塞动脉瘤上部

通过 SL-10 栓塞瘤颈上角时，位于左侧小脑上动脉的 Echelon-10 微导管十分稳定，考虑支架穹隆边支保护良好，瘤颈处上角已被支架覆盖。此时瘤颈下角栓塞相对疏松，同时为动脉瘤腔内血液流入道，遂撤出 Echelon-10 微导管及 SL-10 微导管，再次将 SL-10 微导管穿支架网眼，栓塞动脉瘤下角。微导管到位后手推造影剂确认已进入瘤腔内（图 27-9，视频 27-8）。

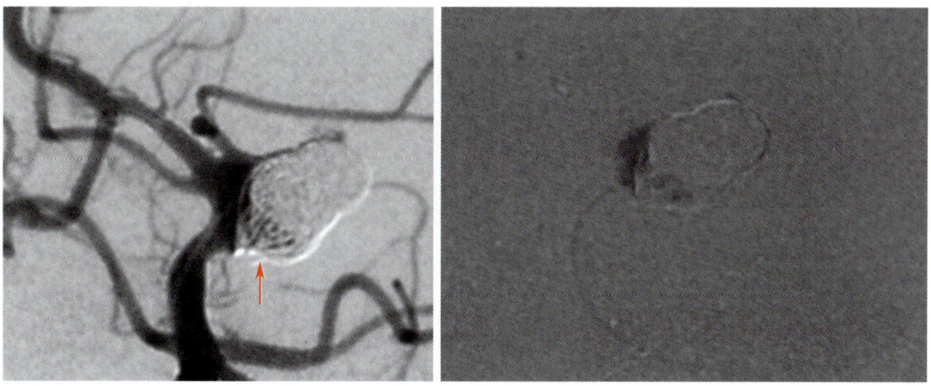

△ 图 27-9 区域填塞动脉瘤下部

空白路图下，沿 SL-10 微导管依次送入 Axium 2-6、2-4、2-4 弹簧圈栓塞瘤颈下角，造影见下角处少量造影剂渗入，最后一枚弹簧圈输送时有“踢管”现象，结束手术（图 27-10）。

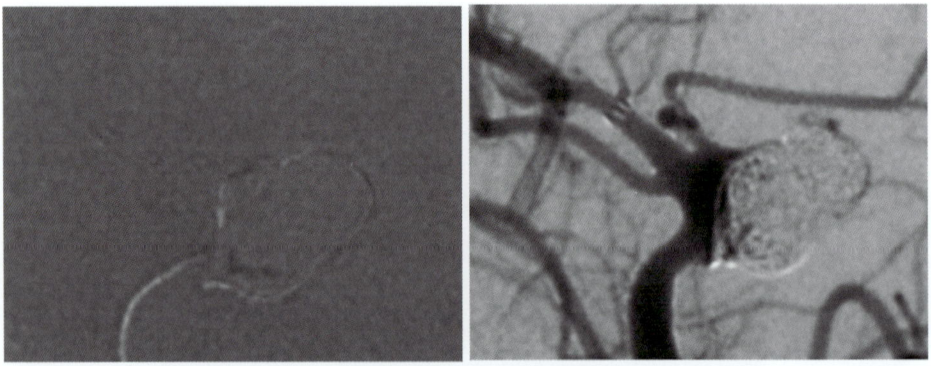

△ 图 27-10 填塞后影像

术后 3D 造影可见动脉瘤瘤底栓塞致密，瘤颈处有少量造影及渗入，弹簧圈在瘤颈处“骑跨”支架，形成马鞍状，动脉瘤远端血管通畅，支架位置良好（图 27-11，视频 27-9）。

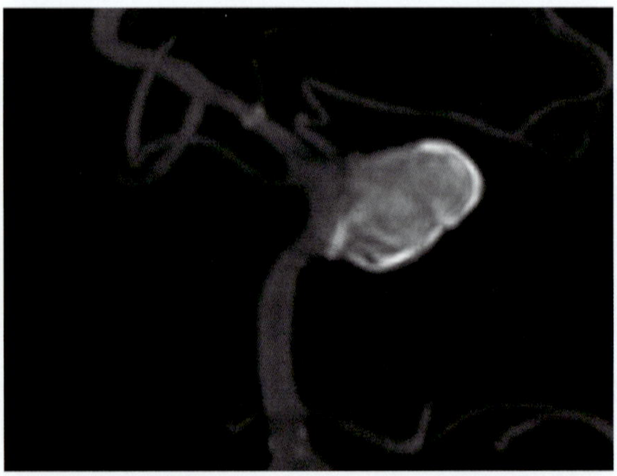

△ 图 27-11 术后即刻 3D 重建影像

【预后及随访】

术后患者无明显神经功能缺损症状，出院后予以阿司匹林 + 替格瑞洛双抗 3 个月，后改为阿司匹林单抗。术后 6 个月复查造影，动脉瘤较术后即刻无明显变化。弹簧圈形态良好；支架内血流通畅，无明显再狭窄；瘤颈远近端无明显复发，少量造影剂渗入考虑为支架疝入动脉瘤部位（图 27-12），予以停用抗血小板药。

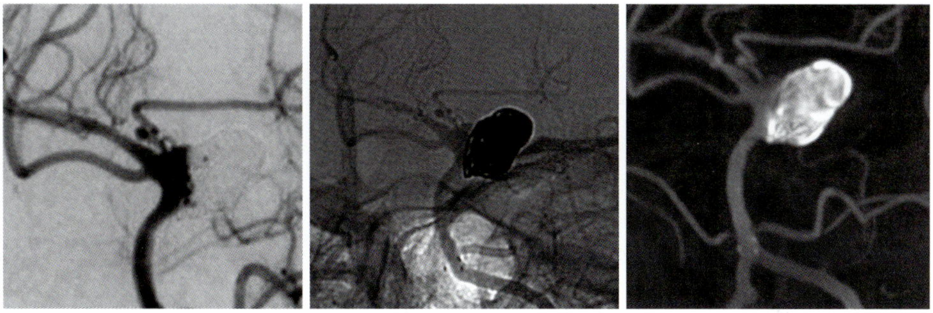

△ 图 27-12　术后 6 个月复查 DSA

【术者体会】

基底动脉顶端是后循环动脉瘤的好发部位。由于动脉瘤周围毗邻众多复杂的脑神经及血管，解剖位置深在，开颅夹闭手术风险较大且并发症多，所以该部位动脉瘤多采取神经介入的手术治疗方式。本例患者动脉瘤瘤体发出双侧小脑上动脉、右侧大脑后动脉（其 P1 段发出 Percheron 动脉），以上三支血管均为后循环重要的供血动脉，如何在栓塞时对载瘤血管进行保护是手术的重点及难点。

本例最终选择了 Neuroform Atlas 支架（4.5mm × 30mm）。首先，Atlas 支架具有同 EZ 支架一样的开环设计，使其容易在瘤颈处形成“穹隆”样结构，选择大直径的 Atlas 支架可在对弹簧圈形成良好支撑的同时对分支起到保护作用；其次，支架可使用 SL-10 等管径更小的微导管输送，更易通过迂曲血管，到达小管径血管内及释放，可实现在 6F 导引导管内并行三套管路；最后，Atlas 支架较 EZ 支架网眼更大，再通过性良好，栓塞微导管可轻易穿支架网眼至瘤腔内，进行垂直栓塞。本例手术应用了 Atlas 4.5mm × 30mm 支架，由于动脉瘤瘤颈很宽，有充分的空间让支架完全打开，所以支架在瘤颈处可很好地形成“穹隆”，对左侧小脑上动脉进行保护；同时预置了一根微导管于左侧小脑上动脉，在栓塞过程中，预置的微导管十分稳定，一方面由于其压在支架与管壁之间，另一方面还是考虑为支架的“穹隆效应”，在首枚弹簧圈成篮时对其形成良好的阻挡作用；在送入弹簧圈前及栓塞过程中，SL-10 微导管两次穿支架网眼进入瘤腔，实现对瘤颈附近上角及下角的栓塞。

此外，本例手术未选择编织型支架进行辅助栓塞，主要考虑两点：第一，动脉瘤瘤颈包绕基底动脉上段，瘤体偏向一侧，编织型支架在推挤过程中可能疝入瘤腔，导致支架贴壁不良；第二，编织型支架由于金属覆盖率更高，因此术中发生支架内血栓及对穿支血管产生不利影响的风险更高。故本病例未选择编织型支架进行辅助栓塞。

综上所述，基底动脉顶端的大动脉瘤往往累及多个重要供血分支，手术方案的反复推敲可以使手术事半功倍；载瘤动脉直径相对较小而基底较宽的动脉瘤选择较大直径的 Atlas 支架释放，支架贴壁良好，且形成的“穹隆”可保护载瘤动脉附近的分支。

【他山之石】

这个动脉瘤初看十分复杂，再看虚张声势。虽然动脉瘤邻近多支血管，但瘤体偏向左侧，支架自右侧大脑后动脉 P1 段放至基底动脉，真正需要保护的便只剩左侧小脑上动脉了。该动脉距离 P1 段很近，术者选择了 Atlas 的穹隆技术进行保护，无可厚非；但预先在该动脉内置入导管的做法略显不妥，除了需要进行“三系统”的复杂操作之外，微导管也会影响“穹隆”展开的效果；如果担心穹隆技术无法形成有效保护，在支架释放后穿网孔在该动脉内置入微导管则更为合理。

另外，复查的效果差强人意，这在最初没有选择编织支架的时候便已埋下伏笔。在选择复杂动脉瘤的治疗方式时，有时候会面临两难的抉择，追求安全与追求效果，如鱼与熊掌不可兼得。我个人倾向于前者，这并不是出于明哲保身的考虑，而是基于手术目的的分析。一个未破裂动脉瘤，尽管可能具备很多破裂的危险因素，但真正在何时破裂仍然无法预测，因此手术的目的是阻止或者延缓破裂的发生，追求效果的同时不应该增加手术本身的风险，获益哪怕一点点也是获益，而且手术也不是"一锤子买卖"，首次未能成功还有二次补救手术的机会。比如在 21 点纸牌游戏中，在我们追逐绝对胜利的"21 点"时，也离"22 点"更近了一步。

视频 27-1 术前 3D 造影

视频 27-2 术前工作位造影

视频 27-3 微导管到达右侧大脑后动脉

视频 27-4 微导管到达左侧小脑上动脉

视频 27-5 微导管进入动脉瘤腔

视频 27-6 微导管穿网孔进入动脉瘤腔

视频 27-7 首圈成篮

视频 27-8 踢管后再次穿网孔进入动脉瘤腔

视频 27-9 术后 3D 造影

病例 28

杀湍湮洪水，九州始蚕麻

多支架桥接治疗椎 - 基底动脉冗长扩张 + 抗栓“鸡尾酒疗法”

【病例特点及术前影像】

患者，男性，44 岁，3 年前出现头晕，诊断为椎 - 基底动脉冗长扩张，未能诊治；1 个月来出现复视，构音障碍，mRS：1 分，MR 提示脑干梗死，基底动脉扩张，较 3 年前明显加重（图 28-1，视频 28-1、视频 28-2）。

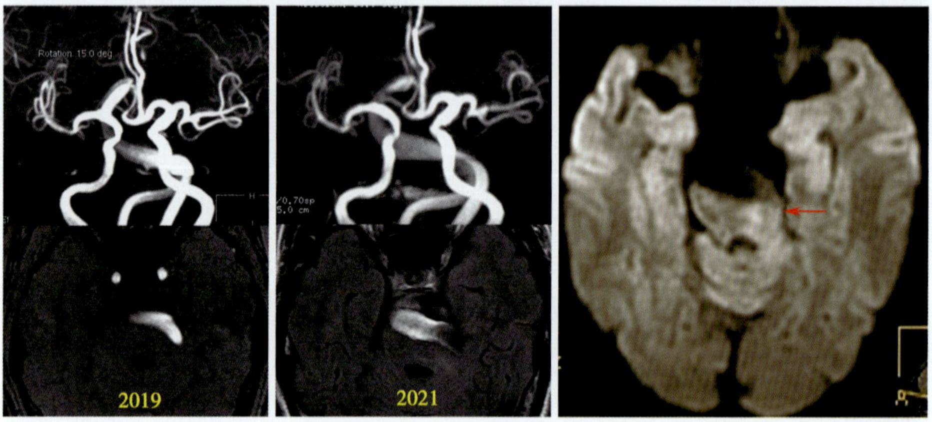

△ 图 28-1　术前 MR

【术前讨论】

1. 椎 - 基底动脉冗长扩张症（vertebrobasilar dolichoectasia，VBD），有新发梗死症状及影像，动态观察提示病情仍在进展，应予以积极干预。

2. 以编织型支架串联接续放置，自基底动脉远端至左侧椎动脉，构筑新的管腔，同时闭塞右侧椎动脉消除支架管腔外的直接血流。

3. 注意事项：①该术式缺血并发症率高，术前应予以充分抗血小板治疗，术中予以预防剂量的替罗非班，术后依据病情逐步减量；②本例病变扩张显著，明显超出支架的最大直径，术中支架会明显短缩和不贴壁，要注意保持支架内导丝的稳定，以保证支架植入的延续性；③左侧椎动脉内应延续足够长度的支架，以增加整个支架体系的稳定性，避免后续的短缩；④应确保右侧椎动脉完全闭塞。

【操作过程】

常规全麻后股动脉入路，将 Evony 6F（Cordis）导管送至左侧椎动脉 V2 远端，路径图指引下，将 Vasco 28（Balt）导管置于基底动脉顶端，送入 LEO+（Balt）5.5-75mm 支架在基底动脉顶端释放，之后沿支架内导丝将 Vasco 导管送入支架内，送入第二枚 LEO+ 5.5-75mm 支架（蓝色虚线），与第一枚支架部分重合后延续释放，以此方式依次再次植入两枚 LEO+ 5.5-50mm 支架（绿色虚线），复查造影见支架内血流通畅，各分支动脉显影无延迟。再将 Evony 导管送至右侧椎动脉 V2 段，通过 Solitaire 6-30 支架（红色虚线）固定弹簧圈头端并避开右侧椎动脉 V4 段，以弹簧圈闭塞右侧椎动脉 V3 段。术后再次经左侧椎动脉造影显示各分支血管显影良好（图 28-2）。

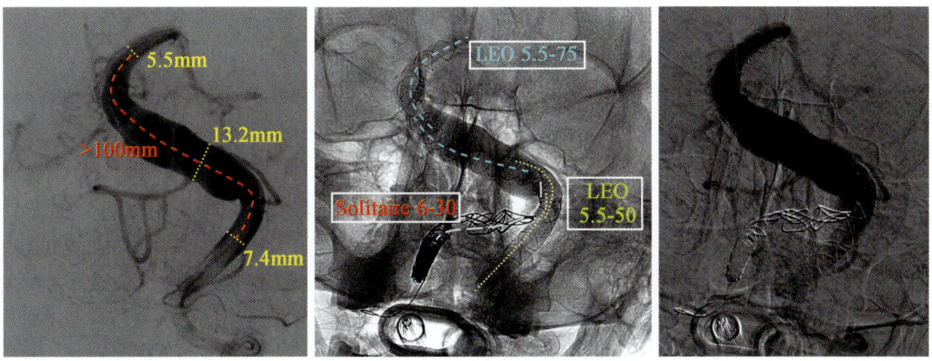

△ 图 28-2　手术过程及术后即刻 DSA

【围术期药物】

患者术前即口服阿司匹林 100mg qd，替格瑞洛 90mg q12h，术前血小板聚集率分别为 8.6% 和 19.5%；术中释放第一枚 LEO+ 支架后予以静脉推注替罗非班 5ml，并 5ml/h 维持泵入；术后即刻患者情况良好。替罗非班逐步减量至 3ml/h 时（每 12h 滴速减 1），患者出现复视、构音不清、四肢无力及共济失调表现，mRS：4 分；替罗非班加量至 5ml/h 后症状缓解；维持 24h 后再次减量，至 3ml/h 时再次出现上述表现。后予以应用低分子量肝素，5000IU q12h，症状改善，3d 后更替为达比加群酯 110mg q12h（图 28-3）。

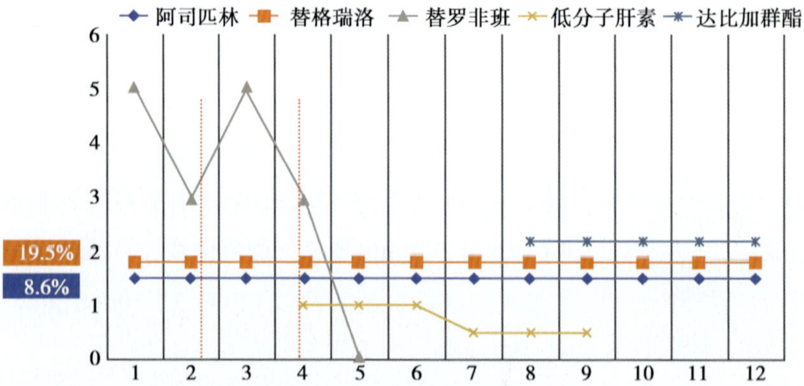

△ 图 28-3 围术期抗栓药物方案

此后患者神经系统情况稳定，术后 6d 复查 MR 未见新发梗死，可见支架内流空良好，支架外血流缓慢（图 28-4），术后 10d 出院，mRS：3 分。

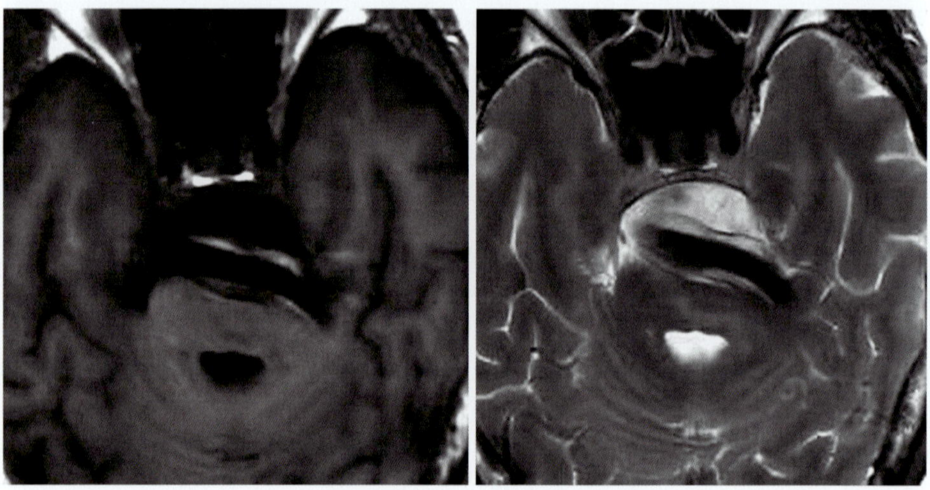

△ 图 28-4 术后 6d 检查 MR

【复查随访】

患者出院后自行康复，共济失调症状逐步改善，术后 1 个月将替格瑞洛改为氯吡格雷 75mg qd，无明显不适；术后 4 个月复查，mRS：1~2 分，MR 提示支架内血流通畅，支架外仍有血栓征象，造影提示管腔重塑良好，予以停用氯吡格雷，继续阿司匹林及达比加群酯治疗；术后 7 个月时复查 MR 提示支架外血栓消失，予以停用达比加群酯；术后 16 个月复查 DSA 提示管腔重塑良好，左侧 AICA 闭塞，MR 未见扩张加重，予以长期服用阿司匹林。目前长期电话随访，临床症状稳定（图 28-5）。

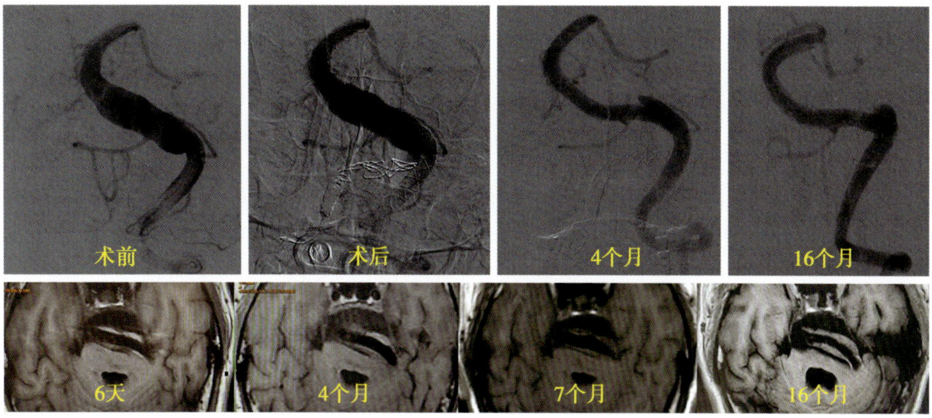

△ 图 28-5　术后 DSA 及 MR 随访

【知识回顾】

椎 - 基底动脉冗长扩张症（VBD）是一个形态学的诊断，其本质是动脉壁内中膜弹力层的缺失，血流广泛渗入动脉壁导致滞留和扩张的夹层性病变，因此也称为椎 - 基底动脉夹层动脉瘤。动脉血流不断冲击管壁，引起进行性的延长与扩张，正如洪水猛兽一般。VBD 因其自身的形态特点和其所处的解剖部位，使外科手术无从下手，临床上小规模的病例报道显示介入治疗的前景较为光明。未累及基底动脉的 VBD 治疗方式较为简单，无论是闭塞还是保留载瘤动脉，均可获得满意疗效。但是一旦累及基底动脉，闭塞动脉显然不可为之，植入支架重塑管腔的重建性手术是目前最为常见的选择，但是手术的效果及并发症率差别较大，仍存在选择何种支架、支架的金属覆盖率以及是否要闭塞对侧椎动脉等问题。

置入支架的目的是将血流更多地限制在支架腔内，减少对脆弱管壁的冲击，并以支架为架构，通过内皮覆盖的方法重构管腔。文献回顾显示，介入治疗 VBD 采用的支架方法较为多样。支架的类型几乎涵盖目前临床上用于辅助动脉瘤栓塞的全部支架；多支架串联植入（telescope technique stenting，TTS）是较为普遍的支架植入方式，重叠的层数并没有固定的规律，支架的数量主要取决于病变的长度，由于编织支架的金属覆盖率较高，网孔更加致密，其对血流的导向作用更强，是 TTS 的常用支架。LEO 支架因其具有更长的型号，受到一些中心的青睐。受生产工艺的限制，5.5mm 外径的 LEO 支架经过推挤可扩张至 6.7mm，是目前外径最大的颅内支架。从介入治疗的角度考虑，基底动脉扩张超过支架的最大外径可能导致支架与血管内壁不能完全贴合，称之为支架贴壁不良（stent malappostion，SM）。长节段的 SM 可造成支架的稳定性下降，导致支架移位，可选择在支架的外部进行弹簧圈填塞，但同时会增加基底动脉穿支血栓事件的风险，最适合的填塞密度尚没有答案。我中心的做法通常是在有囊性扩张的部位采用较为致密的填塞，而弥漫性扩张则采用大而长的弹簧圈疏松填塞。

在椎 - 基底结合部扩张的病例中，对侧椎动脉的血流受到支架外壁的阻挡，部分血流会持续为支架外的管腔进行供血，称为支架外血流（outside-stent flow，OSF），持续大流量的 OSF 是影响重塑和导致复发的重要原因，因此需要通过闭塞椎动脉来消除。

【术者体会】

1. Vasco 28 导管是 5.5mm LEO+ 支架的适配导管，尾端外径 3.4F，是目前最粗的颅内支架输送导管；其头端有 45° 的预塑形，导管质地较硬，需要较强的支撑导管，操作时建议导丝先行，导管跟进至预先设计好的支架头端位置即可。减张后送入支架，由于导管较硬，推送支架时较为稳定，但推送 75mm 支架（导管内长度 104mm）时仍应时刻观察 guiding 头端的位置。

2. 在直径 >6.7mm 的瘤腔内释放 LEO+ 支架时，支架短缩非常明显，无论是否推挤，其外径都将扩张至 6.7mm，而长度将缩短至 51mm；本例病例动脉扩张显著且长度超过 50mm，因此第一枚支架释放后其尾端悬空于瘤腔内，此时的关键步骤是要保证 Vasco 28 导管能够顺利跟进支架内，因此要时刻观察支架内导丝头端的位置，避免其退出支架。

3. 多个 LEO 支架的植入会增加血栓事件发生的危险，本例患者应用了三种抗血小板药物仍未能有效控制血栓的发生，除了病变本身的特点以外，可能还与抗栓途径有关：本例手术的方案是将原本的瘤腔进行分隔，使支架外腔血栓化，由于支架外腔的血流较为缓慢，其血栓的成分可能更类似于静脉内的血栓，而非支架内腔中以血小板为主的血栓，因此，单纯的抗血小板治疗可能难以延缓血栓化的速度，这也可能是加用了抗凝治疗后病情得以稳定的原因。4 个月复查凝血时 D- 二聚体升高，提示抗凝药物仍在发生作用，这也是术者只减抗聚、未停抗凝的原因。但多种抗栓药物联用的“鸡尾酒疗法”所伴随的出血风险还是令人担忧的。

【他山之石】

多年来，我们回顾治疗过的椎 - 基底动脉冗长扩张的病例，绝大部分的患者术后并发症是缺血，穿支闭塞引起的脑干功能衰竭，极少出现出血。本例应用多种抗栓抗凝药物的“鸡尾酒疗法”，虽然过程有点令人担忧，但 4 枚支架 + 同期闭塞对侧椎动脉没有出现新的栓塞事件实属不易。个案虽然在循证医学方面的推荐证据有限，但至少给了我们一些思考，即在术后早期出现缺血事件，及早给予抗聚联合抗凝，可以逆转病程。目前，椎 - 基底动脉冗长扩张可能是神经介入医生最不敢碰的疾病了，而文献报道使用密网治疗该疾病大多也是单中心回顾或者个案报道，而缺血并发症的发生率似乎更高。冗扩的治疗，路还很长。

视频 28-1
术后 4D 旋转造影

视频 28-2
术后 5D 旋转造影

病例 29

翩若惊鸿，婉若游龙

跨循环释放支架辅助栓塞后交通动脉瘤

【病例特点及术前影像】

患者，女性，54 岁，因头痛 2 周于当地医院行头颈部血管 CTA 检查，提示右侧后交通动脉瘤。既往有高血压病史 30 年。

术前 DSA 提示右侧后交通动脉起始处可见一动脉瘤样染色，瘤体朝向外下方，形态不规则，大小约 8.05mm × 7.55mm，瘤颈直径约 3.48mm，载瘤动脉远端直径 2.90mm，近端直径 4.49mm（图 29-1）。

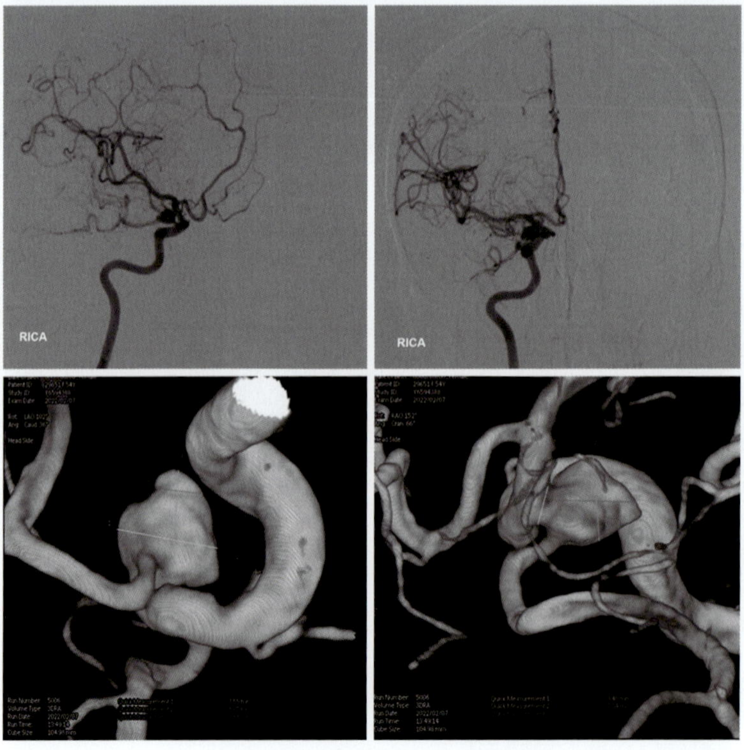

△ 图 29-1　术前 DSA 及 3D 影像

【术前讨论】

1. 患者为 54 岁女性，以头痛为主要临床表现，查体未见明显阳性体征。全脑血管造影明确诊断右侧后交通起始处动脉瘤。结合既往有高血压等动脉粥样硬化危险因素，考虑动脉粥样硬化性动脉瘤。

2. 动脉瘤位于右侧后交通动脉起始部，瘤体大小超过 5mm，形状不规则，破裂风险极大，危及生命，故应尽早手术栓塞动脉瘤。

3. 患者右侧后交通动脉开放，右侧大脑后动脉显影，若闭塞右侧后交通动脉，会造成后循环血流储备的重大损失，故术中应尽量保留后交通动脉。经过认真讨论，决定采取跨前后循环术式行右侧后交通动脉起始部动脉瘤辅助栓塞术。

【手术过程】

双侧股动脉穿刺，将 6F 导引导管头端置于右侧颈内动脉 C1 段，8F 导引导管置于左侧锁骨下动脉近椎动脉开口处，6F Navien 中间导管头端置于左侧椎动脉 V2 段远端（图 29-2）。

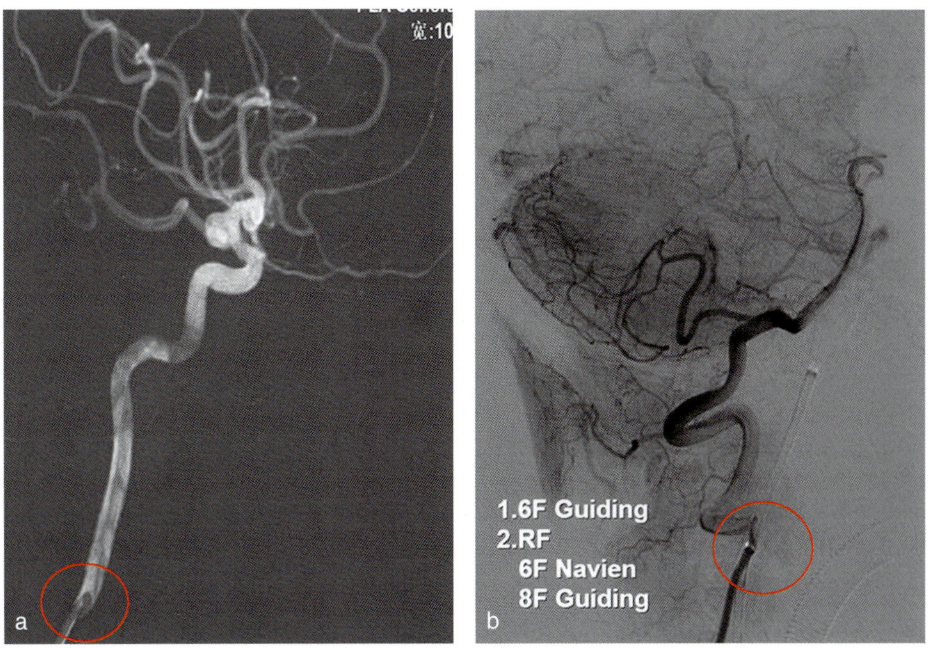

△ 图 29-2　前后循环双入路

经 6F 导引导管在 Synchro-14 微导丝导引下将 Echelon-10 微导管头端置于右侧后交通动脉起始部动脉瘤瘤腔内，经 6F Navien 中间导管在 Synchro-14 微导丝导引下通过右侧后交通动脉将 SL-10 微导管头端置于右侧大脑中动脉 M2 段（图 29-3）。

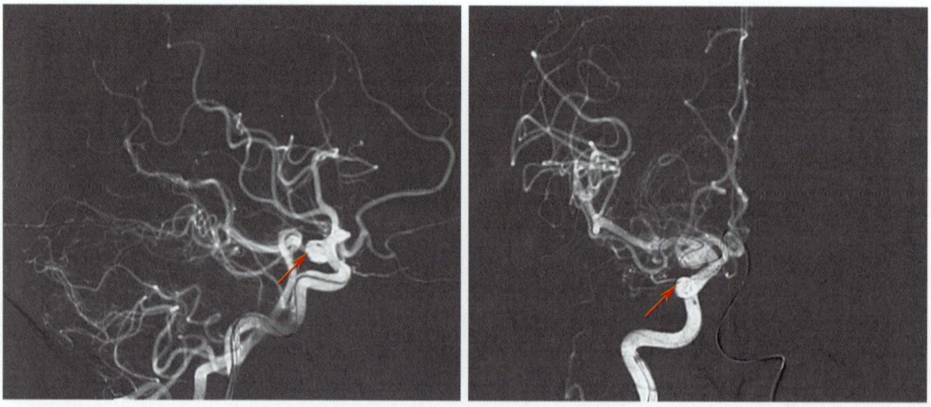

△ 图 29-3 微导管通过后交通动脉

经 Echelon-10 微导管置入 Target 7mm × 20cm 弹簧圈一枚于动脉瘤腔内成篮［图 29-4（a）］；成篮不满意，遂沿 SL-10 微导管送入 Atlas 4.5mm × 30mm 支架一枚，准确定位后释放支架，复查造影可见支架位置良好，贴壁良好，管腔通畅，右侧大脑后动脉显影正常［图 29-4（b）~（d）］。继续经 Echelon-10 微导管置入将 Target 7mm × 20cm 弹簧圈送入瘤腔内成篮，成篮满意，遂经 Echelon-10 微导管依次送入 Target 弹簧圈数枚进行填塞。复查造影见支架位置良好，管腔通畅，右侧大脑后动脉显影正常，动脉瘤瘤腔少量造影剂充盈［图 29-4（e）~（f）］。

术后复查造影，瘤颈、瘤体栓塞致密，瘤腔内少量造影剂滞留，支架位置良好，贴壁良好，管腔通畅，远端血管灌注良好。CT 未见出血及明显低密度影（图 29-5）。

手术模式图：支架跨循环通过右侧后交通动脉及动脉瘤放至右侧大脑中动脉起始部（图 29-6）。

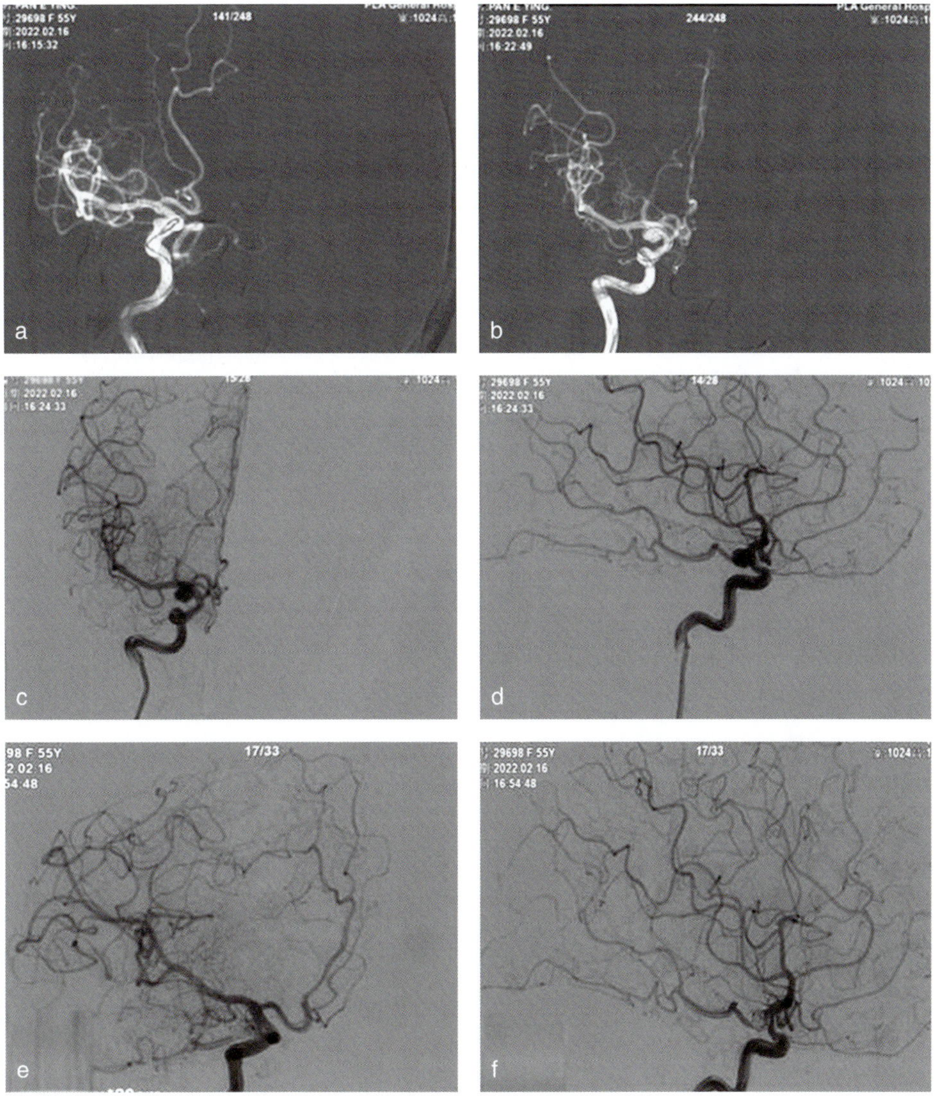

△ 图 29-4　手术操作过程

a. 弹簧圈成篮；b、c、d. 释放支架位置良好，动脉显影正常；e、f. 复查造影，效果良好

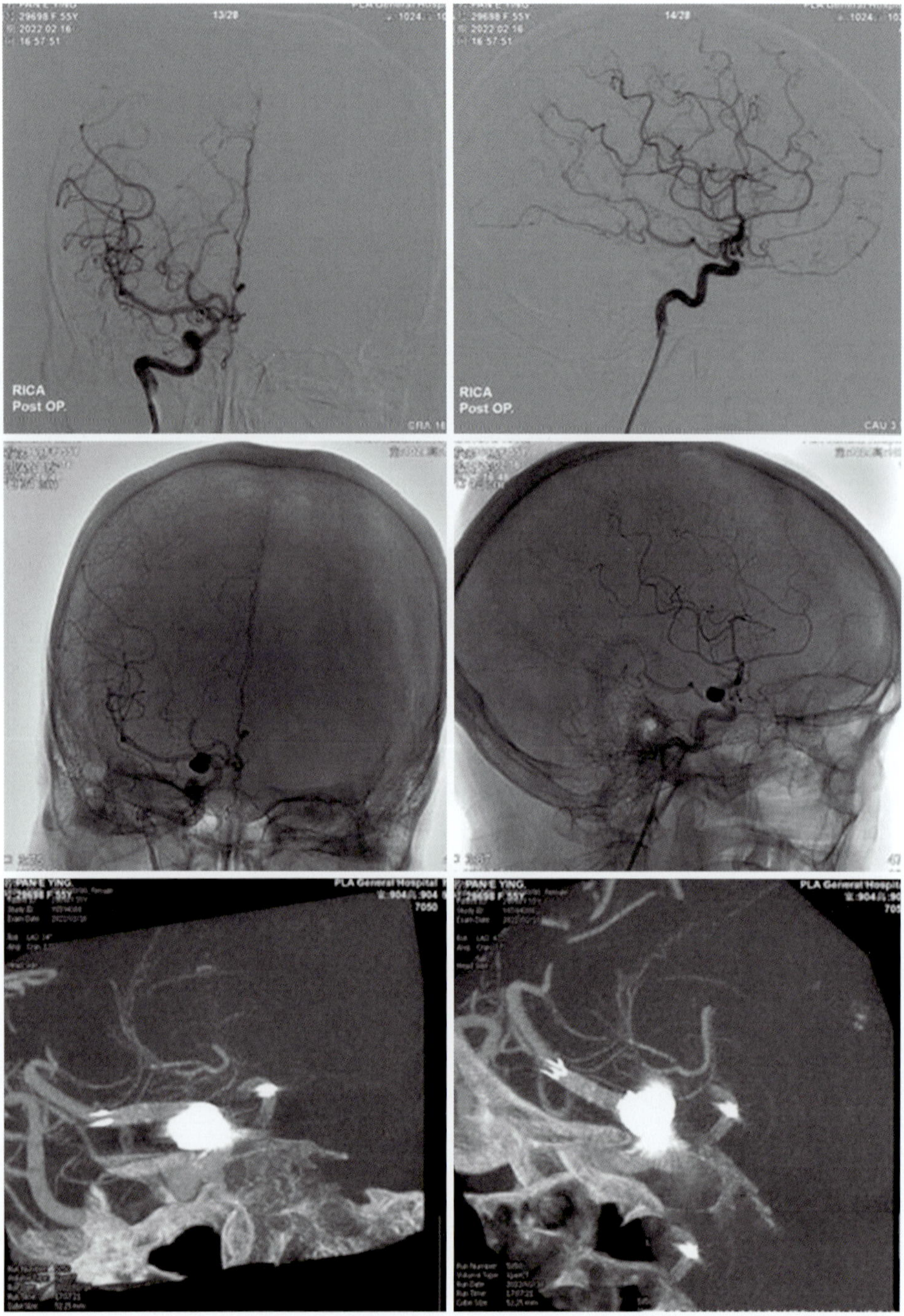

△ 图 29-5　术后即刻 DSA 及 Vaso CT 影像

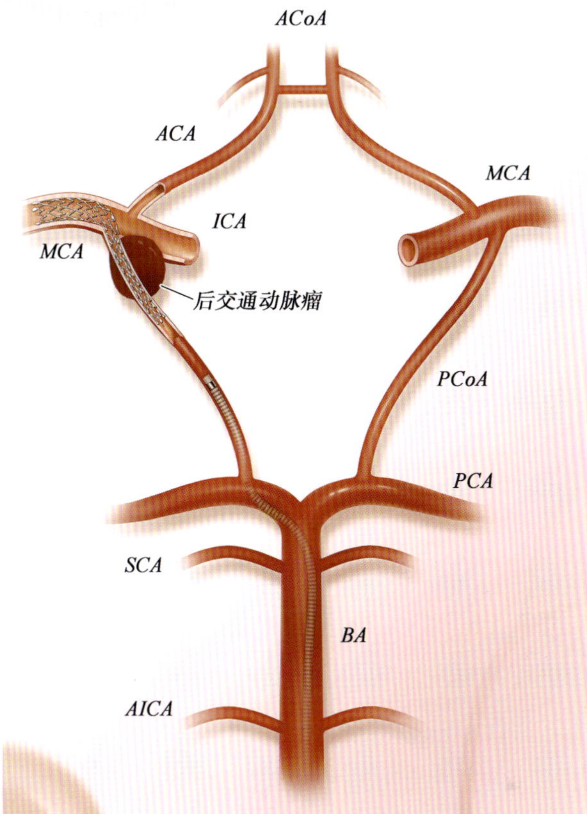

△ 图 29-6 手术方案示意图

【术者体会】

对于胚胎型后交通动脉（Fetal-PcomA，F-PcomA）发自动脉瘤体的后交通动脉瘤，在动脉瘤的栓塞术中，既要闭塞动脉瘤体，又要保护 F-PcomA。我中心以往的手术方式有两种，一种是应用支架的灯笼技术做边支保护 F-PcomA；另外一种是将支架远端顺行通过动脉瘤置于 F-PcomA，近端放置于颈内动脉（图 29-7）。

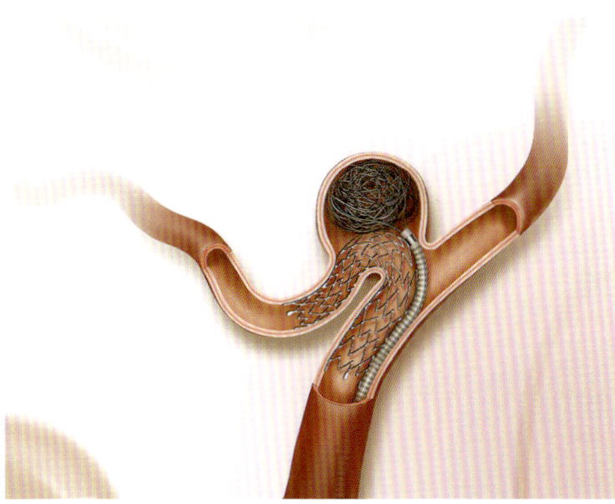

△ 图 29-7 支架位置示意图

但是随着 Low-Profile 的 Atlas 支架的广泛应用，我们尝试了一种新的支架释放途径。Neuroform Atlas 支架作为一种小口径支架，由于可以通过 0.017 英寸的微导管输送和释放，因此对于入路迂曲及远端小血管的动脉瘤具有显著优势，同时也使跨循环路径（transcirculation approach，TCA）的支架辅助栓塞成为可能。本病例应用 SL-10 微导管顺利依次通过 BA、PCA、PcomA、Aneurysm、RICA 等血管，将导管置于右侧大脑中动脉 M2 段，最终支架远端释放于大脑中动脉 M1 段，近端释放于 F-PcomA。此种方式释放的支架迂曲程度较低，操作简便，同时也完整地保护了 F-PcomA，可作为未来此类病例的一个备选方案。依据笔者的经验，本病例为国内第一次报道应用此路径释放支架辅助栓塞后交通动脉瘤。

【他山之石】

所谓“跨循环”，实际是指微导管需要经过前交通动脉或后交通动脉的操作，其难点之一在于行进的路径较长，要注意各种管路的长短配合，不要出现鞭长莫及的窘况；难点之二在于交通动脉通常较为细小，且管壁较薄，操作时需注意控制导管、导丝的张力，避免损伤血管。本病例的特点在于右侧后交通动脉和右侧大脑后动脉 P1 段都较粗，促成了“跨循环”的必要条件，无论从术前的分析，还是最终的结果，本例的术式都是最优选择；若是大脑后动脉是胚胎型的，则只能另寻他法了。

材料学的进步让介入医学有了更多的施展空间，可以进行更为复杂的操作，比如“多管齐下”或“神龙摆尾”；但是另一方面，也可以使手术方案更为简单，密网支架已让动脉瘤的治疗进入了新的时代。如果手术有简单的方法，不要为了展示技术而让它复杂化，技术应作为理念的补充与辅助。如果没有遇到可以让你一展拳脚的千里马，不妨缓辔轻骑，徐徐而行；劣马加鞭，恐失前蹄。如今伯乐常有，反倒是千里马不常有了。

病例 30

逆流而上捣黄龙，此处无声胜有声

搏动性耳鸣起病舌下神经管区硬脑膜动静脉瘘

【病例特点及术前影像】

患者男性，47 岁，3 个月前无明显诱因出现搏动性耳鸣，左侧明显右侧较弱。耳鸣呈持续性，风吹样，节奏与心跳一致，劳累及静息时加重，向对侧转颈或压迫左侧颈部时耳鸣无改变。不伴有视物旋转、视物模糊，与体位无关。

MRA 示左侧颈内动脉 C5 段内后方多发迂曲异常血管团，脑动脉硬化（图 30-1）。MRV 示左侧横窦及乙状窦较对侧纤细，考虑右侧引流优势，左侧横窦显示不清（图 30-2）。头颅核磁平扫示左侧舌下神经管前方异常增粗的血管影（图 30-3）。

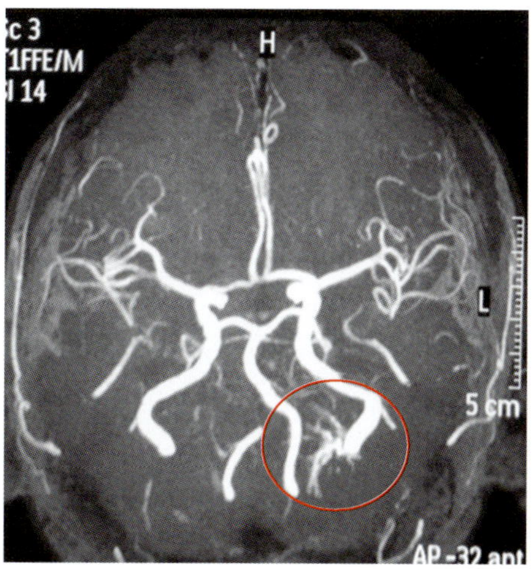

△ 图 30-1 术前 MRA

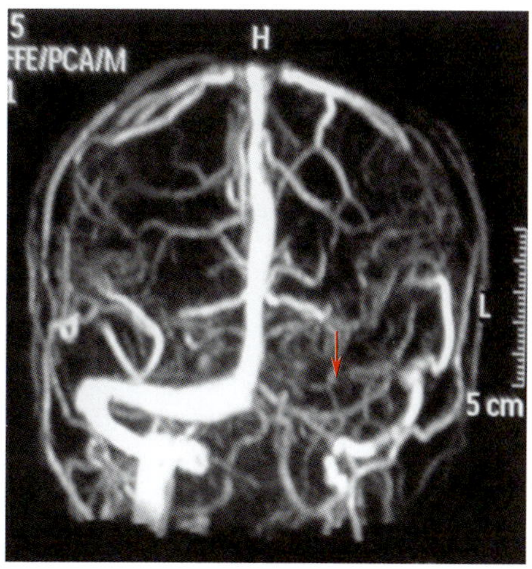

△ 图 30-2 术前 MRV

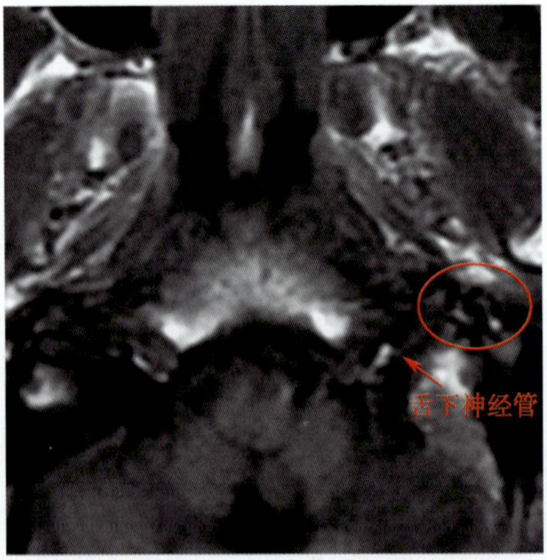

△ 图 30-3 术前 MRI

左侧颈外动脉造影显示舌下神经管区硬脑膜动静脉瘘，供血动脉主要为咽升动脉神经脑膜支（图 30-4，图 30-5，视频 30-1，视频 30-2）。左侧椎动脉造影显示左侧脑膜后动脉向瘘供血（图 30-6，视频 30-3，视频 30-4）。余颅内血管未见瘘样染色（图 30-7）。

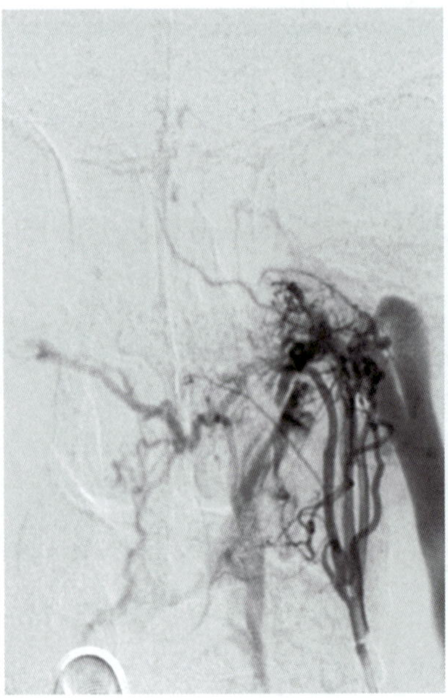

△ 图 30-4 术前左侧颈外动脉正位 DSA

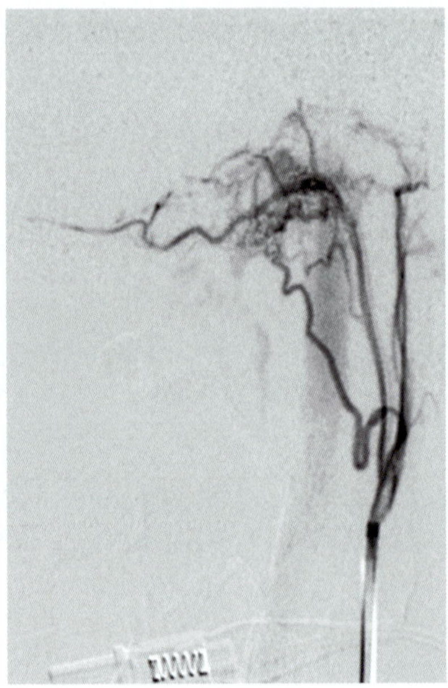

△ 图 30-5 术前左侧颈外动脉侧位 DSA

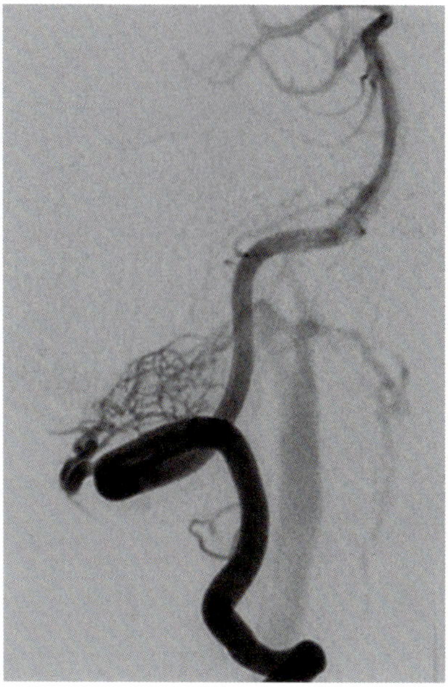

△ 图 30-6 术前左侧椎动脉侧位 DSA

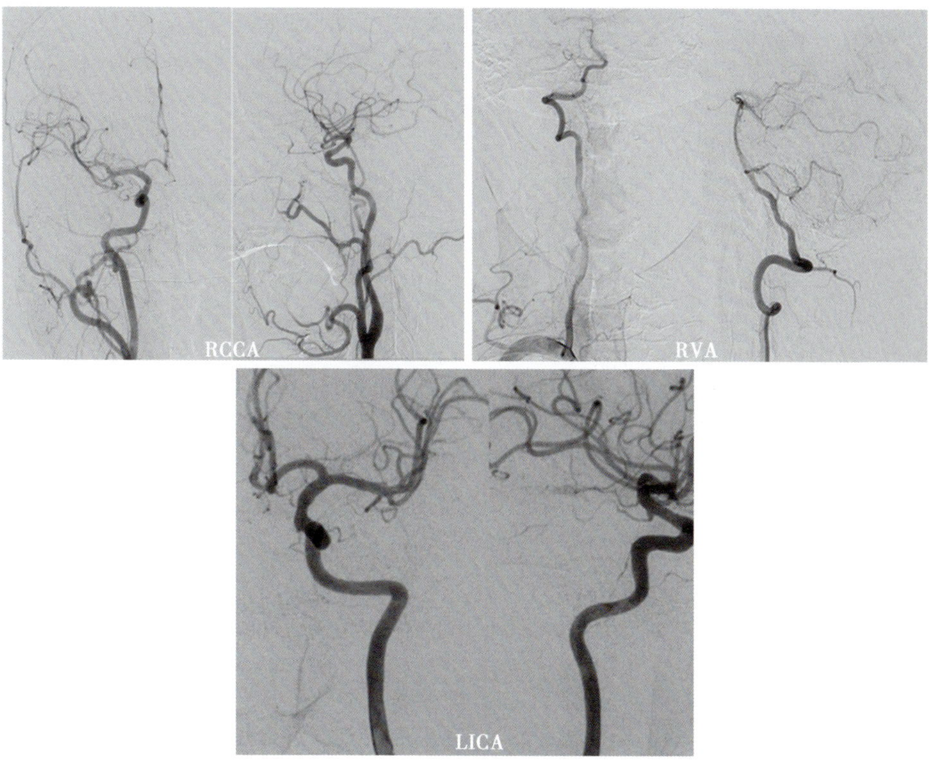

△ 图 30-7 术前正常动脉 DSA

【术前讨论】

根据患者病史、体征及造影结果，患者左侧舌下神经管区硬脑膜动静脉瘘诊断明确，考虑为患者搏动性耳鸣病因。患者造影显示，动静脉瘘为位于舌下神经管区，供血动脉为咽升动脉分支及椎动脉硬膜支分支，血流经髁前汇、岩下窦向海绵窦反流，分型介于Ⅰ型、Ⅱ型之间，如不进行治疗可能引起舌下神经损伤，导致舌肌萎缩、言语障碍等，进一步发展有颅内出血风险，因此有手术指征。瘘均为细小分支供血，动脉入路栓塞风险较高且不易治愈；经静脉单纯用 Onyx 胶栓塞可能导致栓塞胶堵塞静脉窦。

手术方案：拟全麻下行颅底动静脉瘘栓塞术，经股动脉、股静脉双侧入路，经颈静脉至髁前汇行弹簧圈及组织胶栓塞流出道已达到治愈目的。已向患者充分告知手术风险，患者表示充分理解，并签署手术知情同意书。

术中介入器械：

① 股动脉入路：4F 股动脉鞘、4F 椎管。

② 股静脉入路：8F 股动脉鞘、8F 导引导管（Boston Scientific）、Synchro-14 微导丝、Echelon-10 微导管、Jasper SS 3mm × 8cm 弹簧圈、Synchro-10 微导丝、Marathon 微导管、Onyx 栓塞胶。

【手术过程】

泥鳅导丝及 4F 多功能导管导引下将 8F Guiding 置于左侧颈内静脉开口附近（图 30-8）；4F 多功能导管超选入左侧咽升动脉造影及 3D 造影（图 30-9）。

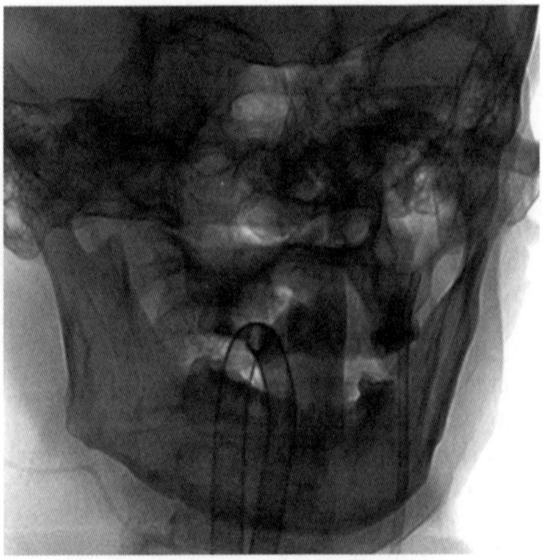

△ 图 30-8　左侧颈内静脉治疗入路

动静脉同时手推造影，显示路图，清楚显示瘘口及髁前汇（图 30-10）；沿 8F 导引导管在 Synchro-10 微导丝导引下将 Marathon 微导管经静脉端置于瘘口附近（图 30-11）。

再在 Synchro-14 微导丝导引下将 Echelon-10 微导管置于左侧髁前汇内（图 30-12，①为 Marathon 微导管，②为 Echelon-10 微导管）。

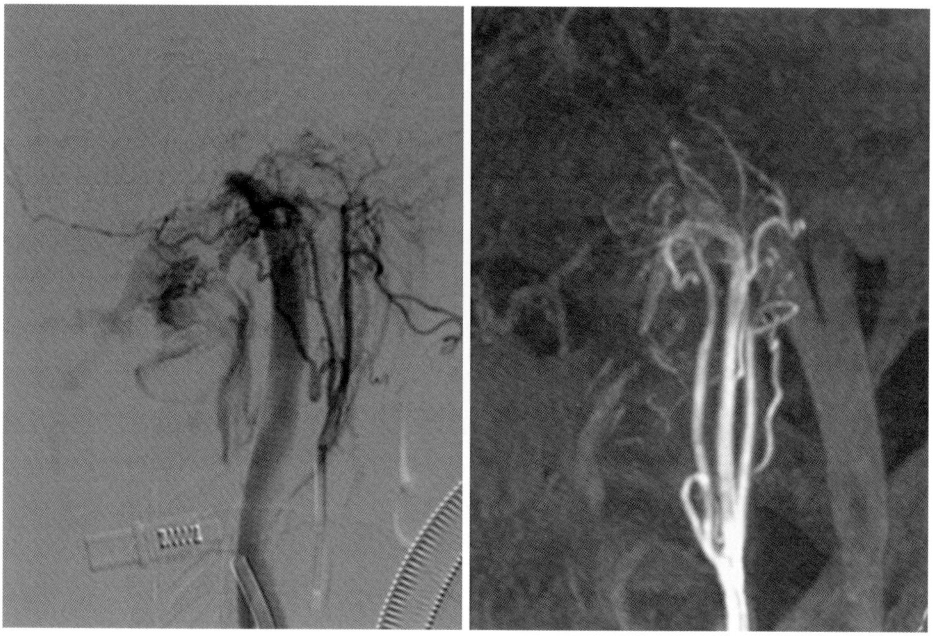

△ 图 30-9　左侧颈外动脉造影

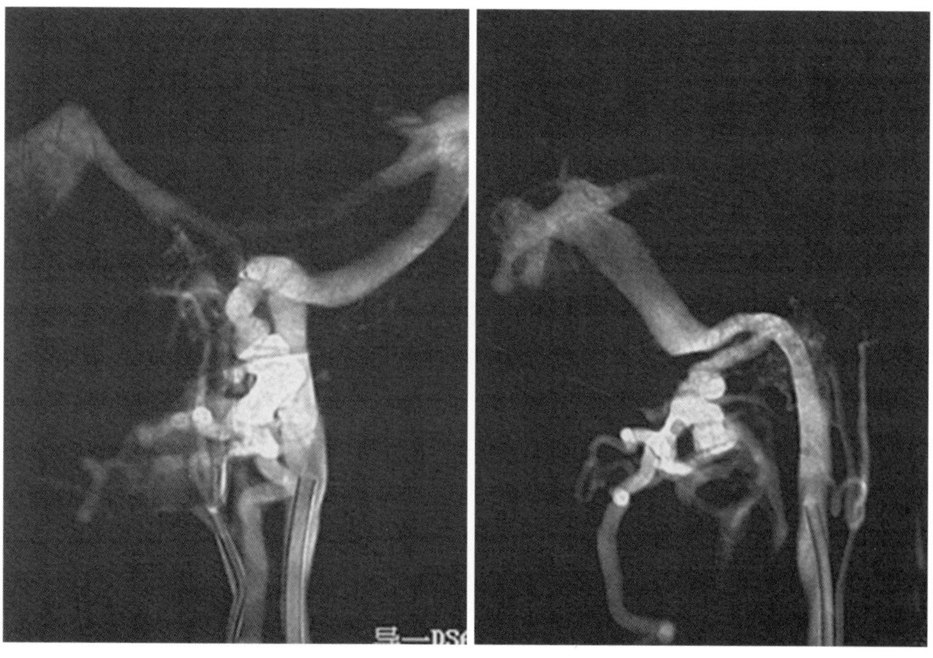

△ 图 30-10　术中路图

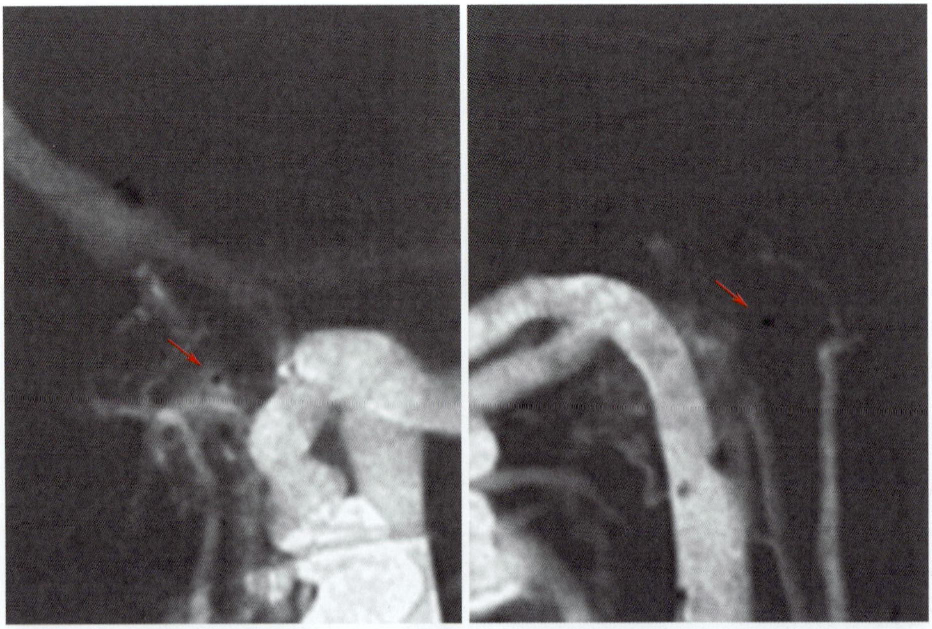

△ 图 30-11　术中 Marathon 微导管到位

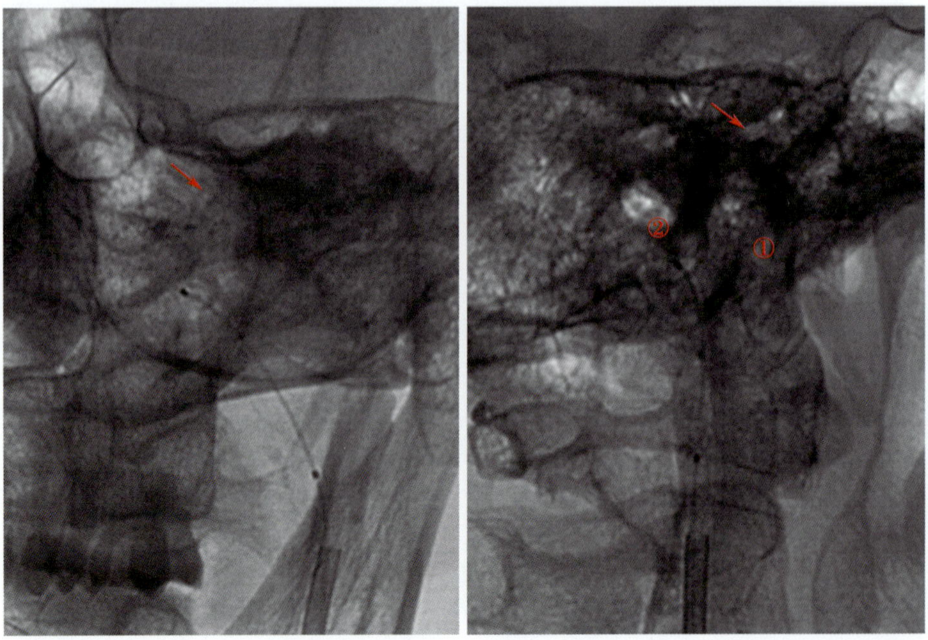

△ 图 30-12　术中 Echelon-10 微导管到位

经 Echelon-10 微导管送入 Jasper SS 3mm × 8cm 弹簧圈，推送顺利，在髁前汇内分布均匀，造影见瘘样染色改变不明显（视频 30-5，视频 30-6）。

再次送入 Jasper SS 3mm × 8cm 弹簧圈，输送顺利，复查造影可见向岩下窦反流消失（视频 30-7，视频 30-8）。

用 DMSO 冲洗 Marathon 微导管后，将 Onyx 胶缓慢注入，透视下见 Onyx 胶弥散至动静脉瘘处（图 30-13）。

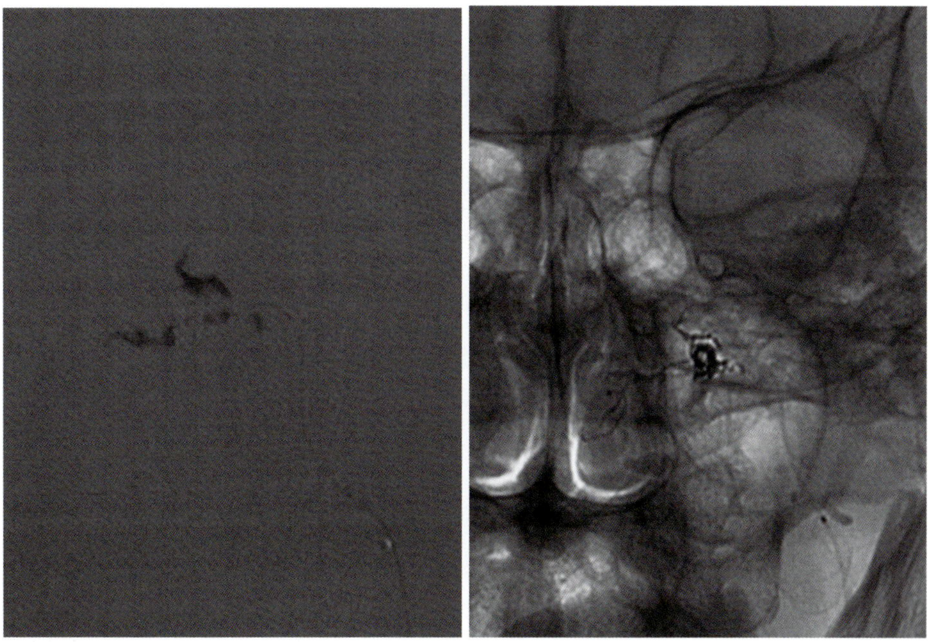

△ 图 30-13　术中注胶影像

术后左侧颈总动脉造影、椎动脉造影，未见瘘样染色，患者麻醉清醒后搏动性耳鸣消失，无言语不利、伸舌偏斜等症状（视频 30-9，视频 30-10）。

【随访】

术后 6 个月随访，患者耳鸣未复发，无舌肌萎缩、伸舌左偏等症状，复查造影颅内血管均未见瘘样染色（视频 30-11）。

【知识回顾及术者体会】

本例患者首发症状为搏动性耳鸣。临床上，搏动性耳鸣分为动脉源性、静脉源性及系统性疾病。动脉源性耳鸣多音调较高，查体按压颈静脉耳鸣不能消失，其中最主要的原因即为硬脑膜动静脉瘘（dural arteriovenous fistula，DAVF）。而在硬脑膜动静脉瘘中，舌下神经管区硬脑膜动静脉瘘（dural arteriovenous fistula of the hypoglossal canal，HC-DAVF）较为罕见，常累及髁前汇（anterior condylar confluence，ACC）和/或髁前静脉（anterior condylar vein，ACV）。由于解剖形态十分复杂，容易与眼眶、后颅窝硬脑膜静脉窦以及椎体内外静脉系统形成复杂的静脉吻合，故常被误认为其他类型的DAVF，如岩下窦、颈静脉球、边缘窦、颅底或枕骨大孔的DAVF。

HC-DAVF的静脉引流变化多样，主要分为三型：一型（占62.5%）主要引流至颈静脉球、颈内静脉或者椎静脉丛；二型（占23.3%）主要引流至海绵窦，并表现为眼眶症状如突眼、结膜充血等；而三型（占14.2%）主要引流至小脑软膜或者髓周静脉，出现该型的原因主要为髁前静脉与颈内静脉、岩下窦等静脉吻合消失或者狭窄，导致髓周静脉淤血，从而出现颈髓症状或者颅内出血。目前舌下神经管DAVF的治疗指征主要为高级别瘘口或者出现眼眶、皮质或者髓周静脉引流，非常严重的搏动性耳鸣也可以作为治疗指征。

治疗方法有多种，主要还是血管内栓塞治疗。首先，供血动脉最常见的是咽升动脉的神经脑膜支，该动脉同时还担负着第8~12对脑神经的供血，经动脉栓塞导致脑神经缺血风险极高；其次，枕动脉乳突支、椎动脉脑膜后分支、脑膜垂体干、脑膜中动脉均可能向瘘供血，以上供血动脉与颅内血管存在危险吻合，液体栓塞材料容易通过危险吻合堵塞颅内血管；最后，HC-DAVF多为丛状供血动脉，瘘口弥散，动脉端很难达到完全栓塞；综上，经动脉途径栓塞风险高且不易完全治愈。结合以往文献，经静脉弹簧圈栓塞或者经静脉弹簧圈+Onxy胶栓塞最为常用，而且临床疗效好，复发率低，总体闭塞率大于90%，症状缓解率接近100%。本例的手术方案设计如图30-14所示。

通过静脉端进行栓塞，先通过弹簧圈（红圈）在髁前汇内成篮，一方面可以部分阻挡血流，更主要的是为后续进入的Onyx胶（紫点）搭建一个“金属笼”，防止液体栓塞胶向静脉端过度反流，而主要向瘘口方向弥散，从而达到完全栓塞。如此可降低对弹簧圈栓塞率的要求，减少其对周围舌下神经的压迫，避免出现持续性的舌下神经损伤。动脉端置入椎动脉管超选入主要的供血动脉咽升动脉，通过动静脉双管造影，对舌下神经管区的硬脑膜动静脉瘘显示更为清晰。

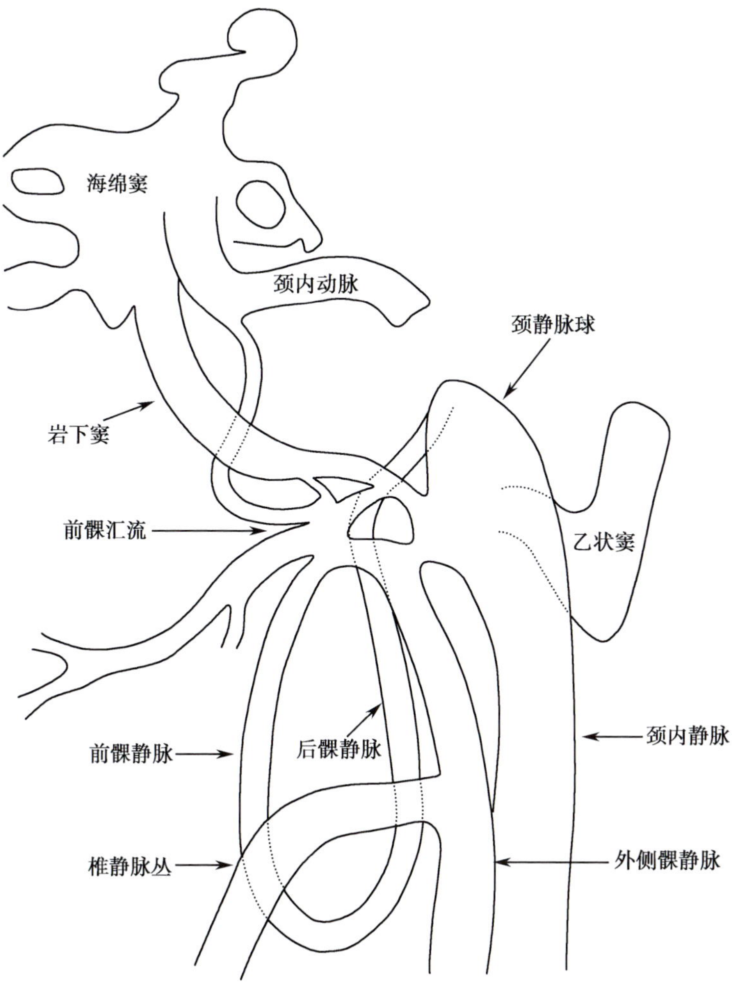

△ 图 30-14　手术方案示意图

【他山之石】

有的病例可能一辈子碰不上一次，碰上了就能记住一辈子；而有的病例，你不是碰不上，而是碰上了但没认出来。这个病例充分体现了影像解读的重要性，对于一个动静脉瘘来说，最关键的问题首先是找出瘘口，其次才是如何接近瘘口。在这个病例中，瘘样的血管网很少，分布在髁前汇附近的硬膜上，因此，找到了髁前汇，便找到了破解铁布衫的“罩门”，离成功便差一招“铁指寸进”了。

视频 30-1
左侧颈外动脉造影
正位

视频 30-2
左侧颈外动脉造影
侧位

视频 30-3
左侧椎动脉造影
正位

视频 30-4
左侧椎动脉造影
侧位

视频 30-5
弹簧圈栓塞髁前汇

视频 30-6
术中复查造影

视频 30-7
继续填塞弹簧圈

视频 30-8
术中复查造影

视频 30-9
术后左侧颈总动脉
造影

视频 30-10
术后左侧椎动脉
造影

视频 30-11
术后 6 个月左侧颈
外动脉造影

病例 31

疏堵结合，治水之道

伴静脉窦狭窄的 DAVF 介入治疗

【病例特点及术前影像】

患者女性，54 岁，7 个月内出现进行性视力下降，逐渐出现头痛，伴恶心，激素冲击治疗无效，给予脱水及抗凝治疗后症状有所缓解。查体：双侧眼眶部听诊可及搏动性杂音，双侧瞳孔直径 6mm，左眼失明，右眼仅有光感，双眼视神经盘苍白，萎缩。腰穿脑脊液压力 >330mmH_2O，血常规及生化检查未见异常。MRV 检查示双侧横窦 - 乙状窦移行部狭窄。眼底照相示双眼视神经盘苍白、水肿，其内见出血（图 31-1）。

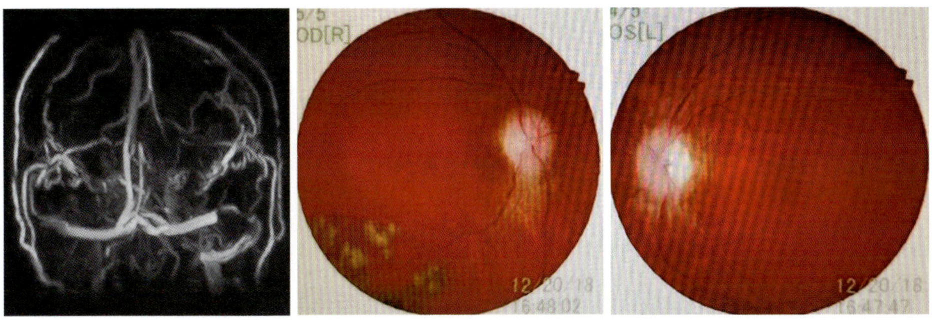

△ 图 31-1　术前 MRV 及眼底照相

术前 DSA 检查：①动脉期：左侧颞枕部可见一动静脉瘘样染色，供血动脉为左侧枕动脉、左侧脑膜中动脉、左侧椎动脉 V3 段肌支，部分造影剂经左侧乙状窦引流至左侧颈内静脉，部分经左侧乙状窦逆向充盈至左侧横窦、上矢状窦、直窦，并经右侧横窦、乙状窦引流至右侧颈内静脉。②静脉期：双侧横窦乙状窦移行部重度充盈缺损，皮质静脉扩张、迂曲，并见造影剂滞留。全脑动静脉循环时间延长（视频 31-1）。

【术前讨论】

1. 该例 DAVF 为 Cognard 分型的Ⅱ a+b 型，皮质静脉逆流，具有一定的出血风险，且已引起颅内压升高，视力下降，手术指征明确，需手术干预。

2. 此例 DAVF 合并双侧静脉窦狭窄，单纯栓塞难以完全栓塞瘘口，复发机会较大，且无法解决静脉回流问题，颅高压等问题仍将持续存在，故应给予同期静脉窦开通。

【操作过程】

患者术前口服阿司匹林（100mg，qd）、达比加群酯（110mg，q12h），共 5d，血压和血糖控制在正常范围。

手术过程：常规准备后于全麻下经左侧股动脉穿刺置管后，将 6F 导引导管头端置于左侧颈外动脉备用。再经右侧股静脉穿刺置管后，将 8F 导引导管头端置于左侧乙状窦近狭窄处，沿 Transend 300 微导丝送入 Aviator 4.0mm × 20mm 球囊至左侧乙状窦狭窄处，准确定位，扩张球囊，造影见狭窄较前改善，造影剂经左侧颈内静脉引流量较前增多，撤出球囊。再经 6F 导引导管在 Synchro-10 微导丝导引下将 Marathon 微导管头端置于左侧枕动脉近瘘口处，DMSO 冲洗后，将 Onyx 栓塞胶缓慢注入，透视下见 Onyx 栓塞胶弥散至左侧乙状窦瘘口处；复查造影可见瘘样染色减少，再在 Synchro-10 微导丝导引下将 Marathon 微导管头端置于左侧脑膜中动脉主干近瘘口处，将 Onyx 栓塞胶缓慢注入，透视下见 Onyx 栓塞胶弥散至左侧乙状窦瘘口处；复查造影见瘘样染色较前明显减少，再在 Synchro-10 微导丝导引下将 Marathon 微导管头端置于左侧脑膜中动脉分支近瘘口处缓慢注入，复查造影未见瘘样染色。再沿 Transend 300 微导丝送入 Aviator 6.0mm × 20mm 球囊至左侧乙状窦狭窄处，扩张球囊，再沿 Transend 300 微导丝置入 Precise 8.0mm × 40mm 支架 1 枚，准确定位后释放支架，复查造影见支架位置良好，血流通畅（图 31-2）。

术后一周患者临床症状无改善，复查腰穿脑脊液压力仍 >300mmH_2O，遂二次行右侧横窦 - 乙状窦移行部静脉窦支架植入术，术中给予 Precise 8.0mm × 40mm 支架 1 枚，术后测静脉窦狭窄远近两端压力差消失（图 31-3）。

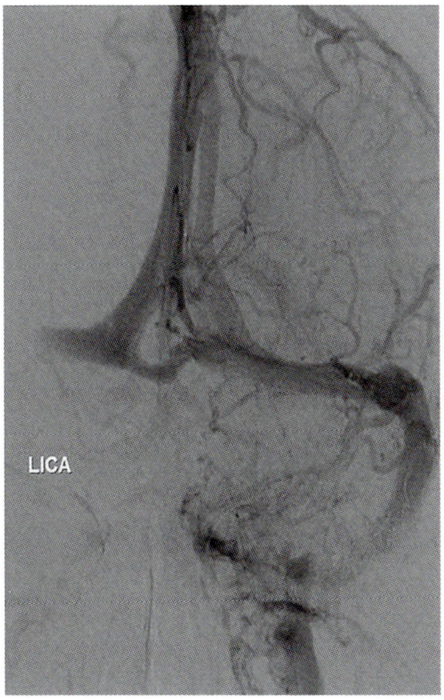

△ 图 31-2　左侧横窦支架术后 DSA

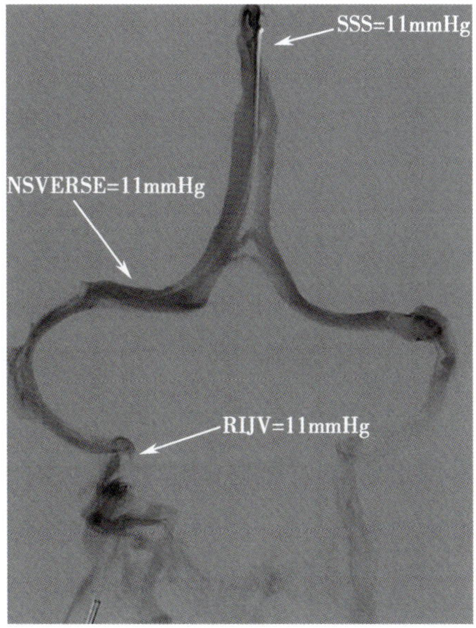

△ 图 31-3　双侧横窦支架术后 DSA

【随访】

2 年后复查：患者视力未恢复，双眼光感，诉偶感头痛。脑脊液压力降至 180mmH_2O，神经系统查体未见异常。DSA 检查示硬脑膜动静脉瘘消失，双侧静脉窦回流通畅（视频 31-2）。

【知识回顾】

硬脑膜动静脉瘘（DAVF）是一种少见的脑血管畸形，约占颅内动静脉畸形疾病中的 10%~15%，其病因有创伤、外科手术、静脉窦血栓或者其他少见因素。其特点是硬脑膜动脉与静脉窦或皮质静脉见血液异常沟通，硬脑膜引流静脉逐步动脉化引起皮质静脉在高压力下逆行引流，进一步促进皮质静脉曲张或静脉瘤形成，最终破裂导致致命性颅内出血或缺血等严重事件。DAVF 的临床表现多样，与瘘口的数量、大小、血流速度及引流静脉有关，大部分患者以头痛为首发症状，其次可表现为眼部（眼部充血、突眼、视力下降）或者耳部（耳鸣）症状。DAVF 的治疗主要包括血管内介入治疗、外科手术及立体定向等手术方式，随着液体栓塞剂（Onyx 和 NBCA）的出现，血管内治疗成为首选的治疗方式，血管内以封闭瘘口、消除异常的动静脉交通及促进正常静脉回流为主要目的。随着介入技术的发展，经动脉栓塞、静脉栓塞及动静脉联合栓塞均成为目前常用的治疗方式。

【术者体会】

此例 DAVF 最大的特点是合并双侧横窦 - 乙状窦移行部重度狭窄，DAVF 与静脉窦狭窄两者互为病因，亦有假说认为静脉窦狭窄是 DAVF 的初始因素，硬脑膜静脉窦狭窄引起静脉窦内压力升高，回流不畅，导致静脉窦壁滋养动脉和脑小静脉连通，形成硬脑膜动静脉瘘。对于 DAVF 的患者，如果硬脑膜静脉窦狭窄或闭塞持续存在，会引起动静脉瘘血液逆行进入远心端的静脉窦或皮质静脉，造成高危的 DAVF。同时，即使成功通过动脉途径栓塞 DAVF，如果硬脑膜静脉窦狭窄或闭塞持续存在，DAVF 的复发概率仍会升高。因此对于 DAVF，静脉窦支架植入术可以作为经动脉途径栓塞的辅助手段，改善手术效果。

本例手术，术者首次采用 Onyx 胶栓塞联合左侧静脉窦支架植入治疗，治疗过程中采用大于常规型号的静脉窦支架，虽然术后造影见左侧静脉窦回流通畅，但术后一周行腰穿检查脑脊液压力仍 >330mmH_2O，说明右侧静脉窦狭窄依然影响颅内静脉回流，故再次行右侧静脉窦支架植入术，术后狭窄两端压力差消失，静脉窦回流通畅。术中采用较大型号的支架，一是为了更好地维持静脉窦管腔；二是期待通过支架对于静脉窦壁、脏两层硬膜的挤压达到促进瘘口愈合的目的。

2 年后患者复查结果可见此术式起到良好的效果，DSA 造影示硬脑膜动静脉瘘消失，双侧静脉窦内血流通畅，可以推测，双侧横窦压力下降是 DAVF 未复发的主要因素。但患者视力未获得改善，实乃一大憾事。

【他山之石】

上古时代，黄河泛滥，鲧禹父子受命治水。鲧采用“堵”的方法，治水 9 年，毫无建树；禹吸取教训，改堵为疏，历时 13 载，三过家门而不入，终有大成。静脉窦狭窄与 DAVF 在病理机制上可互为因果，前者是出水太少，后者是进水太多；前者要疏，后者要堵，疏堵结合，两相合力，方为治水之道。

视频 31-1
术前左侧颈外动脉造影

视频 31-2
术后 2 年复查造影

病例 32

长袖善舞，左右逢源

单管 Y 型支架辅助栓塞基底动脉顶端宽颈动脉瘤

【病例特点及术前影像】

患者男性，66 岁，因慢性头痛就诊于当地医院，行 MRA 检查发现基底动脉顶端动脉瘤，既往有高血压病史。

术前脑血管造影提示为基底动脉顶端动脉瘤，宽颈，累及双侧大脑后动脉，瘤体不规则（图 32-1）。

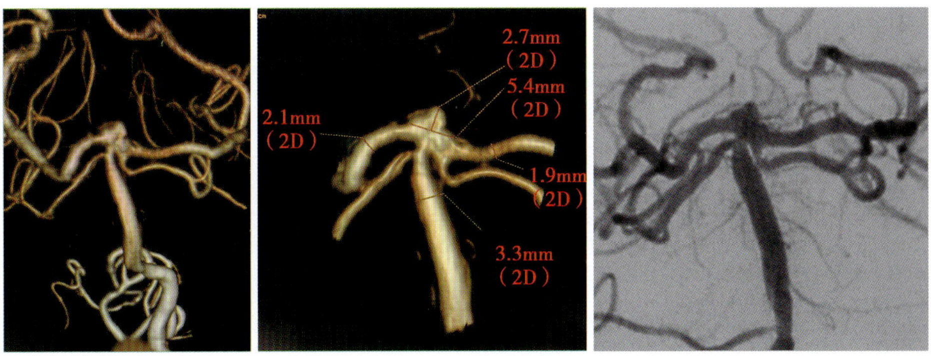

△ 图 32-1　术前基底动脉 DSA

【术前讨论】

1. 该动脉瘤形态不规则，可能为基底动脉末端缩窄引起血流动力学改变所致，有一定的破裂风险；且患者需要服用抗血小板药物预防卒中，增加了动脉瘤破裂后致死致残率，故建议患者行介入栓塞治疗。

2. 动脉瘤基底部宽，瘤体至瘤顶逐渐缩窄，体颈比小（<0.5），形态扁平，类似“僧帽”，是一类栓塞较为困难的动脉瘤，通常需要支架辅助。本例动脉瘤从解剖形态分析，单一支架很难做到完全保护，动脉瘤的基底部两侧很可能

无法有效填塞，故考虑行 Y 形支架。拟通过单一微导管完成，过程示意图见图 32-2。

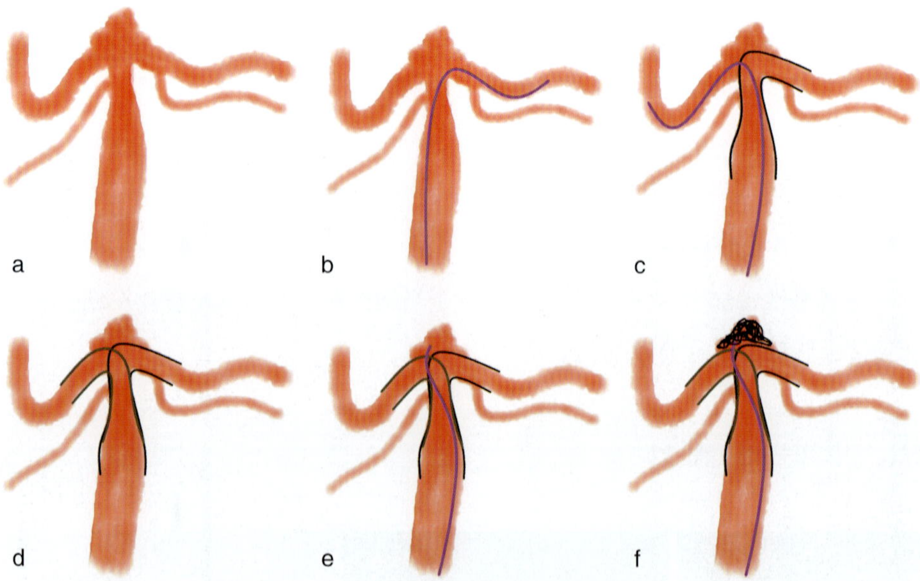

△ 图 32-2 手术方案示意图

【操作过程】

患者术前予以口服阿司匹林 100mg+ 氯吡格雷 75mg，qd，共 5d。同时控制血压和血糖在正常范围。

手术过程：常规全麻后股动脉穿刺，置入 6F 动脉鞘，全身肝素化后将 6F 导引导管（Envoy，Cordis）置于右侧椎动脉 V2 段末端，以微导丝（Synchro-0.014，200 cm，Stryker）辅助微导管（SL-10，Stryker）置于左侧大脑后动脉 P2 段，送入 4.0mm × 24mm 支架（Neuroform Atlas，Stryker）自左侧 P1 段放至基底动脉中段（视频 32-1），同时将 SL-10 微导管跟进支架内，撤出支架导丝；再经 Synchro 导丝辅助将 SL-10 微导管穿支架网孔送至右侧大脑后动脉 P2 段（视频 32-2），送入 4.0mm × 21mm 支架（Neuroform Atlas，Stryker）自右侧大脑后动脉 P1 段放至基底动脉上段，同时再次将 SL-10 微导管跟进支架内，撤出支架导丝；再次试图将 SL-10 微导管导入动脉瘤腔，因头端塑形不合适未能成功。后更换塑形适合栓塞的微导管（Echelon-10，EV3），在 Synchro

导丝引导下将头端置于动脉瘤腔内（视频 32-3），依次送入弹簧圈 2mm × 4cm、1.5mm × 4cm、2mm × 3cm（Target 360 Ultra，Stryker）填塞，造影见动脉瘤左侧及瘤顶无弹簧圈分布；调整微导管于动脉瘤左侧部分进入瘤腔（视频 32-4），送入 Target 360 Nano1.5mm × 3cm 弹簧圈填塞，动脉瘤不再显影，RR OC 分级：1 级（图 32-3）。结束手术。麻醉苏醒后患者无不适，神经系统查体同术前。

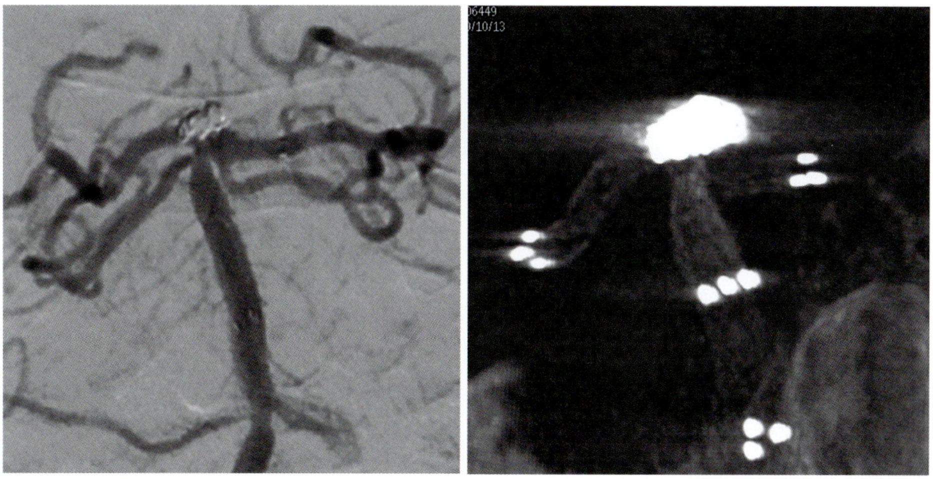

△ 图 32-3　术后即刻 DSA 及 Vaso CT 图像

【知识回顾】

Y 形支架辅助栓塞动脉瘤在临床中已屡见不鲜。K.Yavuz 等报道了 188 例 193 个分叉部动脉瘤采用双支架辅助栓塞的病例结果，动脉瘤最多的部位是大脑中动脉分叉部（113 个），支架置入的方式全部采用 crossing stent 技术，支架组合方式包括双 Neuroform（Stryker）支架、双 Enterprise（Cordis）支架、双 Solitaire AB（EV3）支架以及 Enterprise+Solitaire 支架，其中最为常见的组合方式是双 Enterprise 支架（126 个，65.3%）。结果显示技术成功率 98.5%，3 例失败病例的原因均为第二个支架不能顺利释放；在随访的 186 例动脉瘤中，178 例得到完全栓塞（RROC：1 级）。

crossing stent 技术面临两个主要问题：一个问题是第二枚支架如何充分释放，上述文献技术未获成功都是因第一枚支架完全释放后，第二枚支架的输送导管不能通过第一枚支架网孔所引起的，尤其是在成角锐利的情况下，闭环支架可能形成弯折，阻挡导管通过；即使导管勉强通过，也可能使第二枚支架释放后形成“沙漏”样的形态，影响辅助的效果并增加血栓的风险，在选择支架时应提前考虑这一问题。另一个问题是两个支架重叠部分金属覆盖率增高所带来的问题。金属覆盖率是把双刃剑，虽然能够更好地封堵瘤颈，但也会增加血栓事件。因此一些术者有意识地将第二枚支架搭在第一枚支架的侧壁，形成类似 T 形的结构。

随着 Low profile 支架的临床应用，Y 形支架的操作变得更为简单。Aydin 等报道了 40 例使用两枚 LEO baby（Balt）支架 Y 形放置辅助栓塞分叉部动脉瘤的病例，其技术成功率可达 100%。Kubilay Aydin 等也报道了 30 例应用 Atlas 支架 Y 形放置辅助动脉瘤的病例，围手术期仅有 1 例出现严重并发症，随访结果显示 28 例治愈（RROC：1 级）。

【操作要点及术者体会】

1. 在使用 Atlas 支架行 Y 形支架的病例中，常规的操作是在不易超选的分支内置入第一枚支架，通常是主干与分支夹角更为锐利的一支；这样的操作既降低了超选另一分支的技术难度，同时，在锐利夹角内打开的第一枚支架，其“大弯侧”的网孔也会“张得更开”，便于支架导管的通过和第二枚支架的展开。

2. 在 Y 形支架辅助栓塞的技术方面，更多医生选择的是平行栓塞技术（Jailing 技术），即在第一枚支架释放前，预置另一根栓塞微导管在动脉瘤腔内，待第一枚支架释放后，再进行另一分支的超选，在“Y”形形成后再进行栓塞。病例报道显示，进行单支架的辅助栓塞时，在使用 Atlas 支架的病例中，选择 Jailing 技术的比例明显高于其他方式；而使用同样是开环设计的 Neuroform EZ 支架时，穿网孔栓塞的垂直技术（Through 技术）则更为多见。其原因可能是 Atlas 支架柔软，输送导管细，在平行栓塞时两个导管的相互影响较小，提升了预置微导管在瘤腔内的安全性和稳定性；另一方面，即使在使用 Jailing 技术的栓塞过程中微导管退出了瘤腔，再行 Through 技术补充栓塞的把握也很大，给术者留有足够的“心理空间”。但本例动脉瘤的纵深很小，采用 Jailing 技术时瘤腔内导管的活动空间很小，既不利于导管的稳定，也不利于填圈时的张力调整，故直接选择了 Through 技术。

3. 本例治疗的另一个特点是单导管操作，采用同一根 SL-10 导管释放两枚支架，并试图完成栓塞，但由于导管头端的塑形问题未能成功。尽管头端塑形对于微导管进入瘤腔至关重要，但在 Y 形支架的情况下，还是需要微导丝先行进入瘤腔来进行辅助。本例动脉瘤首选的入瘤路径是动脉瘤右侧的基底部，该部位只有一层支架，更利于微导管的通过［图 32-2（e）］；但由于动脉瘤的形态扁平，弹簧圈分布不佳，不得已进行了二次超选，穿过双层支架，自动脉瘤左侧基底部进入，操作较为复杂。

【他山之石】

Through 还是 Jailing，这是个问题。我在美国进修期间发现，对于微导管和支架的释放顺序，中美存在很大的不同，美国的同行通常会选择 Through，而中国的大夫（包括我在内）首选 Jailing。我们总是担心支架放好之后穿网眼失败导致手术无法继续，而 Jailing 的话可以更加从容，即使弹簧圈分布不好，还有 Through 的机会去锦上添花。Through 强调先后，Jailing 强调共存，这是个文化问题还是别的，不得而知。

视频 32-1 释放左侧 Atlas 支架

视频 32-2 微导管穿支架网孔到达右侧大脑后动脉

视频 32-3 微导管穿支架网孔进入瘤腔

视频 32-4 微导管再次穿支架网孔进入瘤腔

病例 33

士别三日，扑朔迷离

双侧颈内动脉颅外段夹层的转归

【病例特点及术前影像】

患者，男性，49 岁，体检发现 MRA 异常，显示右侧颈内动脉 C2 段夹层可能（图 33-1）。

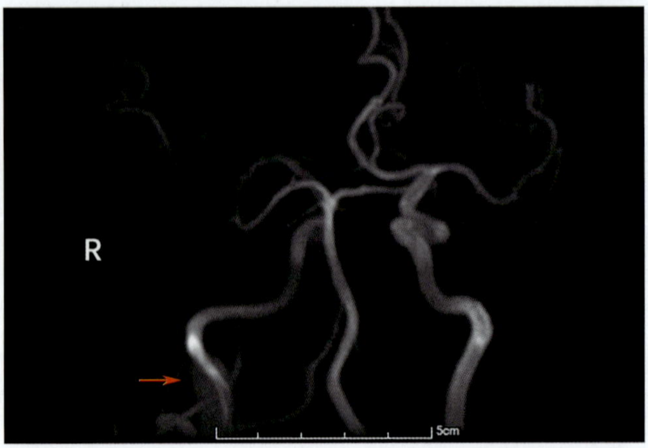

△ 图 33-1 术前 MRA

一周后完善 DSA 检查，右侧颈内动脉造影见 RICA 走行僵硬，MRA 显示病变区域未见夹层征象（图 33-2）。相反，左侧颈内动脉造影显示起始部管腔扩张，造影剂滞留显著，符合夹层改变（图 33-3）。

是 MRA 影像搞反了么？仔细对比，DSA 夹层的位置位于右侧颈内动脉 C1 段，而 MRA 夹层位于 C2 段，明显不在一个水平；另外，DSA 显示右侧颈内动脉 C2 段也不那么正常。颈部增强核磁解释了可能发生的病变过程：右侧颈内动脉 C2 段可见颈内动脉血流信号（绿色箭头示），周边可见壁间血肿（红色箭头示），无流空信号；左侧颈内动脉 C1 段双腔征（图 33-4）。

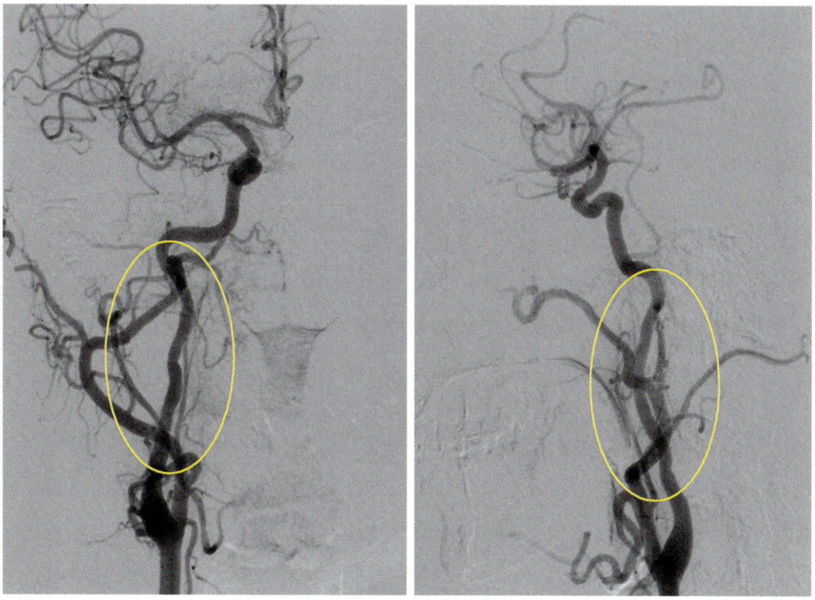

△ 图 33-2　术前右侧颈动脉 DSA

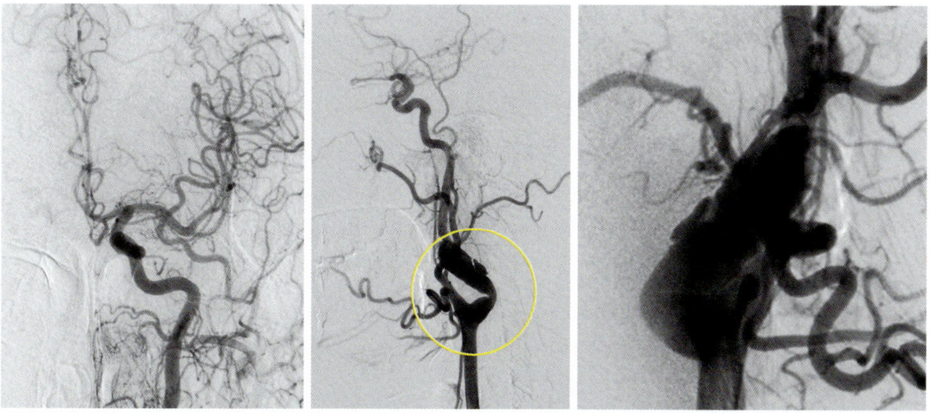

△ 图 33-3　术前左侧颈动脉 DSA

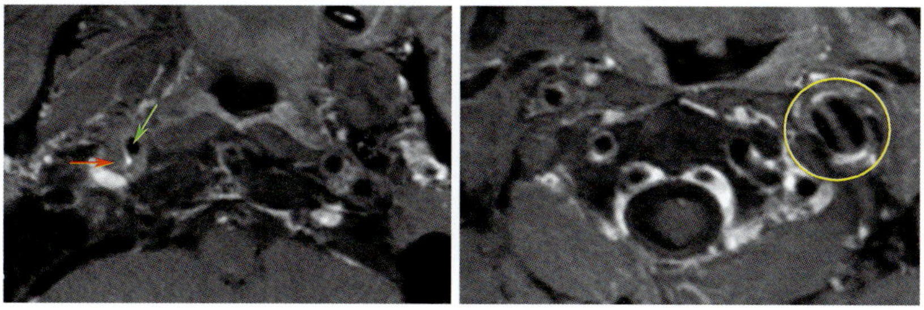

△ 图 33-4　颈部高分辨 MR

【术前讨论】

1. 考虑本例为双侧颈内动脉夹层，右侧夹层在造影前假腔闭塞，留有管壁僵硬的征象，目前血流稳定，可予以观察；左侧夹层明确，假腔显著扩张，难以自愈，建议在真腔内放置支架，促进夹层愈合。

2. 治疗方式与常规CAS治疗相似，采用导丝通过夹层置于远端正常血管，行远端栓子保护措施，直接植入颈动脉支架，务求完全覆盖夹层破口。

【手术过程】

局麻，肝素化，以双角度［图33-5（a）（b）］配合辅助微导丝通过病变，夹层破损范围较大，导致真腔与假腔界限不清，其内有多个分隔，从图33-5（a）角度可显示远端真假腔，为导丝“出口”；图33-5（b）角度为导丝“入口”，避免导丝进入背侧夹层。确认真腔后交换置入Spider 6保护伞（Medtronic）在右侧颈内动脉C2段远端，选择Precise 9.0mm-40mm（Cordis）支架在路图下准确定位［图33-5（c）］，释放支架后复查造影显示夹层内血流减少［图33-5（d）~（f）］。

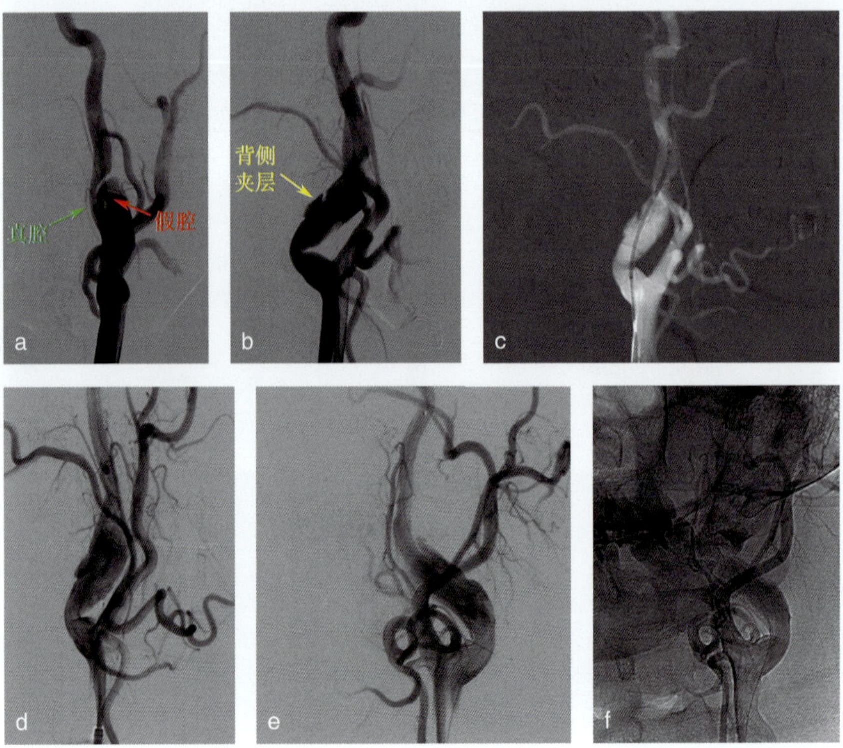

△ 图33-5　手术操作过程

【随访情况】

患者无不适临床表现，双抗治疗 6 个月后复查显示夹层愈合良好，同时右侧颈内动脉血管重塑良好（图 33-6）。

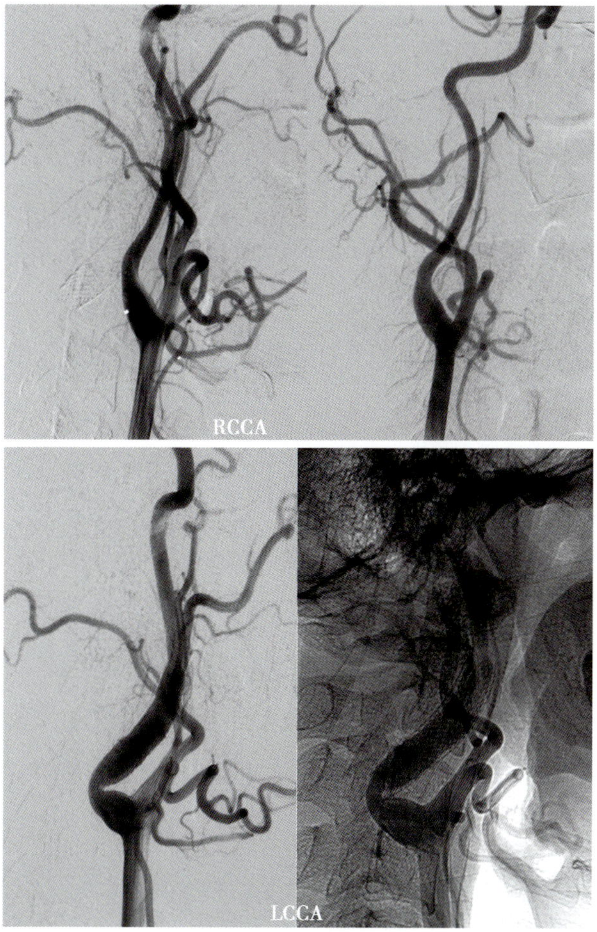

△ 图 33-6　术后 6 个月复查 DSA

【知识要点】

自发性颈内动脉夹层约占青年卒中病因的 20%，发病年龄在 35~70 岁，平均年龄 45 岁，男性略多。15%~20% 的病例存在肌纤维发育不良（fibromuscular dysplasia，FMD）、马方综合征（Marfan syndrome）以及埃勒斯 - 当洛综合征（Ehlers-Danlos syndrome）等血管原发病。41% 的病例有过轻微的“外伤”史，如打喷嚏或是急刹车等引起颈部快速活动的动作，一项研究显示 24% 的病例有过颈部按摩史。内膜撕裂引起壁内血肿是最常见的表现，血肿偏向内膜可引起血管狭窄，偏向外膜则形成瘤样扩张。

CADISS 研究是一项对比抗凝与抗血小板药物治疗颅外段轻微夹层疗效的研究，其中入组了 250 例自发性夹层的病例，结果显示两组主要终点事件无差异（抗血小板治疗为 2%，抗凝治疗为 1%）。由于没有进行更大规模的研究，大多数医生还是推荐使用更为安全简便的抗血小板药物。如有急性血栓，可考虑应用抗凝或是双联抗血小板聚集药物，在药物治疗无效时可考虑支架治疗。自发性颈动脉夹层预后良好，复发率低（3 个月复发率 0.9%，34 个月复发率 4%）。

【术者体会】

本患者双侧夹层，由于投照位置的关系，MRA 仅发现了右侧病变，却又意外地在一周后的 DSA 检查时“消失”了，同时又发现了左侧夹层。忽左忽右，忽上忽下，的确差点被“忽悠”了，好在颈部的磁共振平扫影像使真相大白，这一点暴露出 DSA 只能显示“流动的病变”的短板，而对血管壁及周边结构无法显示，在临床诊断时应注意配合其他影像补充。

本例由于夹层破损范围较大，夹层供血流量大，且可能存在多个缺口，导致影像无法显示连续的真腔，形成指引导丝通过的路图。此时只能通过 3D 重建，找到分别显示远近端正常血管的“入口”和“出口”，而中间的“迷宫”就只能靠尝试了。本例手术最初采用的是 PT2（Boston）导丝，该导丝的操控性很好，但硬度较强，在进入夹层后容易嵌入管壁，造成管壁的损害或挑动附壁血栓，后更换为头端柔软兼具良好操控性的 Synchro-14（Stryker）导丝，经过反复的尝试和不断塑形，终于找到了“出口”。

夹层虽然也会造成真腔的狭窄，但其成因并不是动脉粥样硬化斑块，因此，本例并未进行支架植入前的球囊扩张，希望通过自膨支架的外扩力撑开狭窄，同时避免了球囊扩张引起的血栓脱落；在支架的选择上，覆膜支架是首选，但由于输送管路和抗栓药物方面的复杂性，神经介入医生通常很少选择；金属覆盖率较高的血流导向装置和颅内编织型支架因其外径有限，不适合本例患者，而且也不经济。通过既往病例的治疗结果分析发现，使用外周的颈动脉支架即可获得良好疗效，故首选编织型的 Wallstent（Boston）支架。该款支架的隔绝性和抗压力最好，非常适合夹层病变，但其贴壁性较差，且短缩率高，本病例扩张显著，可能造成 Wallstent 支架严重短缩而无法覆盖全部破口，因此选择了定位精确且网孔较小的 Precise 支架，并做好了再接一个支架的准备。

【他山之石】

由于专业背景不同，神经介入科医生往往不会像放射科医生那样去关注 CTA，而是习惯性地只关注 DSA。确实，DSA 能够提供 360° 动态观察脑血管的情况，对于动脉瘤、脑血管狭窄的判断非常清晰，是脑血管病变确诊的“金标准”，其清晰程度远高于 CTA（CT 血管造影）和 MRA（磁共振血管造影）。然而，这并不意味着其他影像学检查就没有价值或者可以被忽略。比如，DSA 曾被认为是诊断动脉夹层的金标准，但它主要用来评估血管管腔状态，不像 CTA 或 MRI/MRA 甚至超声那样提供血管壁改变的信息，这在一定程度上会影响其诊断的准确性。虽然不能说神经介入专业是研究影像的，但谁都不能否认影像在我们这个专业的重要性。有很多非常成功的神经介入医生都有放射科的专业背景，后来从事神经介入专业。这里想对年轻的从事神经介入专业的大夫嘱咐一句：为了让未来的你更加优秀，让专业的道路越走越宽，请你放下对 DSA 的执着和偏爱。

病例 34

满招损，谦受益

高危颈动脉狭窄的分次治疗

【病例特点及术前影像】

患者，男性，80 岁，近半年多次出现言语不利、右侧肢体无力，药物治疗后未能有效控制。既往有高血压病史。入院神经系统查体未见异常。头颅 MR 提示双侧基底节腔隙性脑梗死；脑血管 CTA 左侧颈内动脉纤细；灌注成像提示左侧额顶叶、基底节区 rCBV 轻度扩张，MTT、TTP 显著延长（图 34-1）。DSA 显示左侧颈内动脉（L-ICA）起始段重度狭窄，狭窄率大于 95%，颈内动脉远端充盈延迟，显影浅淡（图 34-2）。

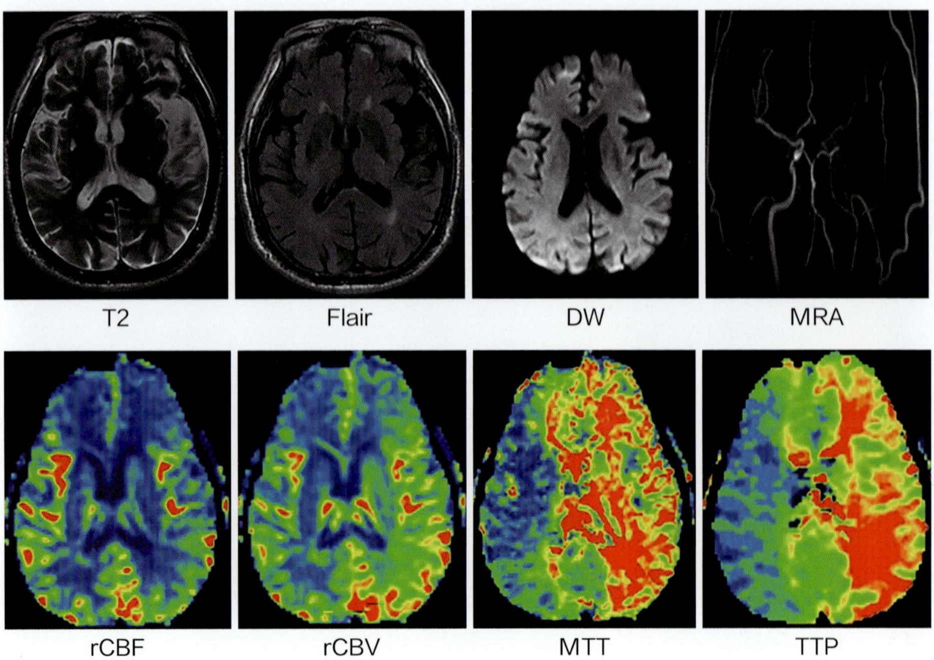

△ 图 34-1　术前多模 MR

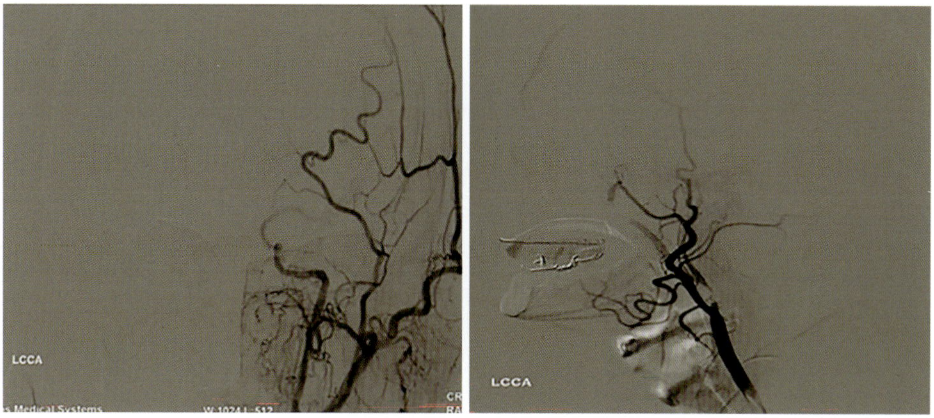

△ 图 34-2 术前左侧颈动脉 DSA

【术前讨论】

1. 患者主要临床表现为发作性言语不利、右侧肢体活动不利，定位于左侧大脑半球。入院后查脑血管造影提示左侧颈内动脉起始段重度狭窄，接近闭塞；脑灌注 MR 显示 MTT、TTP 显著延长，CBV 轻度扩张，提示左侧半球低灌注失代偿，有发生大面积脑梗死的风险。给予拜阿司匹林 + 硫酸氢氯吡格雷双联抗血小板聚集及他汀类药物降血脂治疗后仍有发作，应予以积极手术处理。

2. 手术 A 方案：左侧颈内动脉起始段狭窄球囊扩张 + 支架成形术，一次完成。手术无技术操作方面的难度，减少一次手术，可为患者节省医疗费用，然而左侧颈内动脉起始段重度狭窄、接近闭塞，在不预扩的情况下保护伞难以通过狭窄段，同时重度狭窄解除后缺血再灌注损伤，甚至出现症状性颅内出血。

3. 手术 B 方案：分期治疗。先行左侧颈内动脉起始段狭窄球囊扩张术，1 周后再行支架成形术。第一次球囊扩张手术时需注意，由于在无保护伞保护的情况下行球囊扩张，为避免栓子脱落引起栓塞，应注意选择 2~2.5mm 的小直径球囊。

【手术过程】

选择 B 方案：局麻，8F 导引导管到位后，PT 导丝小心通过狭窄段，选择 Trek 2.5mm × 20mm 球囊缓慢扩张左侧颈内起始段狭窄，扩张后即刻造影示狭窄程度部分缓解，左侧颈内动脉远端显影延迟较前改善（图 34-3）。

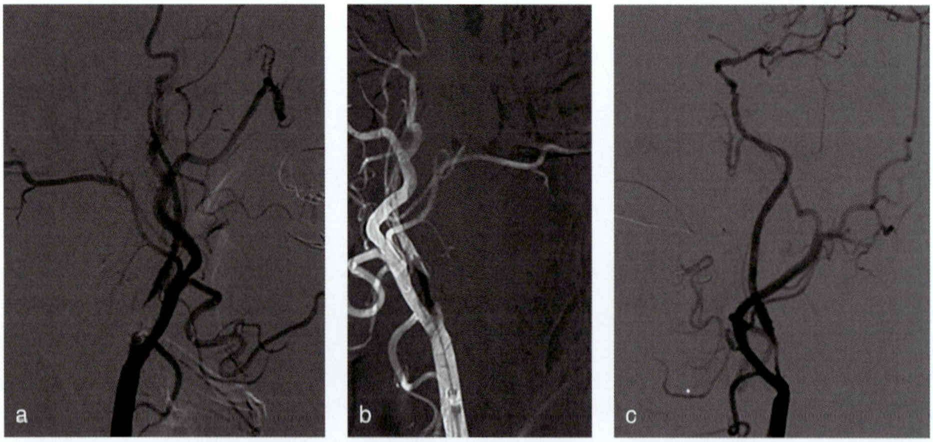

△ 图 34-3 手术操作过程及术后即刻 DSA

a.L-ICA 球囊扩张术前；b.Trek 2.5mm × 20mm 球囊；c.L-ICA 球囊扩张术后

术后 3 天复查头颅核磁显示左侧额叶皮质下点状 DW 高信号，提示在球囊扩张过程中有小斑块脱落引起颅内栓塞。患者术后未出现症状，为无症状性脑梗死；术后灌注 MR 左侧额顶叶、基底节区 rCBV 轻度扩张，MTT、TTP 延长较前好转（图 34-4）。

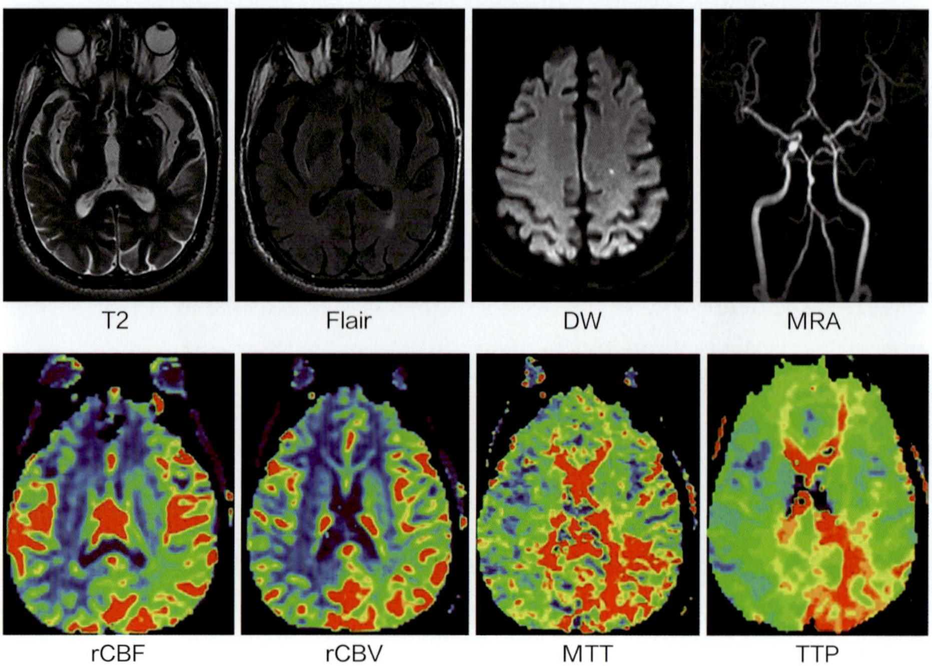

△ 图 34-4 术后多模 MR

【二次手术】

复查造影提示 L-ICA 起始段狭窄较球扩后略加重。Spider 5.0mm 保护伞置于 L-ICA C1 段远端，Aviator 4.0mm × 30mm 球囊扩张狭窄段，而后置入 Wallstent 7.0mm × 40mm 支架，术后即刻造影支架在位通畅，支架贴壁良好，残余狭窄率 <10%（图 34-5）。

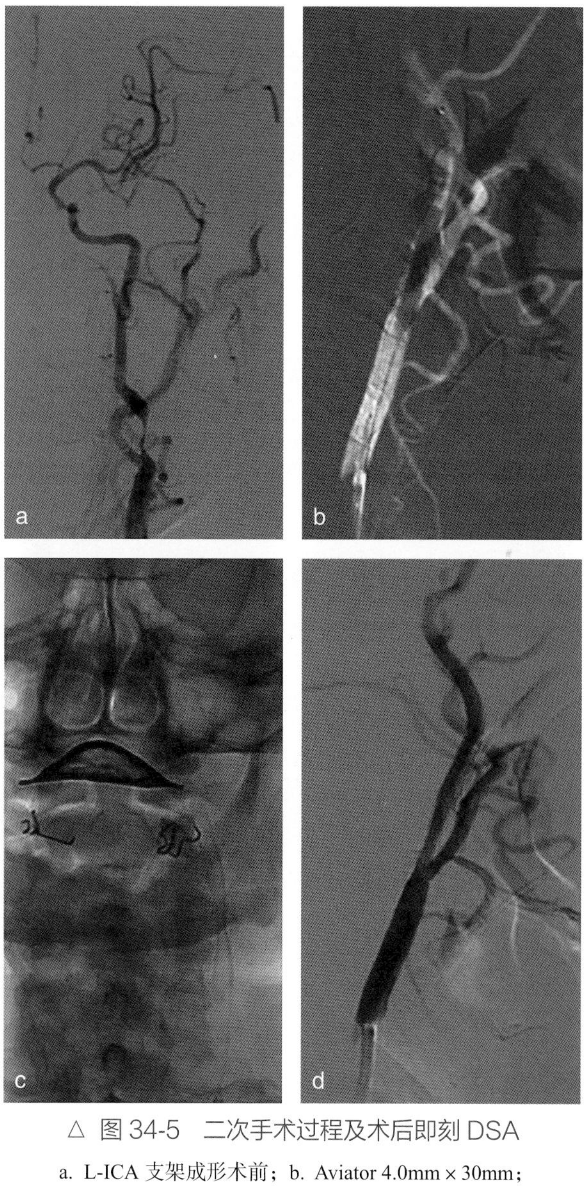

△ 图 34-5　二次手术过程及术后即刻 DSA

a. L-ICA 支架成形术前；b. Aviator 4.0mm × 30mm；c. Wallstent 7.0mm × 40mm；d. L-ICA 支架成形术后

二次术后神经系统查体未见异常。复查头颅核磁显示左侧额叶皮质下点状DW高信号，病灶范围较前缩小；术后灌注MR左侧额顶叶、基底节区rCBV、rCBF较对侧基本一致，MTT、TTP未见明显延长。（图34-6）予以小剂量肝素抗凝、双联抗血小板聚集、他汀类药物降血脂、补液扩容，术后患者未再出现言语不利、肢体麻木无力等临床表现。

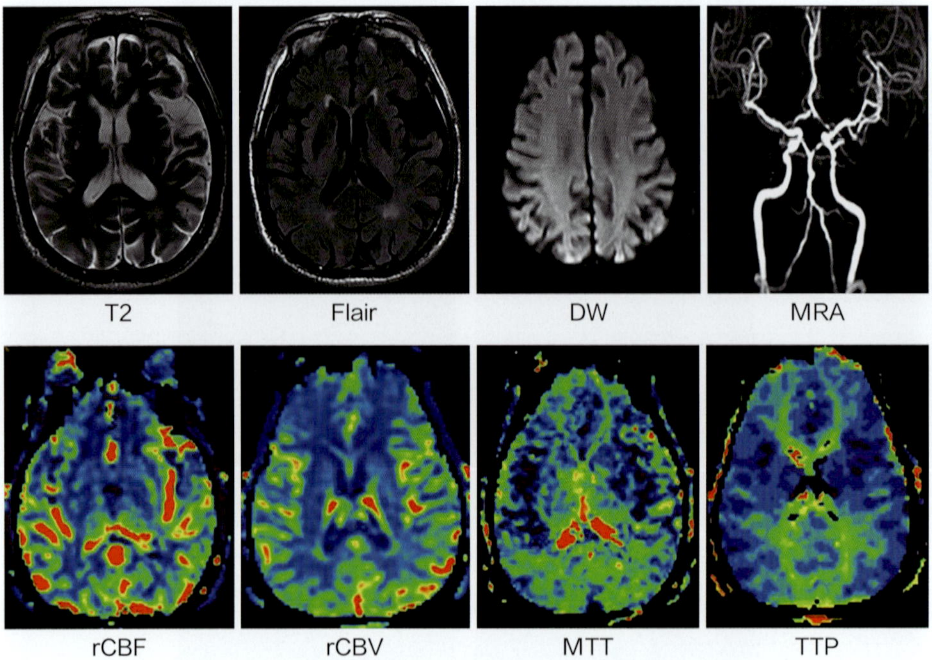

△ 图34-6　二次术后多模MR

【知识要点与术者体会】

颈动脉狭窄是脑梗死的常见病因，伴溃疡斑块形成的颈动脉狭窄每年有5%~12%的卒中风险。颈动脉支架成形术（carotid artery stenting，CAS）是颈动脉狭窄的治疗手段之一。高灌注综合征（cerebral hyperperfusion syndrome，CHS）是CAS后一种罕见但潜在的危及生命的并发症，其总发生率为0.5%~6.8%。颈内动脉狭窄超过90%是引起HPS的危险因素，其他重要危险因素包括：严重的对侧ICA疾病、不良侧支循环、高血压、近期中风或缺血。危险因素越多，HPS的发生率越高。除了严格的血压控制之外，逐步恢复脑血流量（CBF）的颈动脉狭窄的阶梯治疗可以减少HPS的发生。

颈动脉狭窄的分期治疗是将球囊扩张和支架成形分次进行。第一次血管成形术是使用一个小球囊（直径 2.0~3.0mm）进行扩张。此后，根据脑血流动力学研究，在高灌注改善后 2~4 周进行 CAS，可以避免因脑血管自动调节不足引起的 CHS。一项针对 525 例 CAS 的研究显示，颈动脉狭窄的分期治疗可有效减少 CHS 的发生率（分期组为 4.4%，常规组为 10.5%），改善患者的预后。

操作要点是在首次的球囊扩张中，由于缺乏保护伞保护，应选择小尺寸的球囊，完全扩张后直径不超过 3mm；将扩张后残余管腔 >2mm 和前向血流无延迟作为手术成功的标准。二次手术应在 1~2 周后进行，避免时间过久引起狭窄程度加重甚至闭塞。

【他山之石】

CAS 是一种非常成熟且程式化的治疗方式，以至于其术式和材料在很长的一段时间内都没有进行更新，即便如此，CAS 的并发症率依然在逐年降低。一方面是由于抗栓药物方案的改进；另一方面，则是因为我们的术前评估更加细致。将一次 CAS 手术分为两次，患者要面临手术并发症风险的叠加，如果进行的是随机对照研究，分次治疗或许无法得出具有统计学意义的优势。但对于一个有显著高灌注风险的个体，分次治疗也许是更为明智的选择。CAPTURE 2 研究显示，对于高危 CAS 来说，想要将并发症率控制在 3% 以下，至少需要 72 台手术的经验积累，而分次治疗的个体化方案或许就是这么积累出来的。